U0382154

卫生健康法精品丛书

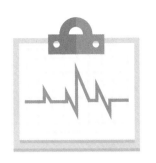
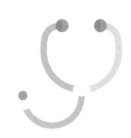

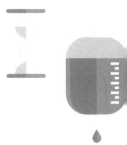

电子健康档案与医疗大数据

LAW

法律和政策

AND

[美] 莎罗娜·霍夫曼（Sharona Hoffman） 著

龙柯宇 译

POLICY

CAMBRIDGE

中国社会科学出版社

图字:01-2023-4971 号

图书在版编目（CIP）数据

电子健康档案与医疗大数据：法律和政策 /（美）
莎罗娜·霍夫曼著；龙柯宇译. -- 北京：中国社会科
学出版社，2024. 8. --（卫生健康法精品丛书 / 赵万
一主编）. -- ISBN 978-7-5227-3883-3

Ⅰ. R197. 323；D912. 17

中国国家版本馆 CIP 数据核字第 2024LS6794 号

出 版 人	赵剑英	
责任编辑	郭曼曼	
责任校对	王　龙	
责任印制	李寡寡	

出　　版	中国社会科学出版社	
社　　址	北京鼓楼西大街甲 158 号	
邮　　编	100720	
网　　址	http://www.csspw.cn	
发 行 部	010 - 84083685	
门 市 部	010 - 84029450	
经　　销	新华书店及其他书店	

印　　刷	北京君升印刷有限公司	
装　　订	廊坊市广阳区广增装订厂	
版　　次	2024 年 8 月第 1 版	
印　　次	2024 年 8 月第 1 次印刷	

开　　本	710×1000　1/16	
印　　张	14.5	
字　　数	235 千字	
定　　价	78.00 元	

凡购买中国社会科学出版社图书，如有质量问题请与本社营销中心联系调换
电话：010 - 84083683
版权所有　侵权必究

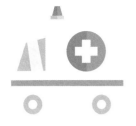
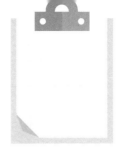

作者简介

莎罗娜·霍夫曼（Sharona Hoffman），美国凯斯西储大学卫生法和生物伦理学教授，凯斯西储大学法律—医学中心联席主任。1985年于韦尔斯利学院获英语文学学士学位，1988年于哈佛大学法学院获法律博士学位，1999年于休斯顿大学法学院获卫生法法学硕士学位，2017年于凯斯西储大学法学院获卫生法博士学位。曾担任美国医学研究所（Institute of Medicine）委员会委员，美国疾病控制与预防中心公共卫生准备和响应办公室（CDC Office of Public Health Preparedness and Response）的科学顾问委员会委员，休斯顿平等就业机会委员会（Equal Employment Opportunity Commission in Houston）的高级出庭律师，洛杉矶美迈斯律师事务所（O'Melveny & Myers in Los Angeles）的律师，以及美国密歇根州西区地区法院首席法官道格拉斯·W·希尔曼（Douglas W. Hillman）的书记员。主要研究方向包括老龄化法律问题、大数据与健康信息技术、人工智能法、药品法、公共卫生法、就业歧视、医生职业倦怠等。先后在*Georgetown Law Journal*、*William & Mary Law Review*、*Boston College Environmental Affairs Law Review*、*The New England Journal of Medicine*、*The Journal of the American Medical Association*等核心期刊发表论文70余篇，另著有《有计划的养老：今天的小想法如何能极大地改善你的明天》（2022年第2版）一书。霍夫曼教授曾是2013年罗伯特·伍德·约翰逊基金会驻校学者资助计划的学者，于2007年和2014年两次在美国疾病控制与预防中心担任访问学者，于2014年荣获美国疾病控制与预防中心下属监测、流行病学和实验室服务中心的杰出驻校学者称号，2017年当选为美国法律研究院院士，2021年荣获凯斯西储大学教师杰出研究奖。此外，在著名的《布莱恩·莱特法学院报告》中位列被引用最多的卫生法领域学者排行榜第九名，其所做演讲被众多媒体广泛报道和引用。

译者简介

龙柯宇，西南财经大学和柏林自由大学联合培养博士，西南政法大学博士后，现为西南政法大学民商法学院副教授，西南政法大学卫生健康法治与社会发展研究院研究员，硕士生导师，主要研究方向为民商法、卫生健康法。先后于《东方法学》、《行政法学研究》、《中国法学（英文版）》、《科技与法律（中英文）》、*Journal of China Area Studies*、*Journal of International Business Transactions Law*等国内外核心学术期刊发表科研论文20余篇，并多次被人大"复印报刊资料"全文转载；主持国家社会科学基金项目、教育部人文社会科学研究项目、中国司法部部级科研项目等16余项。

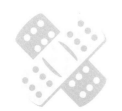
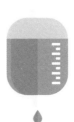

This is a Simplified-Chinese translation edition of the following title published by Cambridge University Press：

Electronic Health Records and Medical Big Data：Law and Policy

ISBN 978-1-316-61768-7 Paperback

© Cambridge University Press 2016

This Simplified-Electronic Health Records and Medical Big Data：Law and Policy-Chinese translation edition for the People's Republic of China（excluding Hong Kong，Macau and Taiwan）is published by arrangement with the Press Syndicate of the University of Cambridge，Cambridge， United Kingdom.

© China Social Sciences Press 2024

This Simplified-Chinese translation edition is authorized for sale in the People's Republic of China（excluding Hong Kong，Macau and Taiwan）only. Unauthorised export of this Simplified-Chinese translation edition is a violation of the Copyright Act. No part of this publication may be reproduced or distributed by any means，or stored in a database or retrieval system，without the prior written permission of Cambridge University Press and China Social Sciences Press.

Copies of this book sold without a Cambridge University Press sticker on the cover are unauthorized and illegal.

本书封面贴有 Cambridge University Press 防伪标签，无标签者不得销售。

《卫生健康法精品丛书》
总 序

岁聿云暮，时乃日新。党的二十大报告明确指出，要推进健康中国建设。人民健康是民族昌盛和国家强盛的重要标志。把保障人民健康放在优先发展的战略位置，完善人民健康促进政策。党的二十届三中全会进一步强调，要聚焦提高人民生活品质，健全社会保障体系，增强基本公共服务均衡性和可及性，推动人的全面发展。要实现上述使命任务，并不断满足人民群众日益增长的健康需求，就离不开卫生健康法治的保驾护航。在新时代全面依法治国的背景下，必须更好地发挥卫生健康法治固健康之根本、稳健康之预期、利健康之长远的保障作用，以此进一步全面深化改革、推进中国式现代化，最终实现中华民族伟大复兴、促进人类文明进步。

卫生健康法学作为一门新兴交叉学科，是以卫生健康法及其规律为研究对象的法学学科，其涉及面向之广，且兼具技术性、开放性和国际性等特质。2024年1月，国务院学位委员会法学学科评议组编修发布了《研究生教育学科专业简介及其学位基本要求（试行版）》，首次将卫生健康法学列为法学二级学科。这是我国法学学科建设过程中的里程碑事件，标志着中国自主法学知识体系的不断完善，以及健康中国战略在法学领域的纵深推进。

西南政法大学于2022年自主设置了全国首个以"医事法学"命名的目录外法学二级学科。该学科定位为研究生阶段的交叉复合型法学专业人才培养，现拥有带生资格的硕士生导师8名、博士生导师4名，并于2023

年招收了首届 18 名学术型硕士和 2 名博士研究生（一名为法学背景，另一名为医学背景），2024 年招收了第二届 11 名学术型硕士和 3 名博士研究生。近年来，该学科专业团队抓住了国家实施健康中国战略以及成渝地区双城经济圈建设的重要契机，针对我国卫生健康事业发展中急需但目前发展较弱，甚至欠缺的法治领域进行挖潜补短，形成了"卫生健康法学基础理论""数字医疗法治""健康医疗保障法治""医事组织合规治理""医事纠纷多元化解机制""人口调控与卫生服务法治"这六个极具"西政特色"的学科研究方向，并产出了一系列高水平的学术成果，促进了卫生健康法学研究向系统有序化方向发展。在此基础上，学校审时度势、与时俱进，于 2024 年 6 月正式成立了西南政法大学卫生健康法治与社会发展研究院。

在深入开展学习习近平法治思想和习近平总书记关于卫生健康工作重要论述精神的关键时期，我们与中国社会科学出版社精诚合作，打造了这套《卫生健康法精品丛书》，收录了学界极具代表性的著述，包括专著、译著、教材、论文集、案例汇编、名家讲坛实录等多样化形式。该丛书是我校卫生健康法学科教师潜心治学、刻苦钻研的代表性成果集群，旨在反映学科研究的最新进展，加快学科推陈出新、迭代更新、交叉创新的步伐，构建中国特色卫生健康法学学科体系，探索形成具有鲜明特色的多学科交叉融合研究路径。这套丛书的内容大多围绕卫生健康法治领域的重大现实议题展开，既有国内研究，又有比较法研究；既有经验挖掘，又有理论探讨；既有规范研究，又有实证研究；既有个案追踪，又有类案分析。需要说明的是，"卫生健康法精品丛书"是一套与时俱进、持续开放的大型系列丛书，今后学界同人的学术书稿在经过遴选后，仍可纳入其中出版。相信经过不断的积累和沉淀，该丛书必将蔚为大观，成为卫生健康法学界极具标识度和影响力的文库典范。

举网以纲，千目皆张。当今时代，各国都面临着卫生治理的历史性考验，通过加强卫生健康法治以保障经济生产和维护社会稳定是法治国家的理性选择。这不仅关乎国家及人民的卫生健康利益，也影响着未来若干年全球卫生治理格局的演变。我们希望能够秉持"人民健康至上"的理念，以"卫生健康法精品丛书"的出版作为新起点，以更加严谨的态度，更加专业的研究，以及更具深度的实践，不断开创卫生健康法治建设的新局面。

春山可望，未来可期。唯愿我国卫生健康法学科扬帆起航，蓬勃发展，长风破浪会有时，直挂云帆济沧海！

西南政法大学卫生健康法治与社会发展研究院院长，教授，博士生导师

2024 年 7 月 1 日

致 谢

我因婚姻而接触到健康信息技术和法律这个领域。我的先生安迪·波德古尔斯克是凯斯西储大学（CWRU）的计算机科学和电子工程教授，我是法律和生物伦理学教授，专注于卫生法研究。2005 年，在结婚后不久，我们逐渐意识到我们的学术兴趣存在交集，而健康信息技术正是将我们联系起来的纽带。在多次晚餐和旅行中，我们讨论甚至争论了电子健康档案（EHR）系统带来的新问题。我们共同撰写了大量法律评论文章，其中部分为本书各章节奠定了基础。我深深地感谢安迪，感谢他教给我的一切，感谢他出色的合作能力，感谢他在各个方面丰富了我的生活。

在过去 20 年的大部分时间里，凯斯西储大学一直是我的知识家园，也让我拥有了一段充实且难以置信的职业生涯。我十分感激能够加入教师团队，并感谢学校为我的学术研究多次提供暑期经费资助。我也感谢凯斯西储大学和其他学校（研究机构）的许多学术界同人，他们邀请我就我的研究发表演讲，并在这些年里阅读并评论我的关于健康信息技术文章草稿。他们的意见总是帮助我改进学术研究。

特别感谢我的同事马克思·梅尔曼（Max Mehlman），他仔细审阅了本书的全部草稿，并提供了详细的修改意见。凯斯西储大学的研究员李业恒（Tracy），为本书提供了重要的研究支持。圣地亚哥·赖希（Santiago Reich）和布兰登·沃杰塔西克（Brandon Wojtasik）也为本书的研究提供了宝贵的帮助。

2014 年假期期间，我受邀成为位于亚特兰大的美国疾病控制与预防中心（CDC）监测、流行病学和实验室服务中心的杰出驻校学者。非常感谢CDC 的官员们与我会面，讨论他们在电子健康记录、数据共享政策、开放数据、云计算和许多其他领域的相关工作。我从他们的讨论中受益匪浅。

最后，我要向剑桥大学出版社的编辑团队表达我的感激之情，感谢他们的帮助、支持以及极其出色的编辑工作。他们是马特·加拉韦（Matt Gallaway）、克里斯蒂娜·德欧希（Kristina Deusch）、艾玛·科利森（Emma Collison）和吉维塔·巴斯卡兰（Jeevitha Baskaran）。

前　言

电子健康档案（Electronic Health Record，EHR）系统并不是一个新概念。一部名为"1961年电子病历"的YouTube短片[1]讨论了俄亥俄州阿克伦综合医院在20世纪60年代初所进行的一个项目。这部颗粒感十足的黑白影片中，临床医生正在满意地使用着医院新安装的大型计算机。旁白者激动地宣称，多亏了新技术，"有可能减轻医生和护士的一部分文书工作。我们将有可能对以前未曾有的病症进行相关性分析。同时，还可能降低这种类型的药物和医学测试对患者的身体可能产生危害的风险"。

然而，事实上，电子健康记录直到40年后的21世纪初才开始流行起来。2004年4月26日，美国总统乔治·W·布什宣布了一项计划，确保所有美国人的健康记录在十年内实现电子化。[2]第二天，总统发布行政命令，设立全国卫生信息技术协调员岗位，推动实施"全国互操作性卫生信息技术基础设施"。[3]与此同时，欧洲和其他许多发达国家也启动了重大举措，过渡到使用EHR系统。[4]

可以说，医疗专业人士将实务数字化的时机已经成熟了。几乎所有其

---

[1]　"1961 Electronic Medical Records"; www.youtube.com/watch?v=t-aiKlIc6uk (accessed February 9, 2016).

[2]　The White House, "Transforming Health Care: The President's Health Information Technology Plan," *in Promoting Innovation and Competitiveness: President Bush's Technology Agenda*, April 26,2004; http//geoigewbush-whitehouse.archives.gov/infocus/technology/economic_policy200404/chap3. html (accessed September 8, 2015).

[3]　Exec. Order No. 13,335, *Fed. Reg.* 69: 24,059 (April 27, 2004)

[4]　Health Stakeholder Group, "Patient Access to Electronic Health Records: eHealth Stakeholder Group," led by Illaria Passarani, European Commission, June 2013; available at: http://ec.europa .eu/digital-agenda/en/news/commission-publishes-four-reports-ehealth-stakeholder-group (accessed January 7, 2016).

他行业早就开始了电脑化。然而，最初电子健康记录系统的采用率相当低。在美国，到 2008 年，仅有 17% 的医生办公室和 10% 的医院拥有基本的电子健康档案系统。[①] 在欧洲，到 2007 年，只有 7 个国家能够在日常中使用电子健康档案系统。[②] 事实证明，从纸质医疗记录到电子健康档案系统的过渡比许多人预期的要复杂、烦琐以及危险得多。

2009 年，作为美国总统奥巴马复苏和再投资法案的一部分，国会通过了《经济和临床健康信息技术法案》（Health Information Technology for Economil and Clinical Health Act，HITECH）。[③] 该法案专门拨款约 270 亿美元用于促进健康信息技术的发展，包括奖励那些采用并适当使用得到认证的电子健康档案系统的医疗服务提供者。[④] 因此，到 2015 年，70% 的美国医生至少使用了一个基础的电子健康档案系统，76% 的美国医院也在 2014 年之前应用了这样的系统。[⑤] 到 2015 年，美国 95% 的医院和 84% 的初级保健医生使用了电子健康档案系统，而其他发达国家的绝大多数初级保健医生

① Robert Wachter, *The Digital Doctor: Hope, Hype, and Harm at the Dawn of Medicine's Computer Age*, New York: McGraw Hill Education, 2015, p.12.

② World Health Organization, "Legal Frameworks for eHealth," *Global Observatory for eHealth Series*, Vol.5, 2012, p.45; available at: http://apps.who.int/iris/bitstream/10665/44807/1/9789241503143 _ eng.pdf (accessed January 7, 2016).

③ Health Information Technology for Economic and Clinical Health (HITECH) Act, Pub. L. No. 111–15, 123 Stat. 226 (2009)（修订后编入 42 USC 的零散章节）。

④ David Blumentahl and Marilyn Tavenner, "The 'Meaningful Use' Regulation for Electronic Health Records," *New England Journal of Medicine*, Vol.363, 2010, p.501; Sharona Hoffman and Andy Podgurski, "Meaningful Use and Certification of Health Information Technology: What about Safety?" *Journal of Law, Medicine & Ethics*, Vol.39, Suppl.1, 2011, p.77. 提供者最多可以通过医疗保险获得 44000 美元，或通过医疗补助最多获得 63750 美元。见第 2 章。

⑤ Dustin Charles, Meghan Gabriel, and Talisha Searcy, "Adoption of Electronic Health Record Systems among US Non-Federal Acute Care Hospitals: 2008–2014," *ONC Data Brief 23*, 2015; available at: http://healthit.gov/sites/default/files/data-brief/2014HospitalAdoptionDataBrief .pdf (accessed September 8, 2015); Dawn Heisey-Grove and Vaishali Patel, "Physician Motivations for Adoption of Electronic Health Records," *ONC Data Brief 21*, 2015; available at: www.healthit.gov/sites/default/files/oncdatabriefphysician-ehr-adoption-motivators-2014 .pdf (accessed September 8, 2015); Julia Adler-Milstein et al., "Electronic Health Record Adoption in US Hospitals: Progress Continues, But Challenges Persist," *Health Affairs*, Vol.34, No.12, 2015, p.2174.

也是如此。①

没有回头路可走——我们现在生活在一个充斥着计算机的临床环境中，数量就像医生、护士和患者一样多。计算机也已经是检查室和病床边上的标配了，但并非所有人都喜欢这样的变化。我敢肯定，我不是唯一一个亲眼目睹临床医生在办公时对着计算机抱怨的人，或者在会面过程中，有时我会感觉医生对于输入数据时的用心程度要比对我投入得多。

电子健康档案系统不仅对临床护理至关重要，对医学研究、公共卫生举措、服务质量提高和其他与卫生相关的工作也有着相当的重要性。电子健康档案可以用于创建"医疗大数据"，也就是说，可以用于次要的、非临床用途的非常大的电子数据资源。医疗大数据作为科学发现和其他进步的工具可以带来巨大的益处，但广泛的电子健康记录数据库的创建和使用引发了对侵犯隐私的深切忧虑，可能会对数据主体带来伤害。

正如过渡到电子健康记录系统对医疗服务的提供、研究和健康数据分析产生了深远影响，同样，它也改变了医疗保健行业的法律和规定。这项新技术引发了无数的法律问题。例如，当病历以电子方式存储时，如何能最有效地保护隐私？使用电子健康档案系统会增加还是减少医生承担医疗事故索赔的风险？如何将复杂且不断变化的电子健康记录转化为案件原告可以查阅的文件？医学研究的相关规定是否应对基于电子健康档案研究的日益普及做出回应？当雇主和其他人可能在互联网上发现私人健康信息时，美国的反歧视法律是否足以保护个人？

本书的目的是分析法律和健康信息技术的交叉点。它将评估电子健康档案系统和大数据能带来的好处，以及它们的不足之处。本书还将探讨到目前为止法律如何应对电子健康档案系统的出现，突出当前法律框架中的缺口，并为未来的监管、政策和技术改进提出详细的建议。本书的一个核心前提是，法律是维护和提高电子健康档案系统质量和安全性的重要工

①　Robin Osborn et al., "Primary Care Physicians in Ten Countries Report Challenges Caring for Patients with Complex Health Needs," *Health Affairs*, Vol.34, No.12, 2015, pp.2104–2112; available at: http://content.healthaffairs.org/content/34/12/2104.full?keytype=ref&siteid=healthaff&ijkey=Wvt51Tp9QSL/g#T4; HealthIT.gov, "Health IT Quick Stats"; available at: http://dashboard.healthit.gov/quickstats/quickstats.php (accessed December 28, 2015).

具。尽管美国卫生与公众服务部已经考虑到监管这种新技术的必要性，并且实施了一系列的法规，但这些规定远远不够全面。尽管本书主要关注的是美国的法规和政策，但其中很多分析都适用于世界其他地区，而且本书引用了大量国际研究和学说来丰富文本内容。

关于术语的说明：为了保持一致，笔者在书中使用的是"电子健康档案"一词，而不是"电子医疗记录"（Electronic Medical Record，EMR）。笔者不认为两者之间存在实质性的差异，笔者所说的 EHR 包含了患者医疗记录的任何数字版本。笔者在这里使用的术语——"电子健康档案系统"，是指在电子健康档案中加入信息管理工具（如临床警示和提醒、决策辅助工具、数据分析工具等）的系统。①

本书在法律方面的讨论集中在使用电子健康档案系统所引起的法律问题上。因此，笔者没有评估其他对当代患者很重要的法律和医疗难题。例如，笔者并未专门讨论一般性的健康隐私权益，或者与电子存储信息无直接关系的《健康保险流通与责任法案》（Health Insurance Portability and Accountability Act，HIPAA）中有关隐私规则的条款。同样，本书中关于医疗大数据的讨论侧重于政府或私人实体数据库，这些数据库从电子健康档案或医疗保健提供者那里获取数据。因此，笔者不讨论从社交媒体、消费者购买记录或网站搜索等非传统来源获得的大数据。

本书主要分为两个部分：第一部分主要关注临床环境中用于治疗患者的电子健康档案系统；第二部分专门讨论源自 EHR 并用于研究和其他非临床、次级目的的医疗大数据。

更具体地说，本书涵盖了大量的电子健康档案系统和医疗大数据的相关主题。第一部分从第 1 章开始，详细介绍了电子健康档案系统的能力，同时对其优缺点进行了分析。第 2 章讨论了联邦层面的"有意义的使用"以及管理电子健康档案系统的认证规定，并进行了效能评估。第 3 章专门讨论电子健康档案系统记录数据安全和《健康保险流通与责任法案》的安全规则。第 4 章重点论述了电子健康档案系统产生的责任风险以及病历数

---

① Edward H. Shortliffe and James J. Cimino, eds., *Biomedical Informatics: Computer Applications in Health Care and Biomedicine*, New York: Springer, 2006, p.937.

字化对医疗事故案件发现的影响。在本书的第二部分里，第5章首先讨论了什么是医疗大数据以及它能带来什么好处。第6章探讨了医疗大数据研究引发的隐私和自主权问题。第7章是关于数据质量问题和医疗大数据的分析师所面临的难题。最后，第8章探讨了开放医疗数据的新兴现象，即任何拥有互联网访问权限的人都可以公开获取健康信息，这些信息已经或可能没有彻底去除身份信息。许多章节在结尾处提出了一系列应对相关难题的建议。

笔者希望读者能深入理解电子健康档案系统和医疗大数据。本书不仅是一本入门书籍，还对电子健康档案系统和大数据在法律、伦理和政策方面的影响，以及法律和医疗技术之间的关系进行了分析。为提升这项技术在临床和次级应用中的安全性、保密性和有效性，本书也提出了许多建议。医学领域现已全面进入数字时代。本书为截至2016年7月的最新版本，旨在探讨该技术的前景和所面临的挑战。

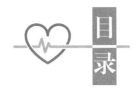

1
EHR 系统

电子健康档案（EHR）系统现在已成为医疗检查室和医院走廊中的常见设备。EHR 系统潜力巨大，但也涉及许多复杂的技术。美国联邦政府基于各种理由，积极地利用财政，想要推动这类系统的发展。然而，这种做法并没有得到普遍认同，许多临床医生对该技术的缺陷怨声载道。在分析 EHR 系统使用的法律、道德和政策含义之前，应当充分理解这项技术是什么，它能做什么，不能做什么。本章将详细描述 EHR 系统的多重特性。其将描述 EHR 系统的许多特点，详细介绍它们的优点，并探讨它们的不足之处。

1.1 什么是 EHR 系统？

1.1.1 EHR 系统的属性

在过去，医生的医疗记录只是每位患者的医疗信息储存库。然而，当代 EHR 系统的作用远远超越了单一的保存记录功能。通过各种技术能力，EHR 为临床医生管理、护理患者的许多方面提供了帮助。美国医学研究所（IOM）、罗伯特·伍德·约翰逊基金会和其他专家 ① 将以下八个要素确定为 "EHR 的核心功能"。

---

① 本章部分内容基于以下文章：Sharona Hoffman and Andy Podgurski, "Finding a Cure: The Case for Regulation and Oversight of Electronic Health Record Systems," *Harvard Journal of Law & Technology*, Vol.22, No.1, 2008, p.103; Sharona Hoffman and Andy Podgurski, "E-Health Hazards: Provider Liability and Electronic Health Record Systems," *Berkeley Technology Law Journal*, Vol.24, No.4, 2009, p.1523; Sharona Hoffman, "Medical Big Data and Big Data Quality Problems," *Connecticut Insurance Law Journal*, Vol.21, No.1, 2015, p.289.

临床文件与健康信息显示。EHR 系统记录并显示实验室测试结果、过敏史、患者用药清单、医疗诊断、患者人口统计、临床医生笔记、预先指示和其他信息。

结果管理。EHR 能够创建可检索的电子临床数据存储库，包括先前和现在的实验室测试结果、放射科程序结果，以及其他诊断或治疗结果。这些数据增强了（医疗服务）提供者获取所需信息的能力。

计算机化的医嘱录入系统（CPOE）。EHR 系统使（医疗服务）提供者能够以电子方式订购处方、进行诊断测试、治疗和转诊。（医疗服务）提供者还可以存储、检索并修改订单。

临床决策支持系统（CDS）。这种潜在的救治功能为临床医生生成警示和提醒，加强与医疗相关的决策和行动，提高医疗质量。例如，关于药物相互作用、药物过敏和适当的药物剂量的警示，以及与预防和保健有关的提示，临床决策支持系统对此提供了对潜在药物错误或其他不良事件的监测。它也可以提出可能的诊断和治疗方案，并向医生介绍临床实践指南[1]和标准规程。

电子通信与连接。EHR 系统可以促进医疗团队成员之间、其他（医疗服务）提供者如实验室或药房之间以及患者与临床医生之间，进行在线交流。可用的工具包括电子邮件、安全网络信息、远程医疗[2]和家庭远程监控。[3]在理想情况下，即使医疗机构使用的 EHR 系统由不同供应商生产，

Institute of Medicine, *Key Capabilities of an Electronic Health Record System*, Washington, DC: National Academies Press, 2003, pp.7–11; Timothy G. Ferris et al., "AFramework for Measuring the Effects of Health Information Technology on Health Care Quality," in *Health Information Technology in the United States: Where We Stand*, ed. by David Blumenthal et al., Princeton, NJ: Robert Wood Johnson Foundation, 2008, pp.178–179.

[1] 临床实践指南可以定义为"系统性制定的，以协助临床医生和患者在特定临床情况下做出关于适当健康护理的决策陈述"，Edward H. Shortliffe and James J. Cimino, eds., *Biomedical Informatics: Computer Applications in Health Care and Biomedicine,* New York: Springer, 2006, p.924.

[2] 电子医疗是"通过远程提供医疗保健，越来越多地但并非完全通过互联网来实现"，Shortliffe and Cimino, *Biomedical Informatics*, 991.

[3] 远程监测是"使用电信媒体远距离监测患者的健康状况和/或生命迹象"。参见 US Department of Health and Human Services Indian Health Service, *Telehealth Care in Indian Health: Directory and New Directions 2005*, ed. by Mark Carroll, Mark Horton, and Mark Thomas, p.56; available at: ftp://ftp.ihs.gov/pubs/Teleh ealth/Telehealth%20Directory%20030405.pdf (accessed August 14, 2015).

不同区域的（医疗服务）提供者之间也应该可以进行沟通。

得到患者支持的 EHR 系统可以针对患者进行普及教育，并协助患者获取自己的健康记录副本。有些系统为患者提供个人健康记录（PHR）。个人健康记录可以定义为"个人可在私密、安全且保密的环境中访问、管理和分享自己的健康信息的电子应用程序"①。该系统还会出于预防性和随访护理的目的向患者发送提醒。

行政程序管理。电子日程安排系统、保险资格验证、账单和索赔处理也是 EHR 系统的组成部分。计算机化的工具也可以用来识别那些有资格参加临床试验的对象，那些应该被告知药品召回的对象，或慢性病管理计划的候选人。搜索功能也可用于质量评估、质量改进和减少不同种族或社会经济地位的人之间的差异。

报告与人口健康管理。EHR 系统能够收集临床数据，满足公共、私人和机构的报告要求；支持医学研究和公共卫生活动。例如，联邦法规要求临床医生使用 EHR 系统，以适当的方式，向联邦和州政府实体报告临床质量指标、免疫数据、癌症病例和其他疾病情况。②

乔治·华盛顿大学、马萨诸塞州总医院和罗伯特·伍德·约翰逊基金会 2008 年发布的一份报告提供了更详细的 EHR 功能列表。完整的检查清单内容如下：

1. 电子笔记与健康信息管理

a. 实现医疗记录的全面电子化管理

b. 管理患者的预先指示

---

① Paul C. Tang et al., "Personal Health Records: Definitions, Benefits, and Strategies for Overcoming Barriers to Adoption," *Journal of the American Medical Informatics Association*, Vol.13, No.2, 2006, p.122.

② Institute of Medicine, *Key Capabilities of an Electronic Health Record System*, 7–11; Ferris et al., "A Framework for Measuring the Effects of Health Information Technology on Health Care Quality," 178–9; Institute of Medicine, *Health IT and Patient Safety: Building Safer Systems for Better Care*, Washington, D.C.: National Academies Press, 2012, pp.38–44; Centers for Medicare and Medicaid Services, "Stage 1 vs. Stage 2 Comparison Table for Eligible Professionals"; last modified August 2012; available at: www.cms.gov/Regulations-and-Guidance/Legislation/EHRIncentivePrograms/Downloads/Stage1vsStage2CompTablesforEP.pdf (accessed August 14, 2015).

c. 管理患者既往病史、家族史和社交史

d. 管理问题清单

e. 管理结构化用药清单

f. 管理过敏源列表（无活性药物过敏检查）

g. 文件的语音识别功能

h. 管理流程表

i. 管理进度记录

j. 生成并记录针对特定患者的指导

k. 捕获患者偏好

2. 结果管理

a. 查看实验室结果

b. 为关键实验室数值提供警示

c. 管理（优先排序并分类）实验室结果

d. 结果可用性通知

e. 记录临床护理实验室结果

3. 医嘱录入系统为非用药医嘱提供决策支持

a. 开具药物

b. 为重复的实验室订单提供警示

c. 发送测试订单（如果在现场）

d. 为实验室费用提供警示

e. 为免疫接种订单（包括流感疫苗和肺炎疫苗提醒）提供决策支持。

f. 输入电子转诊信息

4. 用药处方支持

a. 提供有关非专利品替代的警示

b. 为昂贵的药物提供警示

c. 提供关于处方药合规性的提醒

d. 提供默认的药物剂量

e. 检查药物之间的相互作用

f. 提供肾脏（耐受）剂量指导

g. 进行药物过敏性检查

h. 进行药物实验室检查

i. 提供剂量检查

j. 及时的实验室配套订购

k. 进行药物条件检查

l. 进行药物—饮食检查

5. 患者就诊期间的临床提醒

提出预防服务和健康的提醒（如宫颈抹片检查和乳房 X 光检查）

6. 临床指南、协议或参考工具

a. 提供遵守慢性病管理指南的提醒

b. 提供关于遵守标准护理计划、指南和协议的警示

c. 显示慢性病管理所需的特定患者数据

d. 捕捉偏离标准护理计划、指南和协议的情况

e. 实现与外部知识源的连接

7. 人群健康管理工具

a. 启用报告生成功能以进行公开报告

b. 让医生能够管理患者群体

c. 提供对不良事件的监测（包括药物不良事件）

d. 支持质量改进测量

e. 免疫接种跟踪

f. 支持绩效测量

8. 电子通信

a. 启用（医疗服务）提供者之间的通信

9. 行政管理、账单处理与编码

a. 管理患者的同意书和授权书

b. 管理患者的人口统计和行政信息

c. 保存所有患者接触的电子记录

d. 提供规则驱动的财务和行政编码帮助

e. 支持供应管理，包括在办公室记录药物和免疫接种的管理

f. 编制文件并安排后续预约

g. 支持创建法律文档[①]

1.1.2　基于云计算的 EHR 系统

有些 EHR 系统使用（医疗服务）提供者的内部服务器，但有些则是基于云计算。云计算使用在互联网上托管的远程服务器网络进行存储、管理和处理数据。美国国家标准与技术研究院（NIST）将云计算定义为"一种实现无处不在的、方便的、按需网络访问可配置的计算资源（如网络、服务器、存储、应用程序和服务）的共享池，以最小的管理成本或最低程度的服务与提供商互动，进行快速配置和释放。"[②]

云计算可以减轻组织构建和维护自身计算机基础设施的负担，只需互联网连接即可。多个客户可以共享云基础设施、服务和应用程序，这种现象称为多租户。根据一项研究，城市中 80% 以上的小型诊所都采用了基于云计算的 EHR。[③] 云计算也使医疗服务提供商能够在办公室之外轻松访问 EHR。它的另一个优点是可扩展性，也就是说，消费者可以根据他们在特定时间的需求，使用较多或较少的计算能力。[④]

1.1.3　EHR 供应商市场

有数百家供应商正在生产电子健康档案系统，但许多专家预测，在未

---

①　Rainu Kaushal and Douglas E. Levy, "Economic Analyses of Health Information Technology," in *Health Information Technology in the United States*, ed. by Blumenthal et al., Princeton, NJ: Robert Wood Johnson Foundation, 2008, pp.163–164. Copyright 2008, Robert Wood Johnson Foundation. Used with permission from the Robert Wood Johnson Foundation.

②　National Institute of Standards and Technology, *The NIST Definition of Cloud Computing: Recommendations of the National Institute of Standards and Technology*, by Peter Mell and Timothy Grance (NIST Special Publication 800-145), Gaithersburg, MD: National Institute of Standards and Technology, 2011, p.2; available at: http://csrc.nist.gov/publications/nistpubs/800–145/SP800-145.pdf (accessed December 10, 2015).

③　"Cloud-Based Electronic Health Record Firms Sweep Top Physician Satisfaction Rankings for Small and Solo Practices, Reveals 2015 Black Book Survey," *PRWEB*, May 27, 2015; available at: www.prweb.com/releases/2015/05/prweb12744687.htm (accessed December 10, 2015).

④　National Institute of Standards and Technology, *The NIST Definition of Cloud Computing*, 2.

来几年中，经过退出和整合，EHR 供应商市场将大幅度缩小。[①] 根据美国国家卫生信息技术协调办公室（ONC）的数据，截至 2015 年 3 月，已有 179 家卫生信息技术（IT）供应商向医院提供经认证的 EHR 产品，有 779 家供应商向医疗专业人士提供认证产品。然而，少数几家供应商，如医疗信息化行业巨头公司 Cerner、私营软件和服务公司 MEDITECH 和私营医疗保健软件公司 Epic Systems，在市场上占据主导地位。排名前十的 EHR 供应商为九成医院和三分之二的专业人士提供经认证的 EHR 系统。[②]

另一份报告表明，15 家供应商向医疗保健提供者出售了 75% 的 EHR 系统，而在医院中，[③] 只有 6 家供应商占了 75% 的采购量。[④]

评论一致认为，考虑到这些趋势，市场整合势在必行。已有数家大公司进行了合并，[⑤] 至少有一家，即 GE 医疗集团，已经退出了电子健康档案业务市场，尽管它仍在向其他医疗机构销售 EHR 产品。[⑥] 并购和退出对于客户来说可能十分棘手，因为他们可能被迫在投入了大量时间、金钱和精

[①] "6 EHR Trends to Watch in 2015," Health Care Data Solutions; available at: www.healthcaredatasolutions.com/wp-content/uploads/2015/03/HDS-Whitepaper-6-EHR-Trends-to-Watch-in-2015 .pdf (accessed December 10, 2015).

[②] Office of the National Coordinator for Health Information Technology, "Electronic Health Record Vendors Reported by Hospitals Participating in the CMS EHR Incentive Programs," *Health IT Quick-Stat*, Vol.29, 2015; available at: http://dashboard.healthit.gov/quickstats/pages/FI G-Vendors-of-EHRs-to-Participating-Hospitals.php (accessed January 7, 2016); Office of the National Coordinator for Health Information Technology, "Electronic Health Record Vendors Reported by Health Care Professionals Participating in the CMS EHR Incentive Programs and ONC Regional Extension Centers Program," *Health IT Quick-Stat*, Vol.30, 2015; available at: http://dashboard.healthit.gov/quickstats/pages/FIG-Vendorsof-EHRs-to-Participa ting-Professionals.php (accessed January 7, 2016).

[③] 所有被研究的医疗服务提供者和医院都参与了联邦"有意义的使用"激励计划，该计划要求参与者按照联邦法规购买经过认证的 EHR 系统。参见第 4 章的讨论。

[④] J. Wanderer, p.Mishra, and J. Ehrenfeld, "Innovation and Market Consolidation among Electronic Health Record Vendors: An Acute Need for Regulation," *Journal of Medical Systems*, Vol.38, No.1, 2014, p.8.

[⑤] 例如 Greenway-Vitera 和 Cerner-Siemens。

[⑥] Tony Schueth, "What's Next for EHR Market Consolidation?", *HealthTech Zone*, October 16, 2014; available at: www.healthtechzone.com/topics/healthcare/articles/2014/10/16/391527-what s-next-ehrmarket-consolidation.htm (accessed January 7, 2016); Neil Versel, "GE Healthcare: We're Leaving the Hospital EMR Business," *MedCity News*, April 14, 2015; available at: http://medcitynews.com/2015/04/ge-healthcare-leaving-hospital-emr-business/ (accessed January 7, 2016).

力采用原始产品后，转向使用不同的 EHR 系统。①

1.2　EHR 系统的优点

许多医疗服务提供者和政策制定者都热切地倡导并欢迎 EHR 系统的实施，这是因为这项新技术有着相当大的潜力。新技术的潜在优点是相当多的。EHR 系统可以减少错误，更好地保障患者的安全，加强沟通，提供降低成本的可能，促进研究质量与公共卫生措施的改进。本章节将对 EHR 系统进行详细讨论。

1.2.1　通过决策支持与搜索能力提高护理质量

EHR 系统可以通过决策支持机制减少错误，保障患者安全。EHR 系统可以整合提醒和医学文献提示功能，促进准确、及时和负责任的护理。②对患者的过敏情况、药物之间的相互作用、不正确剂量和其他潜在的危险进行适时、明确的警示，可以减少医疗失误和处方错误。研究表明，EHR 系统改善了预防性护理、提高了实践指南的遵从度和文件完整性。例如，一项研究发现，信息化的提醒系统"将肺炎球菌和流感疫苗的使用率，从几乎为零提高到了分别约为 35% 和 50% 的水平，这是针对住院患者的数据"③。

调查创伤中心的受访者表示，他们使用 EHR 系统通过"定制患者追踪名单、临床数据的实时反馈以及自动化血液酒精含量筛查"来提升医疗服务质量。此外，电子健康档案系统可以防止医生毫无根据地预定诊断测

---

①　Westat, "EHR Contracts: Key Contract Terms for Users to Understand," Office of the National Coordinator for Health Information Technology, June 25, 2013; available at: www.healthit.gov/sites/default/files/ehr_contracting_terms_final_508_compliant.pdf (accessed January 7, 2016); Marisa Torrieri, "When Your EHR Vendor Goes Out of Business," *Physicians Practice*, March 5, 2013; available at: www.physicianspractice.com/ehr/when-your-ehr-vendor-goes-out-business (accessed January 7, 2016).

②　Anne Bobb et al., "The Epidemiology of Prescribing Errors: The Potential Impact of Computerized Prescriber Order Entry," *Archives of Internal Medicine*, Vol.64, No.7, 2004, pp.788–789.

③　Paul R. Dexter et al., "A Computerized Reminder System to Increase the Use of Preventive Care for Hospitalized Patients," *New England Journal of Medicine*, Vol.345, 2001, p.968.

试，因为以往的实验室结果清晰可见并且易于访问。①

　　发现新的治疗方法和在医疗实践中投入使用这些方法之间的滞后期可长达 20 年。② 然而，电子健康档案系统可以通过决策支持机制，大大加快有效新疗法的广泛传播。③ 电子信息可以提醒医生相关的新研究或指南，建议他们改变特定的做法或转向不同的疗法。

　　EHR 系统在减少健康不平等方面也可以发挥潜在作用。近年来，白人和黑人之间的健康不平等问题已成为众多评论和辩论的主题，激发了政府对制定有效应对策略的关注。④ 基于最先进的医学知识，为资源匮乏的地区提供自动决策支持、提醒和警示的技术可以增强对偏远农村地区患者和经济弱势群体的护理。在经济稍微落后的地区，临床医生的时间和资源都非常紧张，EHR 系统帮助他们随时获取过去无法获得的信息。

　　公共卫生应急响应工作同样可以受益于 EHR 系统。在 EHR 供应商和公共卫生部门官员的支持下，可以快速调整 EHR 系统中的决策支持，改变临床医生对公共卫生威胁或其他重要的护理推荐模式变化的反应。⑤ 例如，全国范围内的 EHR 系统可以迅速地重新配置，建议护理人员将具有特定症状的患者划分为新发传染病的可能携带者。

　　先进的搜索功能也可以为患者的安全做出重大贡献。使用电子搜索功能，医生可以减少查阅患者记录获取特定细节的时间，并降低丢失关键信息的风险。医生可以输入搜索词，就像在谷歌浏览器中一样，他们需要的数据立即就会出现。此外，电子搜索可以使临床医生识别应告知药物召回

---

① Jennifer King et al., "Clinical Benefits of Electronic Health Record Use: National Findings," *Health Services Research*, Vol.49, No.1, 2014, p.397; Erik G. Van Eaton et al., "A Nationwide Survey of Trauma Center Information Technology Leverage Capacity for Mental Health Comorbidity Screening," *Journal of American College of Surgeons*, Vol.219, No.3, 2014, p.508.

② Institute of Medicine, *Crossing the Quality Chasm: A New Health System for the 21st Century*, Washington, D.C.: National Academies Press, 2001, p.145.

③ Louise Liang, "The Gap between Evidence and Practice," *Health Affairs*, Vol.26, No.2, 2007, p.w120.

④ See, e.g., Ruqaiijah Yearby, "When Is a Change Going to Come?: Separate and Unequal Health Care Fifty Years after Title VI of the Civil Rights Act of 1964," *SMU Law Review*, Vol.67, 2014, pp.287–338.

⑤ 这种适应性调整可能类似于现在常见的防病毒软件自动下载更新。

等事项的患者。①

1.2.2 促进临床医生之间以及患者和医生之间的沟通：互操作性、电子信息传输等

EHR 系统可以加强医疗团队成员以及患者和医生之间的沟通，而更好的沟通可以带来更好的诊疗结果。首先，EHR 系统使临床医生可以随时随地获取记录，并且记录始终清晰可辨。②医生可以远程访问患者记录，这样一来，即使他们在家中通过电话与患者交谈，也可以查看相关记录。与此同时，拥有 PHR 的患者也可以在家中自行查看相关数据。其次，EHR系统可能使医疗保健提供者能够在需要时，立即从任何临床医生或医疗机构获取有关患者的重要医疗信息。

然而，为了充分实现这些好处，我们必须拥有可互操作的 EHR 系统。可互操作系统可以在组织之间相互通信、交换数据并以协调的方式无缝运行。③可互操作的 EHR 系统可以让获得适当授权的医生获取所有患者的病史、药物清单、过敏反应以及其他相关信息，无论之前在哪里接受过治疗。这种功能，对于治疗到达急诊室时已经失去知觉、神志不清或已经痴呆症患者至关重要。它还可以显著促进和增强对经济困难患者的治疗，这些患者可能无法接触到医疗设施，或者可以提供负责任护理的家庭医生。④在缺乏互操作性的情况下，此类患者的记录可能特别分散且不完整。

此外，许多患者的病历分散在不同的医生手中。据一位消息人士透露，

---

① Richard J. Baron et al., "Electronic Health Records: Just around the Corner? Or over the Cliff?", *Annals of Internal Medicine*, Vol.143, No.3, 2005, pp.225–226; Office of the National Coordinator for Health Information Technology (ONC), "Report to Congress: Update on the Adoption of Health Information Technology and Related Efforts to Facilitate the Electronic Use and Exchange of Health Information (October 2014)," 11; available at:www.healthit.gov/sites/default/files/rtc_adoption_and_exchange9302014.pdf (accessed August 14, 2015).

② Thomson Kuhn et al., "Clinical Documentation in the 21st Century: Executive Summary of a Policy Position Paper from the American College of Physicians," *Annals of Internal Medicine*, Vol.162, No.4, 2015, appendix.

③ Shortliffe and Cimino, *Biomedical Informatics*, 952.

④ Lawrence O. Gostin, "'Police' Powers and Public Health Paternalism: HIV and Diabetes Surveillance," *Hastings Center Report*, Vol.37, No.2, 2007, p.10.

老年患者平均一年看四位专科医生。① 如果这些医生之间不进行沟通并仔细协调患者的护理，他们中的任何一位都可能会错过对个人健康至关重要的关键信息。

再次，EHR 系统不仅可以加强医疗专业人员之间的沟通，还可以加强患者与医生之间的沟通。出于隐私和安全考虑，许多医生不会向患者提供电子邮件地址。因为电子邮件可以复制给很多人，很容易发送给错误的收件人，也可能无意中被删除，或者进入垃圾邮件文件夹。EHR 系统内置的安全信息传递功能解决了许多此类问题。

截至 2014 年，只有约 25% 的医疗机构具备了安全的消息传递功能，②但患者希望与医生进行电子通信，安全的消息传递未来可能会变得更加普遍。③

在患者就诊期间，临床医生可以使用互联网资源向患者普及医疗知识并回答他们的问题。药剂师可以使用各种药丸的照片，外科医生可以讨论解剖图，医生可以通过播放视频来向患者解释建议的治疗方法和程序。④

最后，PHR 允许患者查看部分 EHR 并获取测试结果、临床总结、预约时间表等。因此，PHR 是医生可以快速准确地向患者传达信息的另一种方式。

1.2.3　节约成本

尽管购买、实施和运营 EHR 系统的费用很高，但人们仍习惯将 EHR

---

① Barbara Starfield et al., "Ambulatory Specialist Use by Nonhospitalized Patients in US Health Plans: Correlates and Consequences," *Journal of Ambulatory Care Management*, Vol.32, No.3, 2009, p.218, 222.

② Helen Gregg, "6 Statistics on Physician Use of Telemedicine, Secure Messaging, Remote Monitoring," *Health IT & CIO Review*, June 4, 2014; available at: www.beckershospitalreview .com/ healthcare-information-technology/6-statistics-on-physician-use-of-telemedicine-secure-messaging-remotemonitoring. html (accessed December 28, 2015).

③ Melissa Jayne Kinsey, "Please Hold for the Doctor: Why You Still Can't Email Your Physicians with a Simple Question (Hint: It's Not Their Fault.)," *Slate*, June 26, 2014; available at: www .slate.com/ articles/technology/future_tense/2014/06/telemedicine_e_visits_doctors_should _start_using_email.html (accessed August 17, 2015).

④ Zuzanna Czernik and C. T. Lin, "Time at the Bedside (Computing)," *JAMA*, Vol.315, No.22, 2016, p.2399.

系统与显著的成本节约联系在一起。乐观估计,每位医生五年内的经济效益为 8400—140100 美元,[1] 而大型医院为 3700 万—5900 万美元,[2] 如果建立标准化、可互操作的国家卫生信息网络,每年全国可节省 778 亿美元。[3]

成本节约可能来自多种因素,其中包括:(1)减少重复检测;(2)减少行政支出;(3)减少医疗差错和药物不良事件。[4] 例如,无论患者的 EHR 存放在何处,医生都能够在急诊室接诊时获取记录,因此就无须对患者进行重复的诊断测试。此外,获取患者完整的 EHR,包括既往病史、过敏史和当前药物清单,则可以防止可能导致长时间住院、手术和其他昂贵护理的医疗错误。

同时,EHR 系统可以帮助医疗机构创造更多的收入。该技术可以提高临床医生记录医疗和检查细节的能力,从而使服务收费更为准确(或者,在怀疑论者看来,收费范围会扩大)。在专业术语中,这称为医疗服务项目收费改进。[5]

---

[1]　William W. Stead, "Rethinking Electronic Health Records to Better Achieve Quality and Safety Goals," *Annual Review of Medicine*, Vol.58, 2006, p.37; Robert H. Miller et al., "The Value of Electronic Health Records in Solo or Small Group Practices," *Health Affairs*, Vol.24, No.3, 2005, pp.1127, 1131［发现 "每个(全天候)医疗服务提供者每年平均可获得约 33000 美元的经济效益"］。

[2]　Beverly Bell and Kelly Thornton, "From Promise to Reality: Achieving the Value of an EHR," *Healthcare Financial Management* 65, No.2 (2011): 51–6; Michael D. Ries, "Electronic Medical Records: Friends or Foes?", *Clinical Orthopaedics and Related Research*, Vol.472, No.1, 2014, p.17.

[3]　Jan Walker et al., "The Value of Health Care Information Exchange and Interoperability," *Health Affairs* (2005): w5–16; US Congress, Congressional Budget Office, *Evidence on the Costs and Benefits of Health Information Technology*, 2008, 4; available at: www.cbo.gov/sites/default/files/05-20-healthit.pdf (accessed August 17, 2015)(指出:研究人员估计每年节省的成本总计约为 800 亿美元)。

[4]　Rainu Kaushal et al., "Return on Investment for a Computerized Physician Order Entry System," *Journal of the American Medical Informatics Association*, Vol.13, No.3, 2006, p.265; Walker et al., "The Value of Health Care Information Exchange and Interoperability," w5–16.

[5]　Taleah H. Collum, Nir Menachemi, and Bisakha Sen, "Does Electronic Health Record Use Improve Hospital Financial Performance? Evidence from Panel Data," *Health Care Management Review*, Vol.41, No.3, 2016, p.267.

1.2.4 促成次级利用：研究、质量评估、改进以及公共卫生倡议

以非治疗目的使用健康信息通常称为次级利用。[1]EHR 数据可以由医疗机构、政府实体和其他相关方进行次级使用。

首先，EHR 可以成为医学研究和发展急需的有关各种治疗方法的有效性的证据。EHR 可以帮助临床研究进行患者识别，因为调查人员可以通过电子方式对患者记录进行搜索，寻找有特定条件并符合特定临床试验标准的人。其次，许多研究可以直接对电子健康档案中广泛而全面的数据进行分析。[2]

随机、对照的临床试验被认为是医学研究的黄金标准。[3] 然而，这也可以通过观察性研究来完成。[4] 因此，调查人员可能会审查接受不同药物，或不同类型手术治疗某一特定疾病的患者的图表或电子健康档案，而不是通过对照实验来确定每种方法的疗效。[5]

EHR 数据库可以让研究人员获取数百万患者的大量信息，这些患者在不同的临床环境中接受治疗，具有不同的属性，生活在该国的不同地

---

[1] Taxiarchis Botsis et al., "Secondary Use of EHR: Data Quality Issues and Informatics Opportunities," *Summit on Translational Bioinformatics 2010* (2010): 1–5; Jessica S. Ancker et al., "Root Causes Underlying Challenges to Secondary Use of Data," *AMIA Annual Symposium Proceedings 2011*, 2011, p.57.

[2] John Powell and Iain Buchan, "Electronic Health Records Should Support Clinical Research," *Journal of Medical Internet Research*, Vol.7, No.1, 2005, p.4.

[3] Friedrich K. Port, "Role of Observational Studies versus Clinical Trials in ESRD Research," *Kidney International* 57 (2000): S3. 临床研究，在定义上是指对某一过程的数据收集，当对假定影响某一过程结果的变量进行操作时，尽可能保持其他变量不变。"Bryan F. J. Manly, *The Design and Analysis of Research Studies*, Cambridge University Press, 1992, p.1.

[4] Manly, The Design and Analysis of Research Studies, 1 (在文中解释说，观察性研究涉及"通过观察一些可能没有得到很好理解的过程"来收集数据); Charles P. Friedman and Jeremy C. Wyatt, *Evaluation Methods in Biomedical Informatics*, 2nd edn., New York: Springer, 2006, p.369 (将观察性研究定义为涉及一种"不需要实验操作的研究设计方法"，其中研究者通常通过仔细观察……(受试者)来得出结论，不管是否有信息资源).

[5] Kjell Benson and Arthur J. Hartz, "A Comparison of Observational Studies and Randomized Controlled Trials," *New England Journal of Medicine*, Vol.342, 2000, pp.1879–1883.

区。[1] 其中有用的信息可能包括患者个人健康状况和医疗历史。因此，数据库研究中审查的数据可能比临床试验产生的数据要丰富和全面得多，因为临床试验是严格控制的，通常不到 3000 名患者。[2]

联邦政府和许多医学专家设立了进行广泛比较效果研究（CER）的目标。[3]2010 年的《患者保护与平价医疗法案》将 CER 定义为"研究评估并比较两种或更多医疗治疗、服务和项目的健康结果、临床效果、风险和益处"[4]。CER 的一部分可以通过观察性研究进行，这种研究能反映治疗的实际效果，尤具启发性。[5]CER 和其他观察性研究的结果，最终可能帮助医生找到更有效的治疗方案，减轻患者的痛苦，减少医疗费用，提高医疗质量和安全性。[6]

EHR 系统也可以帮助医疗服务提供者收集关于自身服务的质量指标，以便进行质量评估和改进。[7] 医疗机构和政府进行各种监督活动。医疗服

---

[1] Ibid.; Liang, "The Gap between Evidence and Practice," w120（断言 EHR "有可能接替临床试验和循证研究的工作，提供药物和治疗在不同人群和较长时间内有效性的真实证据"）; Lynn M. Etheredge, "A Rapid-Learning Health System," *Health Affairs*, Vol.26, 2007, p.w 111; James H. Ware and Mary Beth Hamel, "Pragmatic Trials – Guides to Better Patient Care?" *New England Journal of Medicine*, Vol.364, 2011, p.1685 (discussing the shortcomings of clinical trials).

[2] Sheila Weiss Smith, "Sidelining Safety – The FDA's Inadequate Response to the IOM," *New England Journal of Medicine*, Vol.357, 2007, p.961.

[3] Patient Protection and Affordable Care Act of 2010, 42 USC § 1320e(2010); Institute of Medicine, *Initial National Priorities for Comparative Effectiveness Research*, Washington, D.C.: National Academies Press, 2009; available at: www.iom.edu/Reports/2009/Comparative EffectivenessResearchPriorities.aspx (accessed August 17, 2015) (emphasizing the need for CER and proposing initial CER priorities).

[4] 46 42 USC $1320e(a)(2)(A)（2010）。

[5] USC § 1320e(d)(2)(A) (2010). See John Concato et al., "Observational Methods in Comparative Effectiveness Research," *American Journal of Medicine*, Vol.123, No.12, 2010, p.16; S. Schneeweiss et al., "Assessing the Comparative Effectiveness of Newly Marketed Medications: Methodological Challenges and Implications for Drug Development," *Clinical Pharmacology & Therapeutics*, Vol.90, No.6, 2011, p.777.

[6] 42 USC § 1320e(d)(2)(A) (2010); L. Manchikanti et al., "Facts, Fallacies, and Politics of Comparative Effectiveness Research, Part 1: Basic Consideration," *Pain Physician*, Vol.13, No.1, 2010, p.39; Adam G. Elshaug and Alan M. Garber, "How CER Could Pay for Itself – Insights from Vertebral Fracture Treatments," *New England Journal of Medicine*, Vol.364, 2011, p.1392–1393.

[7] Kitty S. Chan et al., "Electronic Health Records and the Reliability and Validity of Quality Measures: A Review of the Literature," *Medical Care Research and Review*, Vol.67, No.5, 2010, p.504.

务提供者可能会为了评估自身的表现，寻求进行内部质量评估所需的数据。① 同样，保险公司可能要求医疗机构提交过程和结果信息，对它们的表现进行评估。② 此外，美国医疗保险和医疗补助服务中心（CMS）和许多州政府要求进行质量测量和公开报告。③CMS 的"医院对比"（Hospital Compare）是一个很好的例子，它提供了超过 4000 家医院的医疗质量的公开数据。④

最后，联邦政府和州政府可能会依靠 EHR 数据来展开公共卫生行动。联邦政府"有意义的使用"条例要求临床医生使用 EHR 系统向公共卫生机构发送各种类型的数据。这些数据包括实验室结果、免疫接种、癌症病例等信息。⑤ 而公共卫生机构则会将提交的信息存入数据库，并利用这些信息进行疾病监测和应对公共卫生威胁。⑥

1.3　EHR 系统的不足之处

尽管 EHR 系统有许多潜在的优点，但并非完美无瑕。它们的设计实施、使用和维护仍存在一些不容忽视的重要问题。

---

① M o ni ca M. Horvath et al., "The DEDUCE Guided Query Tool: Providing Simplified Access to Clinical Data for Research and Quality Improvement," *Journal of Biomedical Informatics*, Vol.44, No.2, 2011, p.273.

② Paul C. Tang et al., "Comparison of Methodologies for Calculating Quality Measures Based on Administrative Data versus Clinical Data from an Electronic Health Record System: Implications for Performance," *Journal of the American Medical Informatics Association*, Vol.14, No.1, 2007, p.10.

③ Joseph S. Ross, Sameer Sheth, and Harlan M. Krumholz, "State-Sponsored Public Reporting of Hospital Quality: Results Are Hard to Find and Lack Uniformity," *Health Affairs*, Vol.29, No.12, 2010, 2318–2319; Hanys Quality Institute, *Understanding Publicly Reported Hospital Quality Measures: Initial Steps toward Alignment, Standardization, and Value*, Rensselaer: Healthcare Association of New York State, 2007, pp.1–3; available at: www.hanys.org/publications/upload/hanys_quality_report_card.pdf, accessed August 17, 2015.

④ US Department of Health and Human Services, "What Is Hospital Compare?"; available at: www.hospitalcompare.hhs.gov/About/WhatIs/What-Is-HOS.aspx (accessed August 17, 2015); Ross, Sheth, and Krumholz, "State-Sponsored Public Reporting of Hospital Quality," 2318.

⑤ 45 CFR § 170.205 (2015). 进一步的讨论参见第 2 章。

⑥ 第 5 章广泛地讨论了 EHR 数据在研究和其他次级使用的情形。第 7 章分析了当代 EHR 数据库的局限性。

1.3.1 数据的真实性

EHR 是由工作非常忙碌的临床医生创建的，他们面临着越来越多的要求，既要接诊收治越来越多的患者，又要处理繁杂的文件表格和会议。平均下来，医生与每位患者相处的时间只有 13—18 分钟。[①] 无论是在患者就诊期间尝试输入数据，还是事后处理文件，都有可能使他们在快速的工作中犯错。当然，纸质医疗记录往往存在字迹难以辨认、拼写错误和其他错误。EHR 技术的目标之一，是解决数据的准确性问题。遗憾的是，到目前为止，这个目标还没有实现，而且医疗档案电子化事实上可能会产生许多新的错误漏洞。

1.3.1.1 输入错误

忙碌的临床医生面临巨大的时间压力，在向 EHR 输入数据时很容易打错字。此外，EHR 中的文件经常使用下拉列表、复选框和模板，[②] 这就产生了其他一些出错的可能性。研究表明，用户可能会从下拉菜单中选择错误的菜单项目，选择错误的诊断代码，错误地勾选复选框，或者在默认设置勾选了所有复选框的情况下不适当地取消复选框。[③]

EHR 中结构化数据字段和自由文本部分，增加了用户出错的概率。剂量或治疗指示输入结构化的区域，以自由文本的格式输入，它们有时会不

[①] Andrew Gottschalk and Susan A. Flocke, "Time Spent in Face-to-Face Patient Care and Work Outside the Examination Room," *Annals of Family Medicine*, Vol.3, No.6, 2005, p.491 (finding that the average time per patient was 13.3 minutes); Kimberly S. H. Yarnall et al., "Family Physicians as Team Leaders: 'Time' to Share the Care," *Preventing Chronic Disease*, Vol.6, No.2, 2009; available at: www.cdc.gov/pcd/issues/2009/apr/08_0023.htm (accessed August 17, 2015) (finding that the mean length for an acute care visit is 17.3 minutes, the mean for a chronic disease care visit is 19.3 minutes, and the average for a preventive care visit is 21.4 minutes and that of total clinical time spent by physicians, these comprise 45.8, 37.4, and 16.8 percent, respectively); Kevin Fiscella and Ronald M. Epstein, "So Much to Do, So Little Time: Care for the Socially Disadvantaged and the 15-Minute Visit," *Archives of Internal Medicine* 168, No.17 (2008): 1843("The average office visit in the United States lasts for about 16 minutes").

[②] Kuhn et al., "Clinical Documentation in the 21st Century," appendix.

[③] Farah Magrabi et al., "An Analysis of Computer-Related Patient Safety Incidents to Inform the Development of a Classification," *Journal of the American Medical Informatics Association*, Vol.17, No.6, 2010, pp.665, 669; Hoffman and Podgurski, "E-Health Hazards," 1544–1545 (discussing input errors).

同或相互矛盾，从而使临床医师感到困惑。①

据推测，绝大多数的错误出于无意，然而，其中也不乏不当动机。例如，如果一个临床医生勾选了过多的方框，他就可以使自己在临床上做的事情看起来比实际做的要多，这样就可以收取更多的费用。同样，选择一个比患者病情稍微严重的编码，可以证明增加收费的合理性。这样的计费操作被称为"高编码"。根据一项研究，为医疗保险患者提供高编码的服务是普遍存在的现象，可能占到医疗保险普通门诊支出的15%，即每年21.3亿美元（按2007年美元计价）。②

1.3.1.2　病历中的数据输入错误

如果同时打开多个患者的病历，或者之前的用户在查看另一个患者的EHR后没有按照正确的步骤注销，数据就有可能输入到错误的病历中。③这种错误在医院里特别容易发生。

在典型的住院治疗过程中，大约有150人查看每位患者的病历，而且护士站可能同时处理多个记录。④

1.3.1.3　复制和粘贴带来的问题

EHR的复制和粘贴功能是一个特别突出的错误来源，⑤该功能设计的目的是通过允许医生从以前的访问中复制内容并粘贴到新的访问记录中来节

---

① Sue Bowman, "Impact of Electronic Health Record Systems on Information Integrity: Quality and Safety Implications," *Perspectives in Health Information Management*, Vol.10, 2013, pp.1, 2; available at: www.ncbi.nlm.nih.gov/pmc/articles/PMC3797550/pdf/phim0010-0001c.pdf (accessed August 17, 2015).

② Christopher S. Brunt, "CPT Fee Differentials and Visit Upcoding under Medicare Part B," *Health Economics*, Vol.20, 2011, p.840.

③ Elizabeth Borycki, "Trends in Health Information Technology Safety: From Technology-Induced Errors to Current Approaches for Ensuring Technology Safety," *Healthcare Informatics Research*, Vol.19, No.2, 2013, p.70.

④ Judy Foreman, "At Risk of Exposure: In the Push for Electronic Medical Records, Concern Is Growing about How Well Privacy Can Be Safeguarded," *Los Angeles Times*, June, 26, 2006; available at: http://articles.latimes.com/2006/jun/26/health/he-privacy26 (accessed August 17, 2015).

⑤ Eugenia L. Siegler and Ronald Adelman, "Copy and Paste: A Remediable Hazard of Electronic Health Records," *American Journal of Medicine*, Vol.122, No.6, 2009, pp.495–496; Justin M. Weis and Paul C. Levy, "Copy, Paste, and Cloned Notes in Electronic Health Records: Prevalence, Benefits, Risks, and Best Practice Recommendations," *Chest*, Vol.145, No.3, 2014, pp.632, 637.

省操作时间。然而，如果复制的信息没有经过仔细的编辑和更新，医生会在无意中把错误信息引入到记录中。[①] 例如，在一个报告的案例中，一个因手术并发症而住院多周的患者的记录每天都显示"术后第 2 天"，因为该记录从未被编辑过。在另一个案例中，在患者成功接受了脓肿引流的手术之后，"患者需要引流，可能需要手术室"的描述连续几天出现在电子健康档案记录中。[②] 还有一个案例，一位患者的 EHR 错误地显示他有膝下截肢（BKA），因为语音识别听写系统在记录中输入了"BKA"，而不是患者实际的病症——糖尿病酮症酸中毒，缩写为 DKA。[③]

从 EHR 的先前访问或其他区域复制并粘贴信息可能会导致以下问题：

- 信息不正确或过时
- 信息重复
- 无法确定文件的真正作者和目的
- 无法确定该条目创建的时间
- 传播虚假信息
- 临床记录不连贯且混乱
- 临床记录冗长 [④]

复制和粘贴是非常常见的操作。在一项对 100 名随机选择的入院患者的研究中，发现 78% 的住院医师电子签出记录（班次结束时编写）和 54% 的患者进展记录中存在复制文本。[⑤] 对重症监护室（ICU）患者的 2068 份笔记的审查表明，82% 的住院医师笔记和 74% 的主治医师笔记仅在评估和

① Lena Mamykina et al., "Clinical Documentation: Composition or Synthesis?", *Journal of American Medical Informatics Association*, Vol.19, No.6, 2012, p.1027.

② Kevin B. O'Reilly, "EHRs: 'Sloppy and Paste' Endures Despite Patient Safety Risk," *American Medical News*, February 4, 2013; available at: www.amednews.com/article/20130204/profession/130209993/2/ (accessed August 17, 2015).

③ Paul Hsieh, "Can You Trust What's in Your Electronic Medical Record?", *Forbes*, February 24, 2014; available at: www.forbes.com/sites/paulhsieh/2014/02/24/electronic-medical-record/(accessed August 17, 2015).

④ Bowman, "Impact of Electronic Health Record Systems on Information Integrity."

⑤ Jesse O. Wrenn et al., "Quantifying Clinical Narrative Redundancy in an Electronic Health Record," *Journal of the American Medical Informatics Association*, Vol.17, No.1, 2010, p.49, p.52.

计划部分就包含了至少 20% 的复制信息。①

复制和粘贴产生的数据质量问题已被广泛承认——2014 年，美国健康信息管理协会发表声明，呼吁复制 / 粘贴功能只有存在强有力的技术和行政控制的情况下才允许使用，控制措施包括组织政策和程序、参与用户培训和教育的要求，以及持续的监控。②

在没有这些措施的情况下，复制和粘贴 EHR 文本所造成的错误可能会给临床医生准确判断患者疾病风险和报销管理造成混乱，耽误患者治疗，并影响后来被研究人员和其他分析人员用于次级使用的记录。

1.3.1.4 估计错误率

有很多研究已经关注到电子健康档案记录系统中错误率的问题。一项关于社区医院电子处方错误的研究在五个药房进行了 45 个小时的观察，并对 20 名参与者进行了跟踪采访。药房人员发现了 75 个电子处方错误，并估计每 100 个电子处方中就有 5 个存在错误，最常见的是药物数量、剂量指示、治疗时间和剂量配方不正确。③

其他研究也发现了相当多的数据缺失。例如，在门诊环境中，27% 的肿瘤患者和 53% 的初级保健中心患者的用药清单不完整。此外，7%—29% 的心力衰竭和糖尿病患者的 EHR 问题清单中没有对这些慢性病进行记录。④ 因此，人们必须承认，许多 EHR 系统有明显的不完善之处。

1.3.2 软件和编程缺陷

计算机程序源代码或设计错误所产生的软件缺陷，会对 EHR 数据质量

---

① J. Daryl Thornton et al., "The Prevalence of Copied Information by Attendings and Residents in Critical Care Progress Notes", *Critical Care Medicine*, Vol.41, No.2, 2013, p.382.

② American Health Information Management Association, *Appropriate Use of the Copy and Paste Functionality in Electronic Health Records*, March 17, 2014, 1; available at: http://library.ahima.org/xpedio/groups/public/documents/ahima/bok1_050621.pdf (accessed August 17, 2015).

③ Olufunmilola K. Odukoya, Jamie A. Stone, and Michelle A. Chui, "E-Prescribing Errors in Community Pharmacies: Exploring Consequences and Contributing Factors," *International Journal of Medical Informatics*, Vol.83, No.6, 2014, pp.434–435.

④ Kitty S. Chan et al., "Electronic Health Records and the Reliability and Validity of Quality Measures: A Review of the Literature," *Medical Care Research and Review*, Vol.67, No.5, 2010, p.503, pp.514–515.

和数据分析产生不利影响。为了确保软件的完整性，高度熟练的软件专业人员必须谨慎地设计，然后全面地测试他们的产品。①

软件错误可能导致计算机程序产生不正确或意外的结果，或以非预期的方式行事。举例来说，在计算患者适合的药物剂量时，基于体重的闭环算法可能无法将输入的以磅为单位的体重转换为以公斤为单位的体重，而计算的基础单位为公斤。在这种情况下，患者将得到大约两倍于正确剂量的药物。②

软件也可能存在编程错误。因编程问题导致的危险案例，在新闻报道中也能见到。在一个案例中，一位妇女身患宫颈瘤但在四年的检查中都没有被发现，因为 EHR 系统的默认设置向她的医生显示了以前正常的巴氏涂片检查结果，而不是她最新的异常检查结果。由于未能得到准确、有效的诊治，这位尚未生育的年轻女性最终需要进行全子宫切除术。③ 在另一个案例中，一位医生为住院患者下达了"每日"抽血的指令，按照惯例，这通常意味着操作会在早上 6 时进行。然而，电子健康档案系统却被编程为将"每日"解释为下午 4 点，因此，抽血操作是在下午进行的。当患者在第二天早上就诊时，医生并不知道测试结果是前一天的。因此，医生给患者注射了过量的抗凝血剂华法林，尽管这个错误没有给患者带来生命危险，但仍造成了严重的出血风险。④

EHR 显示图形信息的能力有限，也可能带来额外的问题。迪恩·西蒂

---

① Rebecca Sanders and Diane Kelly, "Dealing with Risk in Scientific Software Development," *IEEE Software*, Vol.25, No.4, 2008, p.25, p.27; Diane F. Kelly, "A Software Chasm: Software Engineering and Scientific Computing," *IEEE Software*, Vol.24, No.6, 2007, p.118; Les Hatton, "The Chimera of Software Quality", *Computer*, Vol.40, 2007, p.104.

② Dean F. Sittig and Hardeep Singh, "Defining Health Information Technology–Related Errors: New Developments since to Err Is Human," *Archives of Internal Medicine*, Vol.171, No.14, 2011, P.1283.

③ Stacy Singer, "Electronic Medical Records May Cause Patient Care Errors, Florida Medical Board Says," *Palm Beach Post*, June 6, 2010; available at: www.palmbeachpost.com/news/news/electronicmedical-records-may-cause-patient-care-/nL7Yc/ (accessed August 18, 2015).

④ Center for Surveillance, Epidemiology and Laboratory Services, Centers for Disease Control and Prevention, *The Essential Role of Laboratory Professionals: Ensuring the Safety and Effectiveness of Laboratory Data in Electronic Health Record Systems*, by M. Sawchuk et al.(Atlanta, May 2014); available at: www.cdc.gov/labhit/paper/Laboratory_Data_in_EHRs_2014 .pdf (accessed August 18, 2015).

格（Dean Sittig）及其同事评估了八个 EHR 系统中实验室测试结果的图形显示。他们发现大多数系统都很不完善，以非标准化的方式显示数据，并且在图形能力方面存在其他缺陷。作者提醒说："目前许多 EHR 生成的图形都不符合提高实验室数据理解力的循证标准。"[1]

1.3.3 决策支持的挑战

有时，医生在医学上适当地忽视决策支持信息是合适的。在许多情况下，决策支持的提示和提醒可能是过度的和具有破坏性的，因此，医生有理由不执行。[2] 例如，药物过敏提示可能表明一些患者有轻微的不良反应，甚至对多年来完全耐受药物的患者也可能出现提示。一项研究发现，2700多个警告才能防止一个严重的药物错误，只有大约 10% 的警告能真正防止不良事件的发生，并产生成本节约。[3] 此外，药物相关警告通常不通过格式或颜色来区分具有很高临床意义的警告和更常见的良性药物敏感性通知，因此医生无法立即判断他们需要高度关注哪些警告。[4] 例如，警告医生即将给予患者超出四十倍适用药量的药物，这个可能致患者死亡的错误警示，可能看起来与警告某些患者服用该药物后会暂时性发疹的警告无异。

研究人员发现，医生推翻了高达 95% 的警示信息。[5] 尽管在许多情况

[1] Dean Sittig et al., "Graphical Display of Diagnostic Test Results in Electronic Health Records: A Comparison of 8 Systems," *Journal of the American Medical Informatics Association*, Vol.22, No.4, 2015, pp.900–904.

[2] Saeid Eslami et al., "Evaluation of Outpatient Computerized Physician Medication Order Entry Systems: A Systematic Review," *Journal of the American Medical Informatics Association*, Vol.14, No.4, 2007, p.404; Gilad J. Kuperman et al., "Medication-Related Clinical Decision Support in Computerized Provider Order Entry Systems: A Review," *Journal of the American Medical Informatics Association*, Vol.14, No.1, 2007, p.30.

[3] S . Weingart et al., "An Empirical Model to Estimate the Potential Impact of Modification Safety Alerts on Patient Safety, Health Care Utilization, and Cost in Ambulatory Care," *Archives of Internal Medicine*, Vol.169, 2009, pp.1465–1470.

[4] Kuperman et al., "Medication-Related Clinical Decision Support in Computerized Provider Order Entry Systems," 404.

[5] Jeremy S. Stultz and Milap C. Nahata, "Computerized Clinical Decision Support for Medication Prescribing and Utilization in Pediatrics," *Journal of the American Medical Informatics Association*, Vol.19, No.6, pp.942–953; Allison B. McCoy et al., "Clinical Decision Support Alert Appropriateness: A Review and Proposal for Improvement," *Ochsner Journal*, Vol.14, No.2, 2014, pp.195–202.

下是无害的，但医生如果理所当然地推翻决策支持，可能会无意中忽略了可以拯救患者生命的警示信息。

在一项调查中，有 2590 名初级保健医生做出了回应，86.9% 的受访者表示他们收到的警示过多，69.6% 的受访者报告说警示的数量太多，所以医生无法进行有效的处理。每天收到的警示的中位数是 63 条。更令人担忧的是超过一半（55.6%）的受访者的反映，他们认为当前的决策支持系统可能会使临床医生遗漏测试结果。事实上，几乎 1/3（29.8%）的医生反馈说，他们都有遗漏测试结果的经历，患者的治疗因此而延误。[①]

另一项研究认为，初级保健医生每天平均收到 56.4 条包含新信息的警示。此外，这项研究估计受访者平均每天要花费 49 分钟来处理这些警示。[②]

1.3.4 不灵活和缺乏定制化

EHR 系统可能并不能总是满足临床医生的需求，因为它们限制了医生在输入和显示医疗数据时的选择。肖恩·史密斯（Sean Smith）和罗斯·科佩尔（Ross Koppel）讨论了这类限制的三个例子，具体如下。[③]

第一，过于粗略。EHR 系统可能不允许医生进行足够详细或精致的描述。例如以小时或分钟为单位记录婴儿的年龄在临床上可能是很重要的，但是 EHR 可能只允许医生以天数来记录年龄。又如，EHR 可能不允许医生指出是以磅还是以公斤来记录患者的体重。由于药物剂量计算是在公制系统中完成的，错误地假设体重测量单位可能导致致命的剂量错误，对儿科患者而言尤其如此。

第二，过于精细。相比之下，EHR 系统可能要求医生做出的决定并不能反映他们在特定时间的思考或判断。例如，在早期诊断阶段，医生可能

① Hardeep Singh et al., "Information Overload and Missed Test Results in Electronic Health Record–Based Settings," *JAMA Internal Medicine*, Vol.173, No.8, 2013, pp.702–704.

② Daniel R. Murphy et al., "Notifications Received by Primary Care Practitioners in Electronic Health Records: A Taxonomy and Time Analysis," *American Journal of Medicine*, Vol.125, No.2, 2012, p.5.

③ Sean W. Smith and Ross Koppel, "Healthcare Information Technology's Relativity Problems: A Typology of How Patients' Physical Reality, Clinicians' Mental Models, and Healthcare Information Technology Differ," *Journal of the American Medical Informatics*, Vol.21, No.1, 2014, pp.117–131.

怀疑患者患有胃癌，但并不了解这种癌症的详细信息。然而 EHR 可能要求医生从三十八种不同类型的胃癌的下拉菜单中选择具体的癌症名称。将来阅读此条目的临床医生可能会对患者的诊断及其确诊程度产生误解。

第三，缺少现实关联。在这种情况下，EHR 系统不能让临床医生输入他认为重要的细节。例如，EHR 系统可能不允许医生记录患者的呼吸气味，尽管气味可能是某些疾病（如糖尿病患者呼吸时可能出现烂苹果味）的一个重要症状。同样，该系统可能不允许治疗婴儿的医生以出生前的时间来记录患者的年龄。

还有一些专家认为，EHR 系统可能过于死板。一项关注初级保健实践的定性研究发现，EHR 的实施"通常是在对初级保健的工作流程、认知和互动活动缺乏深入了解的情况下进行的"。[1] 同样，美国医师协会的一份报告称，"并非所有的临床数据都适合结构化的文档""在一个高度结构化的屏幕上将患者的叙述转化为编码值，这样的心理活动会导致错误"。[2]

1.3.5 对临床医生工作量和医患关系的影响

临床医生抱怨说，EHR 使用起来很费时和麻烦，因为它们要求医生输入的文件太多，而且难以浏览和阅读。[3] 研究人员发现，阅读电脑屏幕上的文字的时间比审查纸质医疗记录的时间多。许多人认为，与纸质档案时代相比，电子化时代临床医生花在记录工作上的时间更多。[4] 根据一项研究，当代内科实习生将 40% 的时间花在处理各种电子文档上，只有 12% 的时间在患者身上，还有一些证据表明在 EHR 未出现的时代，医生在实习期间与

---

① Nancy Pandhi et al., "Approaches and Challenges to Optimizing Primary Care Teams' Electronic Health Record Usage," *Informatics in Primary Care*, Vol.21, No.3, 2014, pp.142, 148.

② Kuhn et al., "Clinical Documentation in the 21st Century," appendix.

③ Ibid.; Oladimeji Farri et al., "A Qualitative Analysis of EHR Clinical Document Synthesis by Clinicians," *AMIA Annual Symposium Proceedings 2012* (2012): 1211–20.

④ Onur Asan, Paul D. Smith, and Enid Montague, "More Screen Time, Less Face Time: Implications for EHR Design," *Journal of Evaluation in Clinical Practice*, Vol.20, 2014, pp.896, 899; David S. Sanders et al., "Impact of an Electronic Health Record Operating Room Management System in Ophthalmology on Documentation Time, Surgical Volume, and Staffing," *JAMA Ophthalmology*, Vol.132, No.5, 2014, pp.586, 588–589.

患者互动的时间并不多。①

数据审查与数据输入同样困难且耗时。手写笔记时注重简洁性，但医生在使用电子方式输入笔记的时候，可能为了完整记录而从其他地方复制大量的信息，可能没有时间仔细编辑复制的笔记，让文本简洁流畅。复制和粘贴的内容可能使记录过于冗长，以致医疗服务提供者更难以快速地获取患者当前病情的概况或定位所需的详细信息。②此外，EHR 的记录文字经常受到与患者护理无关的信息所干扰，但政府监管机构、保险公司、公共卫生机构和其他机构却因为其他一些原因需要这些信息。在 EHR 多个区域重复出现的数据（如药物清单）加剧了混乱的情况，使 EHR 内容更加浩繁。③

医生阅读患者 EHR 的难度可能会因数据显示的问题而增加。他们可能需要滚动浏览许多页面来寻找所需要的细节。信息可能被分割成碎片，或在整个电子健康档案中排列得不够清晰。扫描的文件，如以前的手术报告，可能散落在 EHR 的不同部分，如果没有显著标记，医生甚至可能不知道它们的存在。

因此，医生可能不知道他们应该查看 EHR 的扫描文件，去了解与患者的病史或病情相关的信息。最后，所有的数据可能看起来都一样，不同类型的数据可能没有颜色、字体或格式的区别，医生可能很难在 EHR 中迅速找到病情相关的关键信息。④

---

① Kathlyn E. Fletcher et al., "The Composition of Intern Work while on Call," *Journal of General Internal Medicine*, Vol.27, No.11, 2012, p.1432; Zuzanna Czernik and C. T. Lin, "Time at the Bedside (Computing)," 2399–2400（讨论了 1959 年的一项研究，研究发现住院医师在医院里只有 13% 到 16% 的时间直接接触患者，以及 1988 年的一项研究，结论是住院医师"在医院里有 42% 到 45% 的时间在做病历，只有 20% 的时间与患者接触"）。

② Anne Armstrong-Coben, "The Computer Will See You Now," *New York Times,* March 5, 2009, A27（"过去，我可以拿起图表，轻松翻阅……现在……重要的观点常常被遗失"）.

③ Kuhn et al., "Clinical Documentation in the 21st Century," appendix; Richelle J. Koopman et al., "Physician Information Needs and Electronic Health Records (EHRs): Time to Reengineer the Clinic Note," *Journal of the American Board of Family Medicine*, Vol.28, No.3, 2015, pp.316, 321.

④ Ross Koppel, "Role of Computerized Physician Order Entry Systems in Facilitating Medication Errors," Journal of the American Medical Association, Vol.293, No.10, 2005, pp.1199–1201; Heather L. Farley et al., "Quality and Safety Implications of Emergency Department Information Systems," *Annals of Emergency Medicine*, Vol.62, No.4, 2013, p.399.

　　许多临床医生对过度饱和的工作状态感到沮丧，还担心 EHR 系统会影响到他们与患者之间的关系。一些医生说他们的工作时间比纸质档案时代多得多。还有一些医生则试图在问诊时尽可能多的完成数据输入，以避免再在办公室耗费时间。医生也可能在问诊期间被过多的提醒干扰，或者强迫性地、不必要地在电脑上查找患者的病史细节或其他信息。这样一来，他们就没有更多的时间来检查和观察患者，倾听患者描述其症状、抱怨和病史，以及深入思考可能的诊断和治疗措施。

　　因此，EHR 系统会削弱临床医生对工作的满意度。事实上，2015 年的一项调查发现，在美国，只有 52% 的初级保健医生说他们对 EHR 系统非常满意或满意，尽管这一比例在其他发达国家普遍更高。[1] 梅奥诊所（Mayo Clinic）的研究人员进行了一项不同的研究，涉及 6560 名专科医生，结果发现对 EHR 系统的满意率更低。[2] 不满意的情况在 60 岁以上的医生中尤其明显，其中只有 33.9% 的受访者对 EHR 系统感到满意，而 40 岁以下的受访者中有 45.9% 的人表示他们很满意。[3] 此外，"医生们以超过 2∶1 的比例，不赞同 EHR 或患者门户网站起到了提高工作效率的作用"[4]。

　　保罗·海曼（Paul Hyman）博士表达了自己的苦恼：电脑令我分心，导致我错过了患者给我的许多微妙（和不太微妙）的提示。这让我感到很不踏实——希望能和患者有更多充实的交流。[5] 同样，杰西尔·帕特尔（Dr. Jayshil Patel）博士也指出，生病的人有可能被物化，被异化成数字和图像，成为一个"虚拟患者"。[6]

---

[1] Robin Osborn et al., "Primary Care Physicians in Ten Countries Report Challenges Caring for Patients with Complex Health Needs," *Health Affairs*, Vol.34, No.12, 2015, pp.2104–2012. 在其他国家，非常满意或满意的初级保健医生的百分比如下：澳大利亚 80%，加拿大 68%，德国 77%，荷兰 76%，新西兰 69%，挪威 64%，瑞典 37%，瑞士 70%，英国 86%。

[2] Tait D. Shanafelt et al., "Relationship between Clerical Burden and Characteristics of the Electronic Environment with Physician Burnout and Professional Satisfaction," *Mayo Clinic Proceedings*, Vol.91, No.7, 2016, pp.836, 840.

[3] Ibid.

[4] Ibid., 844.

[5] Paul Hyman, "The Day the EHR Died," *Annals of Internal Medicine*, Vol.160, No.8, 2014, p.576.

[6] Jayshil J. Patel, "Writing the Wrong," *Journal of the American Medical Association*, Vol.314, No.7, 2015, pp.671–672.

《数字医生：医学计算机时代的希望、炒作与伤害》一书的作者罗伯特·瓦赫特博士（Dr. Robert Wachter），通过一件有趣的轶事，捕捉到了这些担忧。他采访了达特茅斯学院的著名外科医生和研究员约翰·伯克迈尔（John Birkmeyer）。伯克迈尔说，在 EHR 尚未出现的时代，他习惯在手术前一天晚上查看自己的医疗笔记，以便记住每位患者和手术的一些个人化的细节。例如，他可能从笔记中注意，在患者打网球时其疝气使他感到特别疼痛，这一特征使得这个患者的疝气手术计划与其他患者有所区别。然而，在 EHR 系统时代，医疗实践的环境是相当不同的。

我一遍又一遍地做着同样的手术，所以知道它是向右（表示疝气的一侧）或向左；自动填充这个；点击他或她……突然间，我的每一份笔记看起来都一样。现在，在我去做手术的时候，就算事先读过我的笔记也没有用，因为每位患者看起来都是一模一样的。就像我以前从未见过他们一样。①

医生一直盯着电脑，患者对此感受很深。一项研究对患者与医生的会面进行了录像，然后要求患者完成满意度调查。研究人员发现，医生盯着电脑而不与患者交谈的时间越长，他们在沟通技巧和以患者为中心方面的得分就越低。② 这方面的有力证据表现在一位七岁患者的画作上。在和医生会面情境描述中，她坐在检查台上，与她的家人互动。医生却坐在一旁，面对着另一个方向，完全沉浸在他的电脑工作中。③

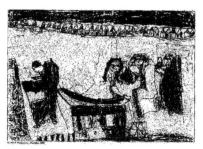

图 1 技术的代价

① Robert Wachter, *The Digital Doctor: Hope, Hype, and Harm at the Dawn of Medicine's Computer Age*, New York: McGraw-Hill Education, 2015, p.79.

② Richard L. Street Jr. et al., "Provider Interaction with the Electronic Health Record: The Effects on Patient-Centered Communication in Medical Encounters," *Patient Education Counseling*, Vol.96, No.3, 2014, p.315.

③ Copyright 2011 Thomas G. Murphy, M.D., reproduced with permission.

1.3.6　隐私与安全方面的问题

数字化的医疗记录很容易因各种事故或错误行为而泄露。计算机可能会被黑客攻击。储存未加密的个人健康信息的笔记本电脑和其他便携式电子设备可能被盗或放错地方。电子邮件可能发送至错误的收件地址。有时，医护人员在社交媒体上发布视频或信息，可能会无意间泄露患者数据，使其他人识别出患者。[①] 勒索是另一个日益严重的问题，黑客夺取了某个机构的计算机系统的控制权，通过加密文件将其锁定，并要求赎金以获得密钥。[②]

云计算带来了额外的忧虑。在将信息转移到云端的过程中，可能会出现隐私泄露的情况。此外，医疗服务提供者必须信任第三方云计算运营商，维持云计算的安全性。由于多租户的存在，一个漏洞就可能会影响到许多医疗机构。最后，通过互联网提供的信息可能更容易受到隐私泄露的威胁。[③]

可悲的是，关于隐私泄露事件的报道太频繁了。仅在 2014 年，美国卫生与公众服务部（HHS）就收到了 17779 份健康信息隐私投诉。[④] 此外，截至 2015 年 12 月 28 日，HHS 官方网站列出了 1423 起影响 500 人以上且

[①]　Sharona Hoffman and Andy Podgurski, "In Sickness, Health, and Cyberspace: Protecting the Security of Electronic Private Health Information," *Boston College Law Review*, Vol.48, 2007, pp.332–334; Donna Vanderpool, "HIPAA – Should I Be Worried?", *Innovations in Clinical Neuroscience*, Vol.9, No.11–12, 2012, pp.51–55.

[②]　Alisa Chestler and Samuel Felker, "Ransomware Attack on Hospital Highlights the Importance of Being Prepared," *BNA's Health Law Reporter*, Vol.25, No.13, 2016, pp.421–422.

[③]　Joel J. P. C. Rodrigues et al., "Analysis of the Security and Privacy Requirements of Cloud-Based Electronic Health Records Systems," *Journal of Medical Internet Research* 15, No.8 (2013): 186; Assad Abbas and Samee U. Khan, "A Review on the State-of-the-Art Privacy-Preserving Approaches in the e-Health Clouds," *Biomedical and Health Informatics*, Vol.18, No.4, 2014, pp.1431–1341.

[④]　US Department of Health and Human Services, "Health Information Privacy Complaints Received by Calendar Year"; available at: www.hhs.gov/ocr/privacy/hipaa/enforcement/data/complaintsyear.html (accessed August 16, 2016). HHS 于 2014 年对 1954 个投诉进行了全面调查，发现 34% 的案件不存在违规。报告声称，对其余 66% 的案件进行了"纠正"。US Department of Health and Human Services, "Enforcement Results by Year"; available at: www.hhs.gov/ocr/privacy/hipaa/enforcement/data/historicalnumbers.html#eleventh (accessed August 16, 2016).

发生在 2009 年 9 月之后的大型（隐私）泄露事件。[①]2015 年年初，黑客攻破了安泰蓝十字和蓝盾的安全防护措施，这可能是迄今为止最大的医疗数据盗窃案。他们获取了多达 8000 万名在安泰客户和雇员的记录，包括姓名、社会安全号码、生日、邮寄地址、电子邮件地址和就业信息。[②]

1.4 迄今使用 EHR 的净效应

对 EHR 使用的总体效果的早期评估结果不一。许多研究人员发现，EHR 确实为用户带来了许多好处。在一项涉及 550 家医院治疗的 5047089 名患者的研究中，使用先进的 EHR 的医院比没有这种系统的医院，每位患者的入院费用低。[③]同样地，另一项研究发现，使用 EHR 的医疗服务提供者专业地实施 EHR 系统，包括建立打字快捷方式和成熟的模板，可以节省成本。它预测医院将在五年内节省 3700 万—5900 万美元。[④]

然而，在其他方面，使用 EHR 的优势并不乐观。第一项针对中风患者治疗的研究认为，EHR 的使用并没有为中风患者带来医疗质量的提高或更好的治疗结果。[⑤]第二项研究使用了马萨诸塞州电子健康合作组织 49 个社区实践的调查数据，研究估计"医生在五年内平均会损失 43743 美元，（而且）只有 27% 的医疗服务机构会在五年的时间内取得积极的投资回

---

① US Department of Health and Human Services, "Breaches Affecting 500 or More Individuals"; available at: https://ocrportal.hhs.gov/ocr/breach/breach_report.jsf (accessed August 18, 2015). 大型泄露事件（强制通知）要求于 2009 年 9 月生效，HHS 没有具体跟踪该日期之前的此类泄露事件。

② Tara Siegel Bernard, "What Anthem Customers Should Do Next after Data Breach," New York Times, February 6, 2015; available at: www.nytimes.com/2015/02/07/your-money/what-anthem -customers-should-donext-after-data-breach.html (accessed August 18, 2015). 健康信息的存储、使用和披露受 HIPAA 隐私和安全规则的约束，将在第 3 章中讨论。

③ Abby Swanson Kazley et al., "Association of Electronic Health Records with Cost Savings in a National Sample," *American Journal of Managed Care*, Vol.20, No.6, 2014, pp.183–190.

④ Michael D. Ries, "Electronic Medical Records: Friends or Foes?", 17. See also Yosefa Bar-Dayan et al., "Using Electronic Health Records to Save Money," *Journal of the American Medical Informatics Association*, Vol.20, No.1, 2013, pp.17.

⑤ K. E. Joynt et al., "Lack of Impact of Electronic Health Records on Quality of Care and Outcomes for Ischemic Stroke," *Journal of the American College of Cardiology*, Vol.65, No.18, 2015, pp.1964–1672.

报"。① 第三项研究发现，EHR 与医院儿科住院护理费用的减少无关，却与每个病例平均增加 7% 的费用有关。②

此外，当代 EHR 缺乏广泛的互操作性。国家卫生信息技术协调员卡伦·德萨尔沃（Karen DeSalvo）博士承认，医疗界"没有达到……（他们）共同的愿景，即拥有……（一个全国性的）可互操作的系统，有意义地使用数据，以资改善护理"。③ 向国会提交的有关信息阻断的报告也提出了一个反复出现的指控……即某些电子健康档案开发者拒绝与某些技术或实体建立接口或连接。④2015 年 12 月，两党政策中心发布了一份报告，发现只有 37% 的医生和 27% 的医院以电子方式与其他医疗机构共享信息，而且大部分数据共享发生在附属实体之间。⑤ 在其他国家，能够与它们所在医疗机构之外的医生交换患者临床总结的初级保健医师的比例，在 2015 年

———————

① Julia Adler-Milstein et al., "A Survey Analysis Suggests that Electronic Health Records Will Yield Revenue Gains for Some Practices and Losses for Many," *Health Affairs*, Vol.32, No.3, 2013, p.565.

② Ronald J. Teufel II et al., "Hospital Electronic Medical Record Use and Cost of Inpatient Pediatric Care," *Academic Pediatrics*, Vol.12, No.5, 2013, pp.431–433. See also Rishi P. Singh et al., "The Practice Impact of Electronic Health Record System Implementation within a Large Multispecialty Ophthalmic Practice," *JAMA Ophthalmology* 133, No.6 (2015): 668（在克利夫兰诊所科尔眼科研究所发现"EHR 转换后的收入或生产力没有显著差异"；Michele C. Lim et al., "The Long-Term Financial and Clinical Impact of an Electronic Health Record on an Academic Ophthalmology Practice," *Journal of Ophthalmology* 2015 (2015); Leila Agha, "The Effects of Health Information Technology on the Costs and Quality of Medical Care," *Journal of Health Economics*, Vol.34, No.1, 2014, p.29（结论是采用 EHR 导致账单费用增加 13%，但没有节省成本或提高医疗服务质量）。

③ Daniel R. Verdon, "ONC's DeSalvo Issues Next Health IT Challenge: Build Interoperable EHR Systems," *Medical Economics*, March 4, 2014; available at: http://medicaleconomics .modernmedicine. com/medical-economics/content/tags/health-it/oncs-desalvo-issuesnext-he alth-it-challenge-build-interope?page=full (accessed August 14, 2015). 国家卫生信息技术协调办公室是美国卫生与公众服务部的一部分，负责促进和推动国家向卫生信息技术的广泛使用过渡。

④ Office of the National Coordinator for Health Information Technology (ONC), "Report to Congress: Report on Health Information Blocking (April 2015)," 16; available at: www.healthit .gov/ sites/default/files/reports/info_blocking_040915.pdf (accessed August 14, 2015).

⑤ Bipartisan Policy Center, *Improving Health through Interoperability and Information Sharing Advancing Medical Innovation for a Healthier America*, Washington, D.C., 2015, pp.6–7; available at: www.bipartisanpolicy.org/wp-content/uploads/2015/11/BPC-Improving-Health-Interoperabi lity.pdf (accessed December 18, 2015).

时，从最低的加拿大的 19% 到最高的挪威的 82% 不等。[1]

2013 年发表在《健康事务》上的一项分析认为，医疗信息技术未能迅速兑现其大幅提高医疗安全、效率和降低成本的承诺。然而，分析指出，这种失败"不是因为……缺乏潜力，而是因为医疗信息技术系统的设计和实施存在缺陷"。更具体地说，该文章部分指出"许多临床医生不愿意投入大量时间和精力来掌握这项难以使用的技术，并且许多医疗保健系统未能实施完全实现医疗信息技术所需的流程变更"[2]。因此，随着 EHR 变得更加普及，并且临床医生逐渐成为使用这些工具的专家和熟练使用者，新技术可能确实会兑现它承诺过的技术前景。

① Robin Osborn et al., "Primary Care Physicians in Ten Countries Report Challenges Caring for Patients with Complex Health Needs," *Health Affairs*, Vol.34, No.12, 2015, pp.2104–2112.

② Arthur Kellerman and Spencer S. Jones, "What It Will Take to Achieve the As-Yet-Unfulfilled Promises of Health Information Technology," *Health Affairs*, Vol.32, No.1, 2013, p.64.

2

EHR 系统监管

　　政府应该在多大程度上实施行业监管，这是一个有争议的问题。一方面，过度的监管会阻碍新的行为体进入市场，抑制创新和公平竞争；另一方面，监管不力可能危及公共福祉。已经实施 EHR 系统的国家一直在努力解决系统监管的程度和范围问题。欧洲联盟目前正在制定欧盟范围内 EHR 系统测试和认证的法律框架。① 美国采取了一些措施来建立 EHR 系统的质量控制。

　　2009 年，美国国会通过了《经济与临床健康信息技术法案》（HITECH）。② 这项法案设立了一项激励计划，符合条件的提供者如果成为认证 EHR 系统的有效用户，就可以获得激励金。③ 为了实施该法案，医疗保险和医疗补助服务中心（CMS）发布了一系列规定，建立了有效使用和 EHR 系统认证的标准。本章将对这些规定进行详细论述，并给出相应的评价。本书认为，这些举措虽然构成了对 EHR 系统质量进行监管的良好开端，但并

---

①　本章部分内容基于 Sharona Hoffman and Andy Podgurski, "Meaningful Use and Certification of Health Information Technology: What about Safety?", *Journal of Law, Medicine, and Ethics* 39, Suppl. 1 (2011): 77.

　　"Action 77: Foster EU-wide standards, interoperability testing and certification of eHealth," in *European Commission, Digital Agenda in the Europe 2020 Strategy*; available at: http://ec.eu ropa.eu/digital-agenda/en/pillar-vii-ict-enabled-benefits-eu-society/action-77-foster-eu-wide-sta ndardsinteroperability (accessed January 7, 2016).

②　Health Information Technology for Economic and Clinical Health (HITECH) Act, Pub. L. No. 111–5, 123 Stat. 226 (2009) (codified as amended in scattered sections of 42 USC).

③　David Blumenthal and Marilyn Tavenner, "The 'Meaningful Use' Regulation for Electronic Health Records," *New England Journal of Medicine*, Vol.363, No.6, 2010, p.501; Hoffman and Podgurski, "Meaningful Use and Certification of Health Information Technology," 77. 根据资格的不同，（医疗服务）提供者可以通过医疗保险获得高达 44000 美元的补贴，或通过医疗补助获得高达 63750 美元的补贴。

未充分解决用户对该技术的安全性和可用性的关切。

2.1　医疗保险与医疗补助奖励计划

医疗保险与医疗补助奖励计划于 2011 年开始。医疗保险奖励持续到 2016 年，而医疗补助奖励则持续到 2021 年。不同的规则适用于符合条件的专业人员和医院或关键可及医院（CAHs）。

2.1.1　合格的专业人员

符合条件的专业人员必须选择参加医疗保险或医疗补助奖励计划。根据医疗保险奖励计划，符合条件的专业人员①如果在2012年之前开始参与，证明自己在有意义地使用经认证的 EHR 技术，可以在连续 5 年内获得最高 43720 美元的奖励。规定详细说明了参与者如何展示有意义的使用，这一点将在后文讨论。从 2015 年开始，未能成功证明有意义使用的合格专业人员将受到医疗保险的惩罚。他们的奖励将从 1% 开始减少，并在未能证明有意义使用的情况，削减的比例将会增加，但最高不超过 5%。②

根据医疗补助奖励计划，符合条件的专业人员③可以在六年内获得高达 63750 美元的奖励，而且参与年份无须连续。然而，合格的专业人员必须在 2016 年之前开始参与。

在参与医疗补助奖励计划的第一年，符合条件的专业人员只需采用、

---

①　Eligible professionals are doctors of medicine or osteopathy, doctors of dental surgery or dental medicine, doctors of podiatry, doctors of optometry, and chiropractors. Centers for Medicare and Medicaid Services, "Eligibility"; available at: www.cms.gov/Regulations-and-Guidance/Legislat ion/EHRIncentivePrograms/eligibility.html#BOOKMARK1 (accessed August 25, 2015).

②　Centers for Medicare and Medicaid Services, "Medicare and Medicaid EHR Incentive Program Basics"; available at: www.cms.gov/Regulations-and-Guidance/Legislation/EHRInc entivePrograms/Basics.html (accessed August 25, 2015).

③　符合资格的专业人员是医生（主要是医学和整骨医生）、执业护士、经过认证的护士助产士、牙医以及在由医师助理领导的、联邦认可的卫生中心或农村卫生诊所治疗患者的医师助理。符合条件的专业人员还必须满足以下其中一个条件：（1）至少 30% 的患者是医疗补助计划的对象；（2）是儿科医生并且至少 20% 的患者是医疗补助计划的对象；（3）主要在联邦资质健康中心或农村健康中心服务，并且至少 30% 的患者是经济处境困难的个体。——Centers for Medicareand Medicaid Services, "Eligibility."

实施或升级 EHR 技术，就可以获得奖励金。在之后的几年里，他们可以通过成功展示有意义的使用而获得奖励，这一点也将在后文加以讨论。

奖励金是很重要的，但可能无法覆盖 EHR 实施过程中产生的所有费用。

2011 年的一项研究估计，在北得克萨斯州，在一间平均有 5 名医生的诊所里，第一年要花费 16.2 万美元的实施费用和 8.55 万美元的维护费用。此外，诊所平均需要 611 个小时的准备时间才能投入运行，而且实践中每位医生需要花费 134 个小时来培训员工使用 EHR 系统。① 政府资源网站 HealthIT.gov 指出，"购买和安装电子健康档案（EHR）的成本为每个供应商 1.5 万美元至 7 万美元"，平均每个（医疗服务）提供者的前期成本为 3.3 万美元，每年的成本为 4000 美元。② 同样，《美国医学会眼科》杂志 2015 年的一篇文章认为，"有意义的使用"奖励金并不能抵消在大型眼科诊所实施该项技术的成本。③

2.1.2 合格医院与关键可及医院

与合格的专业人员不同，合格的医院和关键可及医院 ④ 可以同时参加医疗保险和医疗补助奖励计划。符合条件的医院和关键可及医院如果能证明有效地使用了经认证的 EHR 技术，将有资格获得医疗保险奖励金。他们可以在 2011 年至 2016 年的联邦财政年度（FY）中接受奖励，⑤ 但从 2014 年开始接受奖励的医疗服务设施和公共卫生设施，得到的奖励

---

① Neil S. Fleming et al., "The Financial and Nonfinancial Costs of Implementing Electronic Health Records in Primary Care Practices," *Health Affairs*, Vol.30, No.3, 2011, p.481.

② HealthIT.gov, "How Much Is This Going to Cost Me?"; available at: www.healthit.gov/providers-professionals/faqs/how-much-going-cost-me (accessed November 17, 2015).

③ Rishi P. Singh et al., "The Practice Impact of Electronic Health Record System Implementation within a Large Multispecialty Ophthalmic Practice," *JAMA Ophthalmology*, Vol.133, No.6, 2015, p.668.

④ 符合条件的医院是指：(1) 在五十个州或华盛顿特区的"(d) 类医院"，这些医院按照住院前瞻性付款制度获得报酬；(2) 关键可及医院（CAHs）；(3) 医疗保险优势医院。关键可及医院是指根据《社会保障法》第 1820(c) 条获得认证的设施。

⑤ 专业人员的参与按日历年计算，而医院的参与按联邦财政年度计算，即从 10 月 1 日到 9 月 30 日起。

将会减少。奖励金的发放基于许多因素，最初的奖励金是 200 万美元。[①]符合条件的设施，如果未能证明有意义地使用经认证的 EHR 技术，将以 2015 财年开始的医疗保险费用调整的形式受到处罚。

根据医疗补助 EHR 激励计划，符合条件的医院[②]如果"在第一个参与年度采用、实施、升级或证明有意义地使用经认证的 EHR 技术，或在随后的参与年度成功证明有意义地使用经认证的 EHR 技术"，就有资格获得奖励金。医疗补助奖励计划并未对未能展示出有意义使用的人设定处罚。[③]

2.1.3 计划参与

尽管医疗机构通过参与医疗保险或医疗补助奖励计划可以获得很多经济上的好处，但并不是所有人都急于这样做。一项发表在《健康事务》上的研究考察了 2011 年和 2012 年纽约医生的参与率。研究发现在 2011 年，只有 8.1% 的人参加了医疗保险计划，6.1% 的人参加了医疗补助奖励计划。在 2012 年，（参与度）数据分别增长到 23.9% 和 8.5%。[④]根据国家卫生信息技术协调办公室（ONC）的数据，截至 2015 年，95% 的医院和关键可及医院以及 56% 的办公室医生已经证明了有意义的使用，并参与了联邦激励计划。[⑤]

为什么会有医生选择退出激励计划？有些人参与使用了 EHR 系统，但不希望遵守烦琐的监管要求。其他不接受医疗保险或医疗补助的患者，

[①] 关键可及医院的计算方法有些不同。Centers for Medicare and Medicaid Services, "Critical Access Hospitals Electronic Health Record Incentive Payment Calculations," last updated May 2013; available at: www.cms.gov/Regulations-and-Guidance/Legislation/EHRIncentivePrograms/Downloads/MLN_TipSheet_CriticalAccessHospitals.pdf (accessed August 25, 2015).

[②] 符合条件的医院是指急性护理医院，其医疗补助患者量占 10% 以上，以及所有儿童医院，无论是否拥有医疗补助患者。就医疗补助而言，关键可及医院都被视为急症护理医院。CMS，同上，第 9 页。

[③] Centers for Medicare and Medicaid Services, "Eligible Hospital Information"; available at: www.cms.gov/Regulations-and-Guidance/Legislation/EHRIncentivePrograms/Eligible_Hosp ital_Information.html (accessed January 24, 2016).

[④] Hye-Young Jung et al., "Growth of New York Physician Participation in Meaningful Use of Electronic Health Records Was Variable, 2011–2012," *Health Affairs*, Vol.34, No.6, 2015, p.1035.

[⑤] HealthIT.gov, "Health IT Quick Stats"; available at: http://dashboard.healthit.gov/quickstats/quickstats.php (accessed December 28, 2015).

不符合奖励计划的资格要求。

还有一些医生根本不希望采用 EHR 系统，而是喜欢保留传统的纸质记录。对于一些年纪较大的医生来说，在职业生涯的后期转变到复杂的 EHR 系统令他们望而却步。在另一种情况下，出于隐私考虑，医生可能希望避免计算机化。

一位精神病学家曾经告诉笔者，她不会使用 EHR 系统，因为她的许多患者本身就是医疗保健服务提供者，因此他们非常在意自己的隐私。她之所以能够有这么多固定的来访患者，是因为她承诺，患者的信息是不会被任何同事通过 EHR 系统获取。患者的信息仍然锁在她办公室的文件柜里，并且只有她能打开。

宁愿接受医保支付而不采用 EHR 系统的医生，收入会随之下降，但这种下降是相对较小的（上限为 5%）。因此，有些医生认为，比起采用 EHR 系统会产生的相关的成本、培训等一些让人头痛的问题，医疗保险带来的损失要更让人容易接受些。

2.2 监管框架

为了能够得到激励金，医疗机构必须证明自己是经认证 EHR 技术的"有意义使用者"。本章节将解释有意义的使用和认证规则。

2.2.1 有意义的使用规定

医疗保险和医疗补助服务中心正在推出有意义使用的相关规定，共分三个阶段。第一阶段的相关规定于 2011 年生效；第二阶段的相关规定于 2014 年生效；第三阶段的相关规定将在 2017 年时选择性适用，并在 2018 年强制性适用。[①] 医疗服务提供者开始参与激励计划，首先需满足第一阶段的有意义使用要求，即在参与的第一年内，需要连续 90 天符合要求，第二年则要求全年符合。之后，参与者必须要连续两年时间符合第二阶段的要求。[②]

---

① 42 CFR § 495.24 (2015).

② HealthIT.gov, "Health IT Regulations: Meaningful Use Regulations"; last updated March 20, 2015; available at: www.healthit.gov/policy-researchers-implementers/meaningful-use-regula tions (accessed August 25, 2015).

在第一阶段，符合条件的专业人员需要达到 15 个核心要求，并从 10 个"选择性要求"中选择 5 个。合格的医院必须达到 14 个核心要求，并从 10 个选择性要求中选择 5 个。[①] 在第二阶段，合格的专业人员必须满足 17 个核心要求和 6 个选择性要求中的 3 个，合格的医院必须满足 16 个核心要求以及 6 个选择性要求中的 3 个。[②]

合格专业人员的第二阶段 17 个核心要求如下。

（1）通过计算机化的医嘱录入系统来输入用药、化验和放射的医嘱。

（2）以电子媒介开具出处方并上传（eRx）。

（3）记录人口统计信息。

（4）记录并标注生命体征的变化。

（5）记录年龄在 13 岁及以上患者的吸烟情况。

（6）使用临床决策支持来提升对高优先级健康状况的处理性能。

（7）为患者提供在线查看、下载和传输健康信息的渠道。

（8）为患者提供每次就诊后的临床总结。

（9）对经认证的 EHR 技术创建或维护的电子健康信息进行保密。

（10）将临床实验室测试结果纳入经认证的 EHR 技术。

（11）按特定条件生成病患名单，用于质量改进、减少差异、研究或外展活动。

（12）使用临床相关的信息来确定应该接受预防/随访护理提醒的患者。

（13）使用经认证的 EHR 技术来确定针对患者的训练计划。

（14）进行药物核对。

（15）为每一次护理过渡或转诊提供护理记录摘要。

（16）向免疫接种登记提交电子数据。

（17）使用安全的电子信息交流方式，与患者就相关健康信息进行沟通。

合格专业人员的 6 个选择性要求如下。

（1）向公共卫生机构提交综合征电子监测数据。

（2）在病历中记录电子笔记。

---

① 19 42 CFR§495.6(a)-(g) (2015).

② 20 42 CFR§495(h)-(m) (2015).

（3）通过认证的 EHR 技术，发布成像结果。

（4）记录患者的家族健康史。

（5）识别并向国家癌症登记处报告癌症病例。

（6）识别并向专门的登记处（除癌症登记处外）报告具体案例。①

　　对于符合条件的医院和关键可及医院，要求非常相似，大概有 16 个核心要求。②

　　还要注意的是，对于每一个要求，法律都规定了需要达到的相应比例。例如，在第二阶段，符合条件的专业人员必须使用电脑医嘱输入法记

---

① 美国医疗保险与医疗补助服务中心：《第二阶段概述提示表》，最后更新于 2012 年 8 月，www.cms.gov/Regiilations-and-Guidance/Legislation/EHRIncentivePrograms/Downloads/Stage2Overview_Tipsheet.pdf。

② 这十六个核心目标如下。

（1）通过计算机化的医嘱录入系统来输入用药、化验和放射的医嘱。

（2）记录人口统计信息。

（3）记录并绘制生命体征的变化。

（4）记录十三岁及以上患者的吸烟状况。

（5）使用临床决策支持来改善高优先级健康状况的表现。

（6）为患者提供在出院后三十六小时内在线查看、下载和传输其健康信息的渠道。

（7）保护由经认证的 EHR 技术创建或保存的电子健康信息。

（8）将临床实验室检测结果纳入认证的 EHR 技术。

（9）按具体条件生成患者名单，用于质量改进、减少差异、研究或推广。

（10）使用经认证的 EHR 技术来确定针对患者的教育资源，并在适当时向患者提供这些资源。

（11）进行药物核对。

（12）为每一次护理过渡或转诊提供一份简要的记录。

（13）向免疫接种登记提交电子数据。

（14）向公共卫生机构提交应报告的实验室结果电子数据。

（15）向公共卫生机构提交综合征监测的电子数据。

（16）用电子给药记录（eMAR）自动跟踪药物。

此外，医院和关键可及医院要在六个选择性要求中选择三个，具体如下。

（1）记录六十五岁或以上的患者是否有预先指示。

（2）在病历中记录电子笔记。

（3）通过认证的 EHR 技术（CEHRT）发布成像结果。

（4）记录患者的家庭健康史。

（5）以电子媒介式开具出处方并上传（eRx）。

（6）向非住院医生提供结构化的电子化验结果。

录 60% 以上的医嘱、30% 的实验室医嘱以及 30% 的放射科医嘱。①

　　为了满足有意义使用的要求，符合条件的专业人员和医院还必须报告一定数量的临床质量措施（CQMs），以确定和跟踪医疗服务的质量。②

　　例如，医疗服务提供者可能会报告 50—75 岁的患者接受结直肠癌筛查的百分比，或者 65 岁及以上的患者接种过肺炎疫苗的百分比。2014 年，医疗保险和医疗补助服务中心规定，所选的质量措施必须至少涵盖 6 个供选择的国家质量战略（NQS）领域中的 3 个领域。其中包括：

　　（1）患者和家庭参与

　　（2）患者安全

　　（3）护理协调

　　（4）人口 / 公共卫生

　　（5）有效地利用医疗资源

　　（6）临床过程 / 疗效 ③

　　2015 年 10 月，医疗保险和医疗补助服务中心提出了关于有意义使用第三阶段的最终规则。④ 该规则致力于简化和精减监管要求，用"一套单

---

① CMS 在题为"合格专业人员第一阶段与第二阶段比较表"和"合格医院与关键可及医院第一阶段与第二阶段对照表"的文件中提供了第一阶段和第二阶段目标的详细比较。符合条件的医院和关键可及医院的比较表。Centers for Medicare and Medicaid Services, "Stage 1 vs.Stage 2 Comparison Table for Eligible Hospitals and CAHs"; last updated August 2012; available at: www.cms.gov/Regulations-and-Guidance/Legislation/EHRIncentivePrograms/Downloads/Stage1vsStage2CompTablesforHospitals.pdf (accessed August 25, 2015).

② 在众多可选临床质量措施（CQM）中，符合条件的专业人员必须选择报告其中的九项，符合条件的医院必须选择报告其中的十六项。Centers for Medicare and Medicaid Services, "AnIntroduction to EHR Incentive Programs for Eligible Professionals: 2014 Clinical Quality Measure (CQM)Electronic Reporting Guide"; last updated September 2014; available at: www.cms.gov/Regulations-and-Guidance/Legislation/EHRIncentivePrograms/Downloads/CQM2014_GuideEP.pdf (accessed December 28, 2015).

③ Centers for Medicare and Medicaid Services, "2014 Clinical Quality Measures"; last modified July 22, 2014; available at: www.cms.gov/Regulations-and-Guidance/Legislation/EHRIncentivePrograms/2014_ClinicalQualityMeasures.html (accessed August 25, 2015); see also Centers for Medicare and Medicaid Services, eCQM Library, "Annual Updates eCQM Electronic Specifications"; available at: www.cms.gov/Regulations-and-Guidance/Legislation/EHRIncentivePrograms/eCQM_Library.html (accessed April 8, 2016).

④ *Fed. Reg.* 80: 62761 (Oct. 16, 2015); 42 CFR § 495.24 (2016).

一的目标和措施"[1] 取代了核心和选择性要求。核心内容包括如下几点。

（1）保护电子健康信息。

（2）使用电子处方。

（3）提供临床决策支持。

（4）通过计算机输入相应药物订单。

（5）患者能够获取自己的电子健康信息。

（6）通过患者的参与来协调护理。

（7）促进健康信息交流。

（8）向主管部门报告公共卫生和临床数据。[2]

为了获得有意义使用的奖励，符合条件的专业人员和医院必须提供他们遵守了法规的证明。每年，他们必须在医疗保险和医疗补助服务中心注册，使用经认证的技术，完成一个在线证明模块，并保留相关文件以备审计。[3]

2016 年医疗保险激励计划到期，医疗保险和医疗补助服务中心通过《2015 年医疗保险准入和 CHIP 再授权法案》（MACRA）保留对医生使用 EHR 系统的监督权。[4]MACRA 调整了医保对患者看病费用报销的方式。为此，MACRA 建立了基于绩效的奖励支付系统（MIPS）。[5] 根据该系统，符合条件的专业人员将根据四个要素进行衡量：（1）质量；（2）资源使用；（3）临床实践改进；（4）有意义地使用经认证的 EHR 技术。[6] 医疗保险和

---

[1] *Fed. Reg.* 80: 62761, 62765.

[2] Department of Health and Human Services Centers for Medicare and Medicaid Services, "Medicare Medicaid Programs: Electronic Health Record Incentive Program – Stage 3," Fed. Reg. 80: 16732, 16743 (March 30, 2015).

[3] Centers for Medicare and Medicaid Services, "EHR Incentive Programs: Getting Started"; last modified March 11, 2015; available at: www.cms.gov/Regulations-and-Guidance/Legislation/EHRIncentivePrograms/Getting_Started.html (accessed August 25, 2015).

[4] Pub. L. No. 114–10, 129 Stat.

[5] Ibid.,at§101(b).

[6] Centers for Medicare and Medicaid Services, "Quality Payment Program: Delivery System Reform, Medicare Payment Reform, and MACRA: The Merit-Based Incentive Payment System (MIPS) and Alternative Payment Models (APMs)"; available at: www.congress.gov/114/plaws/publ10/PLAW-114publ10.pdf (accessed July 13, 2016); Centers for Medicare and Medicaid Services, "Notice of Proposed Rulemaking Medicare Access and CHIP Reauthorization Act of 2015 Quality Payment Program," 2; available at: www.cms.gov/Medic are/Quality-Initiatives-Patient-Assessment-Instruments/Value-Based-Programs/MACRA-MIPS-and-APMs/NPRM-QPP-Fact-Sheet.pdf (accessed July 13, 2016).

医疗补助服务中心在 2017 年开始通过奖励支付系统来衡量医生和其他临床医生的表现，并在 2019 年开始根据这些措施向他们给予补助。[①] 法案将只影响医生的医保奖励，并不适用于医院，也不会改变有意义使用医疗补助的程序。[②]

2.2.2　认证标准

奖励金只颁发给那些使用经认证的 EHR 系统的人。认证过程由美国卫生与公众服务部的下属部门——国家卫生信息技术协调办公室（ONC）负责监督。

认证标准与有意义的使用要求相平行。[③] 如果 EHR 系统能让医疗服务提供者达到有意义的使用目标，就有资格获得认证。举例来说，其中一个认证标准是 EHR 系统使用者能够"以电子方式记录、更改和获取"药物、实验室和放射或成像订单。[④] 医疗保险和医疗补助服务中心提供了相应的图表，将认证标准与有意义的使用第一、第二阶段的要求联系了起来。[⑤] 认证标准

[①]　Mike Miliard, "MACRA Proposed Rule Published by HHS, Streamlining Federal Programs Including Meaningful Use," *Healthcare IT News*; available at: www.healthcareitnews.com/news/macra-proposed-rule-published-hhs-streamlining-federal-programs-including-meaningful-use(accessed July 13, 2016); Pub. L. No. 114–10 § 101(c)(5)(B).

[②]　Miliard, "MACRA Proposed Rule Published by HHS, Streamlining Federal Programs Including Meaningful Use."

[③]　截至 2014 年，ONC 对健康信息技术产品的认证标准涵盖了七个大类，具体如下。

临床（例如，在患者访问期间记录数据，CPOE，CDS）。

护理协调（与护理过渡和接收、显示和纳入护理过渡 / 转诊摘要的能力有关）。

临床质量措施。

隐私和安全保护措施；

患者参与工具（例如，查看和下载记录的能力，安全信息传递）。

公共卫生（向公共卫生机构报告和传送数据的能力）。

利用（杂项要求）。45 CFR§170.314（2015）。

[④]　45CFR§170.314(a)(1)（2015）

[⑤]　Centers for Medicare and Medicaid Services, "2014 Edition EHR Certification Criteria Grid Mapped to Meaningful Use Stage 1"; available at: www.healthit.gov/sites/default/files/2014editionehrcertificationcriteria_mustage1.pdf (accessed August 25, 2015); Centers for Medicare and Medicaid Services, "2014 Edition EHR Certification Criteria Grid Mapped to Meaningful Use Stage 2"; available at: www.healthit.gov/sites/default/files/2014editionehrcertificationcriteria_mu stage2.pdf (accessed August 25, 2015).

由该办公室定期调整或补充。①

2.2.3 认证过程

虽然国家卫生信息技术协调办公室负责监督认证过程，但认证的实际工作委托给了其他实体。ONC 指定一家经核准的认证机构（ONC-AA）来认证授权认证机构（ONC-ACB）。美国国家标准学会（ANSI）得到任命，成为认证机构，任期两届，分别为 2011—2014 年和 2014—2017 年。

ONC 还指定了国家实验室自愿认可程序（NVLAP）来指定测试实验室（ATL），2015 年时一共有 5 家。②NVLAP 由国家标准与技术研究所（NIST）管理。

希望产品得到认证的 EHR 制造商和供应商必须首先联系实验室进行测试。测试是通过提交模拟的患者数据来完成的。③ 每个实验室使用自己的测试脚本，但脚本都基于 ONC 提供的具体测试方法和要求，详细说明了实验室会让每一个测试者进行测试的项目。④

测试标准仍在不断发展，ONC 会不时地进行变动。从 2014 年起，EHR 供应商的认证材料中，必须要有以用户为中心的设计和可用性测试结

---

① 请参阅 Office of the National Coordinator for Health Information Technology (ONC), Department of Health and Human Services (HHS), "2015 Edition Health Information Technology (Health IT) Certification Criteria, 2015 Edition Base Electronic Health Record (EHR) Definition, and ONC Health IT Certification Program Modifications," *Fed. Reg.* 80(16804): 16804 (March 30, 2015); available at: www.federalregister.gov/articles/2015/03/30/2015–06612/2015-edition-health-in formationtechnology-health-it-certification-criteria-2015-edition-base (accessed August 25, 2015).

② 截至 2016 年，获得认证的 ATL（认证测试实验室）有：Drummond Group, ICSA Labs, InfoGard Laboratories, Inc., and SLI Global Solutions. HealthIT.gov, "ONC Health IT Certification Program"; last updated August 5, 2016; available at: www.healthit.gov/policy-researchersimple menters/certification-bodies-testing-laboratories (accessed August 16, 2016).

③ 45 CFR§170.207（2015）.

④ Office of the National Coordinator for Health Information Technology, "2014 Edition Test Procedure Overview," December 14, 2012; available at: www.healthit.gov/sites/default/files/20 14_edition_test_procedure_overview.pdf (accessed September 28, 2015).

果的证据。① 以用户为中心的设计，是一个优先考虑所有用户的认知和信息需求的过程，而可用性则被定义为"技术在帮助用户在其工作环境的限制和复杂性内以满意、有效和高效的方式实现目标的程度"。② 当供应商进行可用性测试时，它会招募参与者进行与八项电子健康档案功能相关的代表性任务，并且供应商会测量完成任务所需的时间、发现的错误数量和类型，以及用户对 EHR 系统操作方式的主观满意度。结果会按照 ONC 的要求，以标准化的格式呈现，对公众开放。③

经过测试并且合格的产品，制造商或供应商可以联系 ONC-ACB 获得认证。ONC-ACB 要审查该测试结果以及其他一些与产品设计、功能和安全有关的项目，所有工作都可以远程完成。

ONC-ACB 每周都会颁发认证，并将获得认证的产品提交给 ONC，以便将其发布在经认证的健康信息技术产品名单上。④ 截至 2016 年，共有三个 ONC-ACB：德拉蒙德集团、ICSA 实验室和 InfoGard 实验室公司。⑤ 这些机构可以认证完整的电子健康档案和电子健康记录模块，后者是至少满足一个认证标准但并未具备完整电子健康档案所需全部功能的产品。⑥ 截

---

① 45 CFR § 170.314(g)(3)(2015); Office of the National Coordinator for Health Information Technology, "2014 Edition Test Procedure for § 170.314(g)(3) Safety-Enhanced Design"; available at: www.healthit.gov/sites/default/files/170-314g3safetyenhanceddesign_2014_tp_ap provedv1.4.pdf (accessed December 19, 2014).

② Raj M. Ratwani et al., "Electronic Health Record Vendor Adherence to Usability Certification Requirements and Testing Standards," *Journal of the American Medical Association*, Vol.314, No.10, 2015, p.1070.

③ Robert M. Schumacher and Svetlana Z. Lowry, "Customized Common Industry Format Template for Electronic Health Record Usability Testing," NISTIR 7742, November 2010; available at: www.nist.gov/itl/hit/upload/LowryNISTIR-7742Customized_CIF_Template_for_EHR_Usability_Testing_Publicationl_Version-doc.pdf (accessed September 28, 2015). See, e.g., Drummond Group, "Test Results Summary for 2014 Edition EHR Certification"; avail-able at: www.drummondgroup.com/images/ehr_pdf/IntegratedDocumentAbbaDoxEHR14_CompAmb12302014-2855-8.pdf (accessed September 28, 2015).

④ Office of the National Coordinator for Health Information Technology, "Certified Health It Product List"; available at: https://chpl.healthit.gov/#/search (accessed August 16, 2016).

⑤ HealthIT.gov, " ONC Health IT Certification Program."

⑥ HealthIT.gov, "Health IT Certification Programs: Frequently Asked Questions"; last updated January 18, 2013; available at: www.healthit.gov/policy-researchers-implementers/standards-certificationregulations-faqs (accessed August 25, 2015).

至 2016 年 8 月，ONC 提供的名单上共有 3873 个认证产品。

2.3 批评与建议

有意义的使用和认证法规篇幅冗长，制定这些法规消耗了大量精力。然而，它们为进一步改进留下了相当大的空间。本章节将对这些法规的不足之处进行梳理，并提出一些修改建议。

2.3.1 "有意义使用规定"过于繁琐，与临床实际情况不符

一些临床医生认为，有意义的使用规定是一种阻碍，而非促进患者护理发展的手段。这些规定使医疗机构负担过重，且与实际的临床情况的关联性也不够紧密。

罗伯特·瓦赫特（Robert Wachter）教授在其广受好评的《数字医生：医学计算机时代的希望、炒作与伤害》一书中写道："（第二阶段法规）中的许多新规定取决于尚不存在的临床生态系统和医疗文化。"[1] 例如，他们要求超过 5% 的患者"查看、下载和传输"他们的电子健康信息给第三方。这样一来，医生不得不要求患者参与一些他们可能不感兴趣的活动，而且奇怪的是，合规性依赖于第三方的行为。

此外，条例要求医院以电子方式向其他设施传送出院小结。然而，他们并未要求这些小结对接收者有实际用处。

因此，一些医疗机构随意向其他医院发送出院小结，除了"在……第二阶段记分卡上打钩"，没有其他原因。[2]

又如，瓦赫特博士引用了医生在 EHR 的提示下向 10% 的患者提出训练计划的要求。那些向患者提供诊断和治疗的有用信息的医生通常是不符合要求的。医生们必须找到方法，使 EHR 系统自动提供提示。按照瓦赫特的观点，这些规定存在的问题太多了，以至于一些临床医生认为这是

---

[1] Robert Wachter, *The Digital Doctor: Hope, Hype, and Harm at the Dawn of Medicine's Computer Age*, New York: McGraw Hill Education, 2015, p.209.

[2] Robert Wachter, *The Digital Doctor: Hope, Hype, and Harm at the Dawn of Medicine's Computer Age*, New York: McGraw Hill Education, 2015, p.209.

"做无用功"。①

其他评论者也赞同瓦赫特博士的意见。他们还认为，有意义的使用标准应该专注于特定医疗专业的措施，而不是面向所有医疗机构制定的一种制式的要求。彼尔·巴什博士（Dr. Peer Basch）和电子健康记录专家汤姆森·库恩（Thomson Kuhn）将"有意义的使用第二阶段"形容为"一刀切"的规定。②

2.3.2　缺乏临床安全测试

对 EHR 产品进行细致的测试对其安全性至关重要。目前的测试方法还不够严格。例如，虽然 ONC 已经出台了指导方针，规定可用性测试应该包括至少 15 名参与者，但一组研究人员发现，研究人员发现，他们调查的供应商中有 63% 未达到标准。③ 此外，不禁止参与者是供应商自己的员工，④ 如果供应商的员工参与测试，可能会产生利益冲突。他们可能会出于对雇主的忠诚或对工作的担忧而对产品的批评有所犹豫。此外，将 EHR 认证标准与有意义的使用要求相结合，限制了 EHR 系统的审查范围。美国医学会和其他许多专业组织在 2015 年写给健康信息技术国家协调员卡伦·德萨尔沃（Karen DeSalvo）博士的信中说，"认证不仅要表明 EHR 可以满足有意义的使用的目标和措施，还要表明经过测试的系统可以支持信息互通并确保患者安全"⑤。

---

① Robert Wachter, *The Digital Doctor: Hope, Hype, and Harm at the Dawn of Medicine's Computer Age*, New York: McGraw Hill Education, 2015, p.210.

② Peer Basch and Thomson Kuhn, "It's Time to Fix Meaningful Use," Health Affairs Blog, January 14, 2016; available at: http://healthaffairs.org/blog/2016/01/14/its-time-to-fix-meaningful -use/ (accessed April 17, 2016).

③ Ratwani et al., "Electronic Health Record Vendor Adherence to Usability Certification Requirements and Testing Standards," p.1071.

④ See ONC, HHS, "2015 Edition Health Information Technology (Health IT) Certification Criteria, 2015 Edition Base Electronic Health Record (EHR) Definition, and ONC Health IT Certification Program Modifications."

⑤ American Medical Association et al., "Joint Letter to ONC on EHR Certification," January 21, 2015; available at: www.aafp.org/dam/AAFP/documents/advocacy/health_it/emr/LT-ONC-EHRCertification-012115.pdf (accessed September 28, 2015).

在 EHR 系统得到认证之前，应该在长期的临床使用过程中对其进行仔细监测。认证条例应规定评估方法，包括要考虑的系统故障和不良事件的类型；如何检测、报告和确认；多少故障率和不良事件率是不可接受的（零故障率肯定是不现实的）。

作为第一步，EHR 系统可以通过模拟进行更广泛的测试，与航空领域的做法一样。[1] 模拟并不要求将产品安装在医疗设施中，而是要求它可以在输入模拟的患者信息后执行各种功能。

但与试点不同的是，EHR 系统的用户将是极其多样化的，教育、技能和能力都有很大的不同。模拟必须基于对用户和使用环境进行特定假设，而这些假设只在有限的情况下是准确的。模拟无法预见在真实的临床环境中可能出现的所有问题、并发症和医疗失误。正如美国医学会和其他著名专家所指出的，EHR 系统"部署在动态临床环境中并不总能符合 ONC 认证计划的实验室测试环境"[2]。因此，EHR 系统也需要在自然环境中进行测试和启动。

诚然，对新产品的临床评估将带来重大挑战。首先，由于只有五个测试实验室和三家 ONC-ACB，大量的测试工作将给数量不足的监督机构带来很大的负担。最有可能的情形是，任命额外的测试人员和认证人员。其次，对 EHR 系统进行评估的医疗机构将不得不实施尚未被完全批准的系统，因此可能比其他产品更容易出现问题。ONC 和 EHR 系统行业需要建立激励机制，鼓励供应商同意测试 EHR 产品，并找到方法尽量减少供应商测试时所面临的困难。

然而，对没有经过彻底评估的技术进行认证，并不比批准一种没有经过全面临床测试的药物更负责。认证方必须假设（医疗服务）提供者会连续多年使用他们购买的所有系统，并且该系统将影响成千上万名患者的护理。在投入大量金钱、时间和精力购买和采用特定的系统后，即使发现系统有重大缺陷，医疗机构要更换产品也往往十分困难。因此，对 EHR 系

---

[1] Wachter *The Digital Doctor*, p.269.

[2] American Medical Association et al., "Joint Letter to ONC on EHR Certification," January 21, 2015; available at:www.aafp.org/dam/AAFP/documents/advocacy/health_it/emr/LT-ONC-EHRCertification-012115.pdf (accessed September 28, 2015).

统时常进行全面的临床测试对患者的健康至关重要。

2.3.3　持续审查与不良事件报告

前述法规主要关注 EHR 系统的初始认证。不可否认的是，它们在很大程度上忽视了监督的另一个同等重要的组成部分——获得批准后的持续监控。有一项规定要求国家卫生信息技术协调办公室"向国家协调员提交年度监督计划，并每年向国家协调员报告其监督结果"。[1] 然而，它没有提供进一步的细节，也没有建立健全的机制来确保 EHR 系统在真实的临床环境中，并在被不同技术水平的提供者使用时，能够按照预期运行。

美国卫生部国家卫生信息技术协调办公室已发布了关于监测的简短指导文件，但这些文件提供的具体内容较少。[2] 到目前为止，监督通常是被动的，一般根据用户的投诉和反馈才会做出回复。ONC 并没有公布已经进行的调查数量。因为只有三家 ONC-ACB，可以认为数量不多。然而，供应商应该注意的是，2015 年 9 月，国家卫生信息技术协调办公室报告说，它撤销了两个 EHR 产品的认证，因为它们的生产商没有回应和参与监督请求。[3]

另一个明显的缺点是，没有强制要求必须要对不良事件进行报告和记录。ONC 的指导意见让 EHR 系统开发商建立自己的投诉机制，只有在开发商接受 ONC 的调查时，该机构才会核实机制是否存在。[4]ONC-ACB 也可以对供应商的投诉程序进行审查。比如说：德拉蒙德集团要求每个申请人提交投诉流程摘要，并要求供应商根据要求披露客户投诉。令人惊讶的是，德拉蒙德集团发布报告称，在 2014 年年度中，仅有"14 起对认证的

---

① 　45CFR 170.523(i)(2015)。

② 　See, e.g., Office of the National Coordinator for Health Information Technology, "ONC HIT Certification Program, Program Policy Guidance #14–01"; available at: www.healthit.gov/sites/default/files/onc-acb_cy15annualsurveillanceguidance.pdf (accessed August 26, 2015). Akanksha Jayanthi, "2 EHRs stripped of ONC certification," Becker's Health

③ 　"IT & CIO Review", September 2, 2015; available at: www.beckershospitalreview.com/healthcareinformation-tech nology/2-ehrs-stripped-of-onc-certification.html (accessed January 7, 2016).

④ 　Office of the National Coordinator for Health Information Technology, "ONC HIT Certification Program, Program Policy Guidance #13–01"; available at: www.healthit.gov/site s/default/files/oncacb_cy15annualsurveillanceguidance.pdf (accessed August 26, 2015).

电子健康记录系统的投诉"。①ONC 还通过互联网提供投诉所需的文件，但规定这些资料只能由供应商和 ONC-ACB 未能解决其问题的用户填写。②

这种相对宽松的监管方法，与第 3 章中讨论的《健康保险流通与责任法案》（HIPAA）下适用于隐私泄露和安全漏洞的监管方法非常不同。此类违规行为必须向政府报告；影响 500 个人或更多人的违规行为会在网站上公布。③还值得注意的是，药品和设备需要接受持续审查和不良事件报告。④对 EHR 系统采用完全不同的监督标准是没有意义的，因为 EHR 系统涉及患者护理的许多方面。如果没有在发布后进行监控，即使产品获得了认证，但在使用过程中发现产品有缺陷，政府也无法进行干预。

没有公开的不良事件报告对消费者来说也是个问题。那些对特定产品感兴趣的人无法获取产品的运行情况。相反，在选择产品时，他们往往必须依赖供应商的介绍和通过朋友推荐。因此，以后的消费者可能无法判断哪些产品是最安全的。

医疗保险和医疗补助服务中心还必须认识到，供应商可以对 EHR 系统进行定制，采取不同的配置。如此一来，一个在某个设施运行良好的系统，其他用户定制相同产品时却可能会遇到安全问题。

为了确保 EHR 系统在整个产品生命周期内是安全的，CMS 必须在认证标准中包括加强监督和披露不良事件报告的规定。应特别注意 EHR 系统的定制问题。

不良事件报告可以像《健康保险流通与责任法案》一样运作。应要求供应商报告由 CMS 认定的足够严重的安全问题。

供应商应该承担报告责任，因为用户可能会联系供应商帮助解决问

---

① "Drummond Group 2014 Surveillance Plan Audit Report" (author's copy).

② "Health IT Complaint Form," HealthIT.gov; available at: www.healthit.gov/healthitcom plaints (accessed September 28, 2015).

③ US Department of Health and Human Services Office for Civil Rights, "Breaches Affecting 500 or More Individuals"; available at: https://ocrportal.hhs.gov/ocr/breach/breach_report.jsf (accessed August 26, 2015).

④ See Sharona Hoffman and Andy Podgurski, "Finding a Cure: The Case for Regulation and Oversight of Electronic Health Record Systems, *Harvard Journal of Law & Technology*, Vol.22, No.1, 2008, pp.147–150.

题，因此用户可以了解到请求专业干预的困难。此外，供应商将能够判断问题是由用户操作错误引起的，还是由于其他原因，或者确实是 EHR 系统缺陷。CMS 应该制定指导方针，为做出这种判断制定相应的标准。供应商应有诚实报告的动机，因为持续的审查监控可能会发现不诚实的行为。为此，ONC-ACB 可以定期审核供应商的内部客户投诉记录，并对 EHR 系统的客户进行随机抽样调查。

《对可用性和安全性进行透明评级以改革信息技术法案》是由参议员比尔·卡西迪（Bill Cassidy）和谢尔登·怀特豪斯（Sheldon Whitehouse）在 2015 年 10 月共同提出的一项两党法案，该法案要求国家卫生信息技术协调办公室为电子健康档案系统建立一个评级系统。评级将基于医生对 EHR 系统的质量和性能提交的保密评估。[①] 尽管通过该法案的可能性不大，但建立公开可用的评级系统将是一项受欢迎的决定。

CMS 至少应该编制一份不良事件清单，具体内容包括供应商、产品、日期和事件的简短描述，并将该清单发布在自己的网站上。数据的发布可以很好地激励供应商生产缺陷最少的高质量产品。公布数据还可以使医疗系统在购买 EHR 产品之前对其进行更彻底的了解，而不是仅仅依赖供应商的介绍和口头推荐。

2.3.4 互操作性

许多人都认同，在全国性的健康信息网络系统普及之后，电子健康档案系统的转变所带来的好处才能最大化。有了互操作性，医疗记录不会再分散于不同的设施当中。任何医院或诊所获得授权的人都能在治疗需要时查阅患者的完整医疗记录。（医疗服务）提供者可以更容易、更便宜地从一个不适合他们的 EHR 系统转换到一个更好的系统，因为数据可以简单地转移到新产品上。此外，技术创新可以更快地惠及所有供应商，因为系统可以与所有 EHR 系统同步。[②]

如果没有监管部门的干预，就不会有信息互通。供应商是不会主动去

[①] Section 2141: Transparent Ratings on Usability and Security to Transform Information Technology Act of 2015, 114th Cong. (2015).

[②] Wachter, *The Digital Doctor*, p.215.

促成系统同步的，因为这可能导致更多的用户去使用其他制造商提供的新系统。[1] 同样，大型医院也不会积极地与其他竞争者和没有业务关联的医疗机构共享医疗信息，因为这可能会减少他们的营收和降低自身的市场支配地位。[2]

到目前为止，有意义的使用和认证法规只是对互操作性做了口头承诺。其中包括要求临床医生能够向公共卫生主管部门报告某些信息并将出院小结传输到其他机构。条例没有详细地规定信息互通要求，而这种信息互通可以实现广泛的信息共享，拯救许多生命。[3]

2014 年，国家卫生信息技术协调办公室发布了一个实现信息互通的十年路线图，名为《连接国家医疗卫生与护理：实现可互操作的医疗 IT 基础设施的 10 年愿景》。[4] 这个计划是否有任何现实的影响还有待观察，但 ONC 对信息互通问题的关注是值得肯定的。

有意义的使用和认证法规是朝着实现 EHR 产品的质量把控迈出的坚实第一步。然而，法规中更多地将 EHR 系统测试视为普通的计算机产品，而不是患者护理的重要和关键组成部分。测试和认证过程过于简短，不够严格。ONC-ACB 没有提供任何产品被拒绝认证的信息，[5] 所以无法判断是否有申请人未能获得批准。在监管领域还有更多的工作要做。只有在充分监督的情况下，EHR 系统才能实现大幅改善患者健康状况的承诺。

---

[1] Wachter, *The Digital Doctor*, p.215.

[2] Office of the National Coordinator for Health Information Technology (ONC), "Report to Congress: Report on Health Information Blocking (April 2015)," 16, 18; available at: www.hea lthit.gov/sites/default/files/reports/info_blocking_040915.pdf (accessed August 26, 2015).

[3] ONC, "Report to Congress: Report on Health Information Blocking," pp.22, 31.

[4] Office of the National Coordinator for Health Information Technology, "Connecting Health and Care for the Nation: A 10-Year Vision to Achieve an Interoperable Health IT Infrastructure"; available at: www.healthit.gov/sites/default/files/ONC10yearInteroperabilityConceptPaper.pdf (accessed August 26, 2015).

[5] See Enesha Cobb and Kori Sauser, "Case Study 3: Electronic Health Records," in *Redirecting Innovation in US Health Care: Options to Decrease Spending and Increase Value*, ed. by Steven Garber et al. (Santa Monica, CA: Rand Corporation, 2014), 30; available at: www.rand.org/co ntent/dam/rand/pubs/research_reports/RR300/RR308/RAND_RR308.casestudies.pdf (accessed August 26, 2015).

3 EHR 数据安全

3.1 简介

一旦健康数据进行了计算机化，就更容易受到数据泄露的影响。计算机系统可能被黑客攻击，含有数千条记录的计算机设备可能被盗，电子邮件可能发送给错误的收件人，医务人员可能从办公室的计算机系统中查看他们不应该知晓的病历，还可能发生许多其他类型的电子事故。本章专门分析电子健康档案（EHR）的数据安全威胁以及联邦政府为应对这些威胁而实施的法规。

在此，笔者首先对隐私术语进行简要的介绍。在 1890 年萨缪尔·沃伦（Samuel Warren）和路易斯·布兰代斯（Louis Brandeis）撰写的一篇文章中，隐私的概念首次在法律文献中得到了阐述。两位学者提出，隐私是"免于干扰的权利"。[①] 此后：美国联邦最高法院后来认定宪法中隐含了隐私权，尽管该词并未明确出现。例如，1965 年避孕权诉讼，格里斯沃德诉康涅狄格州（Griswold v. Connecticut）案中，法院确定，隐私权包括妇女终止妊娠的决定，但有一些限制条件。法院宣称"第一修正案有个保护隐私免受政府侵犯的模糊区"，[②] 同样，在著名的 1973 年罗伊诉韦德（Roe v.Wade）案中，法院裁定，隐私权包括妇女终止妊娠的决定，但有一些限制条件。[③]

---

① 本章部分内容基于 Sharona Hoffman and Andy Podgurski, "In Sickness, Health, and Cyberspace: Protecting the Security of Electronic Private Health Information," *Boston College Law Review*, Vol.48, No.2, 2007, p.331.

② *Griswold v. Connecticut*, 381 US 479, 483, 485–486 (1965).

③ *Roe v. Wade*, 410 US 113, 153 (1973).

今天，有三个术语与我们通常所说的隐私问题有关。在电子病历方面，"隐私"一词是指收集、储存和使用患者的健康信息。因此，隐私关系到信息是否可以被获取和使用，由谁使用，以及在什么情况下使用。"保密性"是指临床医生必须对患者信息保密，未经患者授权不应披露数据的原则。本章讨论医疗记录的安全性，重点在于通过技术措施和程序防止黑客或其他非法手段获取或披露信息。[1]

电子存储和传输个人信息，尤其是健康数据，存在严重泄露风险。发表在著名的《美国医学会》杂志上的一篇研究报告指出：

从 2010 年至 2013 年，在健康保险流动性和责任法案（HIPAA）覆盖的实体中，报告数据泄露事件数量增加，涉及 2900 万条记录。大多数数据泄露事件是由公开的犯罪活动造成的。持续的盗窃威胁和黑客攻击的增加引起了严重的安全问题。[2]

作者指出，他们的研究仅限于已报告的、影响 500 人以上的泄露事件，而不包括那些影响较小和未得到承认的泄露事件。

由波内蒙研究所（Ponemon Institute）在 2015 年进行的"第五次医疗数据隐私与安全的年度基准研究"中发现，超过 90% 的研究参与者曾经历数据泄露，其中 40% 的研究参与者在过去两年内经历了至少 5 次。[3] 犯罪攻击是最常见的泄露原因，自 2010 年以来增加了 125%。

基于云计算的电子病历可能会引起特别的关注。在将信息转移到云端的过程中，可能会出现隐私泄露的情况。此外，医疗服务提供者必须相信第三方云计算运营商能将信息安全维持在最高水平，单一的漏洞可能会影

---

[1] Committee on Health Research and the Privacy of Health Information: The HIPAA Privacy Rule; Board on Health Sciences Policy; Board on Health Care Services; Institute of Medicine, *Beyond the HIPAA Privacy Rule: Enhancing Privacy, Improving Health through Research*, ed. by Sharyl J. Nass, Laura A. Levit, and Lawrence O. Gostin, Washington, D.C.: National Academies Press, 2009, p.76.

[2] Vincent Liu, Mark A. Musen, and Timothy Chou, "Data Breaches of Protected Health Information in the United States," *Journal of the American Medical Association*, Vol.213, No.14, 2015, p.1472.

[3] Ponemon Institute, "Fifth Annual Benchmark Study on Privacy and Security of Healthcare Data," May, 2015, 1; available at: www2.idexpertscorp.com/fifth-annual-ponemon-study-on -privacysecurity-incidents-of-healthcare-data (accessed August 24, 2015). 这项研究包括了 178 家实体机构，其中 90 家是医疗服务提供者，剩下 88 家是医疗服务提供者的业务关联方。

响使用同一云计算服务的众多医疗服务提供者。最后，信息在互联网上的可用性可能使其更容易受到隐私威胁。[①] 同时，云端的数据存储可能比内部存储更安全。与小型医疗机构相比，云运营商可能有更多的资源投入信息的安全管理中去，黑客想要攻击远程服务器群会更困难，无法在云环境中识别他们想要的数据。[②]

访问健康记录可能使罪犯有机会进行身份盗窃、保险欺诈或信用卡盗窃。这也可以使那些对个人健康状况有财务利益的实体，如雇主或健康相关产品的营销者，做出可以带来重大财务收益的决策。以下是 2015 年 3 月至 5 月在美国发现的部分大型泄密事件的相关内容。

- 总部设在波士顿的合伙人医保公司（Partners Healthcare）的员工被"钓鱼"电子邮件欺骗，可能暴露了 3300 名患者的健康记录。
- 黑客可能访问了位于得克萨斯州奥斯汀的塞顿医院系统多达 39000 名患者的数据。
- 俄勒冈州的优势牙科诊所（Advantage Dental）通知 151626 名患者，他们的数据可能已经泄露。
- 华盛顿州的普雷梅拉蓝十字公司（Premara Blue Cross）报告了一起网络攻击事件，泄露了 1100 万客户、雇员和企业附属机构的数据。
- 佛罗里达州的圣心卫生系统（Sacred Heart Health System）报告说，它的一个第三方供应商遭受了"网络钓鱼"攻击，可能泄露了 14000 名患者的数据。[③]

2015 年 7 月，美国披露了历史上最为重大的数据泄露事件。不确定来

---

① Joel J. P. C. Rodrigues et al., "Analysis of the Security and Privacy Requirements of Cloud-Based Electronic Health Records Systems," *Journal of Medical Internet Research*, Vol.15, No.8, 2013, p.186; available at: www.ncbi.nlm.nih.gov/pmc/articles/PMC3757992/; Assad Abbas and Samee U. Khan, "A Review on the State-of-the-Art Privacy-Preserving Approaches in the e-Health Clouds," *Biomedical and Health Informatics*, Vol.18, No.4, 2014, pp.1431–1441.

② Alice Noblin, Kendall Cortelyou-Ward, and Rosa Servan, "Cloud Computing and Patient Engagement: Leveraging Available Technology," *Journal of Medical Practice Management*, Vol.30, No.2, 2014, pp.89–93.

③ Akanksha Jayanthi, "9 Latest Data Breaches," *Becker's Health IT & CIO Review*, May 12, 2015; available at: www.beckershospitalreview.com/healthcare-information-technology/9-latest-databreaches-5-12-15.html (accessed August 24, 2015).

自哪国的黑客，从政府计算机系统中获取了与 1970 万人的联邦背景调查数据，还有 180 万条个人信息数据。被盗信息还包括健康记录。①

美国并不是唯一遭受数据泄露的国家。例如，在 2014 年，属于大韩医师协会、韩国医学协会和韩国牙科协会的 1700 万份记录遭泄露。② 在 2013 年秋，一台装有阿尔伯塔省 62 万名患者未加密信息的笔记本电脑被盗。③2014 年，BBC 新闻报道称，英国国民医疗服务体系每年发生近 2500 起泄密事件，涉及的问题包括将数据存储到错误的位置或被盗，在社交媒体上发布，意外地在网上公布，或通过电子邮件、信件或传真以不适当的方式与他人分享。④ 2015 年，英国在线制药公司 Pharmacy ZU 在未经允许的情况下，将 20000 多名客户的详细信息卖给了营销公司。⑤

3.2 数据安全背景

3.2.1 关注的原因

贩卖受保护的健康信息（Protected Health Information，PHI）对公众带来了重大风险。PHI 是受 1996 年《健康保险携带与责任法案》（HIPAA）条例保护的医疗信息，被定义为以电子方式或任何其他形式传输或维护的"可单独识别的健康信息"。⑥

---

① Julie Hirschfeld Davis, "Hacking of Government Computers Exposed 21.5 Million People," *New York Times*, July 9, 2015; available at:www.nytimes.com/2015/07/10/us/office-of-personnelmanagement-hackers-got-data-of-millions.html?_r=1 (accessed August 24, 2015).

② Gemalto, "2014 Year of Mega Breaches and Identity Theft: Findings from the 2014 Breach Level Index," February 2015; available at: http://breachlevelindex.com/pdf/Breach-Level-Index-Annual-Report-2014.pdf (accessed January 7, 2016).

③ "Laptop Stolen with Health Information of 620,000 Albertans," *CBC News, January* 22, 2014; available at: www.cbc.ca/news/canada/edmonton/medicentres-data-breach-spurs-changes-to-privacylaws-1.2635950 (accessed January 7, 2016).

④ "NHS Has Repeated Data Breaches," *BBC News*, November 14, 2014; available at: www.bbc.com/news/health-30037938 (accessed January 7, 2016).

⑤ "Online Pharmacy Fined for Selling Customer Data," *BBC News*, October 21, 2015; available at: www.bbc.com/news/technology-34570720 (accessed January 7, 2016).

⑥ 45 CFR 160.103 (2015).

为什么有人想获取他人的健康信息？原因有很多，举几个例子，具体如下。

- 犯罪分子可能有兴趣以身份盗窃、盗用信用卡、医疗保险欺诈、敲诈和其他非法目的访问电子健康档案。

- 雇主可能对申请者和雇员的健康信息感兴趣，以便尽可能留住最好的员工。此类信息可能帮助雇主避免员工缺勤、生产力问题以及高昂的健康保险费用。

- 金融机构可能对个人的健康状况感兴趣，以确定那些可能长期工作并能积累大量财富或偿还贷款的投资者或借款人。

- 广告商和营销人员希望根据消费者的需求和愿望来进行材料定制。这样一来，他们能够从了解个人的健康问题和习惯中获益。

- 寿险、残疾险和长期护理险公司通常会评估申请人的健康状况，以便对保单的签发和保费价格做出决定。[①]

- 媒体对名人的医疗新闻和其他有趣的、与健康相关的故事感兴趣。

- 参与监护权争夺战的各方可能希望利用不利的健康信息来论证他们的对手在身体上或精神上不适合照顾孩子。

- 寻找配偶或伴侣的人可能希望了解他们约会对象当前的医疗状况和潜在的健康问题，以便找到一个健康的伴侣，并生育健康、漂亮和 / 或成功的孩子。[②]

美国人意识到了这些危险。2011—2012 年进行的一项"健康信息全国趋势调查"显示，在近 1500 名受访者中，有三分之二的人担心当他们的医疗记录通过传真或电子方式传输时可能会出现安全漏洞。此外，超过 12% 的受访者承认，他们曾因为隐私和安全问题向临床医生隐瞒健康

[①] 相比之下，健康保险公司的承保决定受到 HIPAA 和《可负担医疗法》的严格管制。See 29 USC § 1182 (2010); 42 US Code §§ 300gg–300gg-8 (2010).

[②] Hoffman and Podgurski, "In Sickness, Health, and Cyberspace," 334–5; Charles Ornstein, "Your Health Records Are Supposed to Be Private. They Aren't," *Washington Post*, January 3, 2016; available at: www.washingtonpost.com/posteverything/wp/2015/12/30/your-health -records-are-supposed-to-beprivate-they-arent/?hpid=hp_no-name_opinion-card-a%3Ahomep age%2Fstory. (accessed January 7, 2016).

信息。[①]

医疗界同样也很清楚数据泄露可能带来的风险，保险行业通过开发"网络保险"产品来应对。越来越多的医疗机构开始购买网络保险，保护自己免受数据泄露造成的损失。然而，承保范围可能取决于购买者是否实施了适当的安全措施。[②]

3.2.2 国际数据安全规定

欧盟发布了几份强调数据安全重要性的文件。1995 年 10 月 24 日，欧洲议会和欧盟理事会就个人资料处理以及此类数据的自由流动的保护问题颁布的第 95/46/EC 号指令包含关于"（数据）处理安全性"的第 17 条。[③]1997 年发布的第二份文件，即欧洲委员会关于保护医疗数据的第 R（97）5 号建议，同样包括关于数据安全的第 9 条。该条款要求"采取适当的技术和组织措施……以保护个人数据……免受意外或非法破坏、意外损失，以及未经授权的访问、更改、通信或任何其他形式的处理"。[④]

2007 年，根据第 95/46/EC 号指令成立的欧盟个人数据处理保护工作小组发布了第三份重要文件。电子健康记录中与健康有关的个人数据处理工作文件在各种规定中对数据安全要求进行了概述。它涉及患者和医护人

---

① Israel T. Agaku et al., "Concern about Security and Privacy, and Perceived Control over Collection and Use of Health Information Are Related to Withholding of Health Information from Healthcare Providers," *Journal of the American Medical Informatics Association*, Vol.21, No.2, 2014, p.375.

② Alex Ruoff, "Legal Dispute between Provider, Cyberinsurer Exposes Uncertain Liability Protection Regime," *BNA's Health Law Reporter*, Vol.24, No.29, 2015, p.953.

③ Directive 95/46/EC of the European Parliament and of the Council of 24 October 1995 on the Protection of Individuals with regard to the Processing of Personal Data and on the Free Movement of Such Data, EUR-Lex – 31995L0046; available at: http://eur-lex.europa.eu/Lex UriServ/LexUriServ.do?uri=CELEX:31995L0046:en:HTML (accessed January 7, 2016).

④ Council of Europe, Recommendation No. R (97) 5 of the Committee of Ministers to Member States on the Protection of Medical Data, Strasbourg, February 13, 1997 8.1 and 8.3; available at: https://wcd.coe.int/ViewDoc.jsp?id=407311&Site=CM&BackColorInternet=C3C3C3&BackCo lorIntranet=EDB021&BackColorLogged=F5D383 (accessed December 6, 2015). ④ "NHS Has Repeated Data Breaches," BBC News, November 14, 2014; available at: www.bbc .com/news/health-30037938(accessed January 7, 2016).

员的识别与认证、访问电子健康记录的授权、增强隐私保护技术、数据保护审计等。该工作文件强调，必须利用代表计算机科学和信息技术当前最先进水平的知识和工具来保证系统的完整性。①

在加拿大，《个人信息保护和电子文件法》（PIPEDA）对私营部门的隐私权进行了规范。②PIPEDA 的附表 1 列出了组织在为商业活动收集、处理或披露个人信息时必须遵守的十项原则。这些原则包括："个人信息应受到与信息敏感性相适应的安全保障措施的保护"。③

3.2.3 美国州一级及联邦隐私条例

传统上，美国各州通过宪法条款、普通法和法规对居民健康信息的隐私和安全进行监管。④例如，大多数州保护个人有关癌症、基因检测、艾滋病病毒 / 艾滋病、心理健康和性传播疾病的信息，并要求披露涉及个人信息的医疗数据泄露事件。⑤但是，各州的监管计划与联邦政府的相关规定之间存在很大差异。

为了更统一地解决关于医疗记录隐私的问题，美国卫生与公众服务部（HHS）在 2003 年颁布了名为 "HIPAA 隐私规则" 的法案。⑥HHS 是根据 1996 年的 HIPAA 法案授权来颁布这些规定的。⑦HIPAA 隐私规则规定了电子和纸质医疗信息的使用和披露规则。其中的关键条款规定，除了某些例外情况，受监管的实体必须获得患者的许可才能向第三方披露其医疗信

---

① European Commission Article 29 Data Protection Working Party, "Working Document on the Processing of Personal Data Relating to Health in Electronic Health Records," February 15, 2007, 20; available at: http://ec.europa.eu/justice/policies/privacy/docs/wpdocs/2007/wp131_en .pdf (accessed December 6, 2015).

② Canada Personal Information Protection and Electronic Documents Act (PIPEDA), SC 2000, c.5; available at: http://laws-lois.justice.gc.ca/eng/acts/P-8.6/index.html (accessed January 7, 2016).

③ PIPEDA, Sch. I, cL 4.7, SC 2000, c.5。

④ Joy L. Pritts, "Altered States: State Health Privacy Laws and the Impact of the Federal Health Privacy Rule," *Yale Journal of Health Policy, Law, and Ethics*, Vol.2, No.2, 2002, p.327.

⑤ Patient Privacy Rights Foundation, State Law Information; available at: https://patientprivacy rights.org/state-law-information/ (accessed July 31, 2016).

⑥ 45 CFR §§ 160.101–534 (2015).

⑦ 42 USC §§ 1320d–d–8 (2010).

息，① 必须向患者提供有关其隐私行为的通知，② 并且必须允许患者查阅自己的医疗记录，患者也有权要求对其进行修改或限制性使用。③

随后的一套法规，即"HIPAA 安全规则"④ 与 HIPAA 隐私规则相比，HIPAA 安全规则的知名度较低，但同样重要。2005 年 4 月 20 日，HIPAA 安全规则对大多数涵盖实体（CE）生效。这些法规以及它们所能和不能提供的保护对所有 EHR 数据至关重要。本章的其余部分将对 HIPAA 安全规则进行分析和评论。

3.3 HIPAA 安全规则

HIPAA 安全规则规定了一般性安全要求，并为受监管实体提供了广泛的自由裁量权，以选择适当的技术来实施这些标准。⑤ HIPAA 安全规则规定了四项一般性要求。受监管实体必须：（1）确保其制作、获取、维护或传输的电子健康信息的"保密性、完整性和可用性"；（2）保护数据免受合理预期的安全或完整性威胁；（3）防止对信息的非法使用或披露；（4）确保他们的雇员遵守该规则。⑥

接下来将讨论安全授权的详细内容。

3.3.1 HIPAA 安全要求

HIPAA 安全规则的特点是"标准"和"实施规范"，它们提供了关于如何履行规则中所述义务的指示。实施规范有两种类型："要求"和"视

---

① 45 CFR §§ 164.508–510 (2015).

② 45 CFR § 164.520(a) (2015).

③ 45 CFR §§ 164.520, 164.522 (2015).

④ 45 CFR §§ 164.302–18 (2015).

⑤ 45 CFR §§ 164.302–18. See also Health Insurance Reform: Security Standards; Final Rule, Fed. Reg. 68: 8336 (2003) (stating that the final rule was written "to frame the standards in terms that are as generic as possible and which, generally speaking, may be met through various approaches or technologies").

⑥ 45 CFR § 164.306(a) (2015). Permissible and impermissible uses of private health information are described in Subpart E of the HIPAA Privacy Rule, 45 CFR §§ 164.500–534 (2015).

情况处理"。① "要求" 类的实施规范是强制性的。② 相比之下，实施方可以通过以下三种方式来回应 "视情况处理" 的实施规范：（1）实施；（2）实施 "同等的替代措施"；（3）不实施，因为实施的措施并非 "合理且适当"。③

涵盖实体必须记录未实施规范的情形，并阐述理由，④ 此外，所有涵盖实体必须审查其合规情况并根据实际需要对安全措施进行修改。⑤

3.3.1.1　行政保障

几项必须实施的规范对行政保护措施进行了规定。⑥ 受保护实体必须进行风险评估，确定他们的安全漏洞有哪些。随后，必须制定风险管理措施。涵盖实体还必须对违反其政策和程序的工作人员进行适当制裁，并审查信息系统的活动。⑦ 此外，涵盖实体必须指定一名安全人员，负责制定和执行其安全政策和程序，确保只有经授权的个人才能访问受保护的电子健康信息。⑧ 为了实现员工队伍的安全，规范所涵盖的实体应实施授权和监督标准、员工审查程序，以及终止授权的程序，但这部分属于可寻址的实施规范。⑨

此外，涵盖实体应该为员工提供安全意识教育并开展培训计划，同时采取诸如安全提醒、防止恶意软件 "窃听"、登录监控和密码管理等措施。⑩ HIPAA 安全规则规定了安全事件⑪的响应和报告机制，并侧重于数据备份、灾难恢复、紧急模式操作、测试和修订程序，以及对受影响的数据和应用的重要性进行分析的应急计划。⑫ HIPAA 安全规则还指示涵盖实体应定期

① 45 CFR § 164.306(d) (2015).
② 45 CFR § 164.306(d)(2)(2015).
③ 45 CFR § 164.306(d)(3)(2015).
④ 45 CFR § 164.306(d)(3)(ii)(B)(1)(2015).
⑤ 45 CFR § 164.306(e) (2015).
⑥ 45 CFR§164.308(a)（2015）
⑦ 45 CFR§164.308(a)(1)(ii)(1205)
⑧ 45 CFR§164308(a)(2)-(3)(i)（2015）
⑨ 45 CFR§164.308(a)(3)(ii)（2015）.
⑩ 45 CFR§164.308(a)(5)（2015）.这部分属于可寻址的实施规范。
⑪ 45 CFR§164.308(a)(6)（2015）
⑫ 45 CFR§164.308(a)(7)（2015）.测试和修订程序的开发，以及应用程序和数据关键性分析，都属于可寻址的实施规范。其他保障措施也属于 "要求" 类。

评估自身的合规性①，并且只要业务伙伴②提供满意的保证，证明他们会适当地保护数据，就可以签订书面合同或进行其他安排来处理受保护的电子健康信息。③ 然而，安全规则并不适用于将电子保护健康信息传输给正在治疗患者的其他医疗服务提供者的情形，也不适用于向团体健康计划的发起者或确定政府公共福利计划资格的机构进行传输的情形。④

3.3.1.2 物理保障

HIPAA 安全规则还规定了一些物理保障措施，目的是阻止对电子信息系统及其所在设施的未授权访问，同时确保授权人员的访问。⑤ "设施访问控制"分节描述了几个可寻址的实施规范，其中包括设计应急行动、设施安全计划、访问控制和验证程序，以及维护有关修理和修改实体设施中与安全相关组件的记录。⑥

接下来，涵盖实体需要维护工作站的安全，⑦ 并建立程序来管理包含受保护电子健康信息的硬件在有关设施内和设施外的移动。⑧ 这些程序应涉及电子媒体的处理，在设备将被重新用于其他目的的情况下删除受保护的电子健康信息，维护硬件位置和负责人的记录，以及在移动设备前的数据备份和存储。⑨

3.3.1.3 技术保障

HIPAA 安全规则详细规定了必要的和可视情况处理的技术保障措施，

---

① 45 CFR§164.308(a)(8)（235）

② "业务伙伴"是指向其他涵盖实体提供服务的个人或实体，这些服务涉及使用或披露个人健康信息 (PHI)。例如索赔处理员、会计师、律师、记录员和顾问。US Department of Health and Human Services, "Health Information Privacy: Business Associates"; available at: www.hhs.gov /ocr/privacy/hipaa/understanding/coveredentities/businessassociates.html (accessed August 24, 2015).

③ 45 CFR§164.308(b)(1)、(3) 和 (4)（2015）。另见 45 CFR§164.314(2O15)fs 关于业务伙伴合同和其他安排的规范。

④ 45 CFR§164.308(b)(2)(20i15); 45 CFR§164.502(e)(1)(ii)(C) (2015)。

⑤ 45 CFR§164.310(a)(1)（2015）。

⑥ 45 CFR§164,310(a)(2)（2015）。

⑦ 45 CFR§164.310(b) 和 (c) (2015)。

⑧ 45 CFR§164.310(d)(1)（265）。

⑨ 45 CFR§164.310(d)(2)（2015）。处置和媒体再利用的实施规范属于"要求"类，而记录保存和数据备份及存储的要求是可以解决的。

旨在确保只有经授权的人员才能访问受保护的电子健康信息，[①]这些保障措施包括：分配唯一的用户识别名称或号码，建立紧急访问程序，在一定的时间内无操作则强制自动注销，以及建立加密和解密机制。[②]技术保障条款还讨论了审计控制、受保护电子健康信息的认证机制和想要访问该信息的用户，以及在电子（媒介中）传输受保护电子健康信息时确保安全的其他措施。[③]

3.3.2 强制执行

HIPAA 执法允许实施民事处罚和刑事处罚。[④]以未经授权的方式披露健康信息，或未能实施适当的安全措施的涵盖实体可能会受到调查和处罚。

3.3.2.1 投诉调查与处罚

HIPAA 的条例针对泄露隐私的行为建立了一个主要由投诉驱动的执法机制。[⑤]认为违规行为已经发生的人员[⑥]可以向美国卫生与公众服务部（HHS）提出投诉。[⑦]从 2014 年 10 月至 2015 年 3 月，HHS 收到了约 940 条与违反 HIPAA 安全规则有关的投诉。[⑧]美国卫生与公众服务部的公民权利办公室（OCR）负责执行安全规定，它的职责是调查投诉，并尝试通过自愿遵守、纠正行动和 / 或解决协议等途径来解决不合规的案件。[⑨]如果不

---

① 45 CFR§164312(a)(1)（2015）。

② 45 CFR§164.312(a)(2)（2015）。唯一的用户识别和紧急访问程序属于"要求"类，而自动注销以及加密和解密属于可寻址的实施规范。

③ 45 CFR§164.312(b)-(e)（2015）。用于数据传输的信息认证和完整性控制的机制被指定为"视情况处理"。

④ 45 CFR § 164.312(a)(1)(2015).

⑤ Fed. Reg. 70: 20226 (2005). 然而，该条例还规定，HHS 可以在没有收到投诉的情况下进行合规性审查 Jd.；45 CFR§160.308（2015）。

⑥ 其中"人"的定义为：所有自然人、信托或遗产、合伙企业、公司、专业协会或公司，或其他公共或私人实体 45 CFR§160.103 (2015)。

⑦ 45 CFR § 160.306(a) (2015).

⑧ US Department of Health and Human Services, "Health Information Privacy: Enforcement Highlights"; available at: www.hhs.gov/ocr/privacy/hipaa/enforcement/highlights/index.html (accessed August 24, 2015).

⑨ US Department of Health and Human Services, "How OCR Enforces the HIPAA Privacy and Security Rules"; available at: www.hhs.gov/ocr/privacy/hipaa/enforcement/process/howocren forces.html (accessed August 24, 2015).

合规方不予合作，OCR 可能会根据违规者的责任程度，分级对不合规行为处以民事罚款。每次违规的最高罚款金额高达 50000 美元，"但是，对于在一个日历年内对相同要求或禁令的所有此类违规行为，对该人所施加的总金额不得超过 1500000 美元"①。被申诉人可以要求在行政法官（ALJ）面前进行听证会。② 正如在行政程序中所常见的，只允许进行有限的调查，③ 行政法官通常不受联邦证据规则的约束。④OCR 无权进行刑事处罚，因此它会将涉及潜在刑事违法行为的案件移交给司法部。⑤

实际上，OCR 并不经常进行经济惩罚，但如果它这样做了，意味着惩罚的力度是不小的。截至 2015 年 6 月，OCR 总共只收取了 24 笔罚款。⑥ 然而，据报道，在 2014 年的前十个月里，OCR 征收了 5 笔罚款，罚款金额分别为：21.5 万美元、330 万美元、150 万美元、172.522 万美元和 25 万美元。⑦ 此外，遭受数据泄露的涵盖实体通常会在自身的事件调查、通知患者及风险缓解活动上花费数百万美元。例如，2012 年，田纳西州的蓝十字与蓝盾协会（Blue Cross and Blue Shield）向 HHS 支付了 150 万美元的罚款，以解决 2009 年发生的影响到 100 多万人的系统漏洞案件。但是，处理整个事件的总花费约为 1850 万美元。⑧

3.3.2.2 州总检察长的诉讼

HIPAA 法规还授权各州总检察长起诉违反 HIPAA 隐私和安全规则的个体，只要他们的不当行为损害或威胁到各州居民的福利。⑨ 总检察长可

---

① 42 USC § 1320d-5 (2010).

② 45 CFR § 160.526(a) (2015).

③ 45 CFR § 160.538 (2015).

④ 45 CFR § 160.558(b) (2015).

⑤ See 42 USC § 1320d-6 (2010).

⑥ Bernadette M. Broccolo and Edward G. Zacharias, "US Privacy and Security Compliance Enforcement in the Health Care Industry: Recent Developments and Trends," *BNA's Health Law Reporter*, Vol.24, No.25, 2015, pp.801, 802.

⑦ Daniel Solove, "The Brave New World of HIPAA Enforcement (Part 4)," *SafeGov*, October 20, 2014; available at: www.safegov.org/2014/10/20/the-brave-new-world-of-hipaa-enforcement-(par t-4) (accessed August 24, 2015).

⑧ Kim Baldwin-Stried Reich, "Trends in e-Discovery: Four Cases Provide a Glimpse of Healthcare Litigation's Future," *Journal of AHIMA*,Vol. 83, No.5, 2012, pp.44, 45.

⑨ 42 USC A§1320d-5 (d) (2010).

针对个人所有违反相同要求的行为，可要求禁令救济或不超过每年25000美元的民事赔偿。

截至2015年，康涅狄格州、佛蒙特州、明尼苏达州、马萨诸塞州、伊利诺伊州、印第安纳州、纽约州和加利福尼亚州的总检察长发起了执法行动，不过他们往往同时会依据HIPAA和州隐私或消费者保护法提起诉讼。① 例如，马萨诸塞州总检察长根据州消费者保护法和HIPAA起诉南岸医院（South Shore Hospital），因为该医院将473个未加密的备份计算机磁带连同80万人的可读个人健康信息运送给第三方供应商，由该供应商负责删除数据并转售磁带。这些磁带中含有姓名、社会安全号码、账户号码和医疗诊断信息。医院没有告知供应商磁带中含有个人健康信息，也没有提前确认供应商会适当地处理这些敏感信息。更糟糕的是，三个运输箱中只有一个到达供应商处，另外两个运输箱一直没有找到，尽管没有证据表明有人获得了丢失的数据。南岸医院同意在2012年支付75万美元以和解此案。②

3.3.2.3 破产通知要求与审计

另外两个执法机制也值得注意。首先，根据HIPAA的违规通知条款，涵盖实体必须向受影响的个人和OCR报告安全违规事件。③ 各涵盖实体必须在发现违规后的60天内通知个人，但可以每年向OCR报告一次。然而，如果该违规行为影响了特定州或司法管辖区内500人或以上，该涵盖实体必须在60天内通知卫生与公众服务部，并且还要通知主要媒体机构以便公开这一事件。④OCR还在其网站上公布了一份影响500人或以上的违规

---

① Solove, "The Brave New World of HIPAA Enforcement (Part 4)"; Broccolo and Zacharias, "US Privacy and Security Compliance Enforcement in the Health Care Industry," 808; James Swann, "University of Rochester Hospital Reaches HIPAA Settlement with NY Attorney General," *BNA's Health Law Reporter*, Vol.24, No.47, 2015, p.1615.

② Attorney General of Massachusetts, "South Shore Hospital to Pay $750,000 to Settle Data Breach Allegations," May 24, 2012; available at: www.mass.gov/ago/news-and-updates/press-releases/2012/2012-05-24-south-shore-hospital-data-breach-settlement.html (accessed August 24, 2015).

③ 45 CFR§164.400-14（2015）

④ US Department of Health and Human Services, "Breach Notification Rule"; available at: www.hhs.gov/ocr/privacy/hipaa/administrative/breachnotificationrule/ (accessed August 24, 2015).

事件清单。①

其次，根据法律规定，OCR 需要对涵盖实体遵守 HIPAA 隐私、安全和违规通知规则的情况进行定期审计。②为此，OCR 在 2008 年建立了试点审计计划。

2011 年，OCR 对 115 个涵盖实体进行了评估。该办公室随后对审计计划的有效性进行了正式评估。③2016 年，OCR 启动了其审计计划的第二阶段，计划对 350 个涵盖实体进行审计。④

3.4 HIPAA 安全规则的合规情况

3.4.1 灵活性还是指导不足？

HIPAA 安全规则将实施安全标准的机制留给了涵盖实体自行决定。⑤例如，一项题为"方法的灵活性"的规定指出："涵盖实体可以采取任何安全措施，使其能够合理并适当地实施这些标准和实施规范"。⑥HIPAA 安全规则对"合理和适当"的标准进行了详细说明，指示涵盖实体考虑其规模、复杂性、能力和技术基础设施、安全措施的成本；"受保护电子健康信息发生潜在风险概率和严重程度"。⑦这段话没有对"严重程度"一词进行解释，也没有提供关于如何识别"潜在风险"的指导。同样，在其行政

---

① US Department of Health and Human Services Office for Civil Rights, "Breaches Affecting 500 or More Individuals"; available at: https://ocrportal.hhs.gov/ocr/breach/breach_report.jsf (accessed August 24, 2015).

② 42 USC§1794o(2010)。

③ US Department of Health and Human Services, "HIPAA Privacy, Security, and Breach Notification Audit Program"; available at: www.hhs.gov/ocr/privacy/hipaa/enforcement/audi t/index. html(accessed August 24, 2015).

④ Broccolo and Zacharias, "US Privacy and Security Compliance Enforcement in the Health Care Industry," 802; US Department of Health and Human Services, "OCR Launches Phase 2 of HIPAA Audit Program" HHS.gov; available at: www.hhs.gov/hipaa/for-professionals/compli ance-enforcement/audit/phase2announcement/index.html (accessed March 24, 2016).

⑤ 45 CFR§164.306(b)（2015）

⑥ 45 CFR§164.306(b)(1)（2015）。

⑦ 45 CFR§163.06(b)(2)(2015)。

保障措施部分，HIPAA 安全规则要求涵盖实体"对受保护电子健康信息的保密性、完整性和可用性的潜在风险和脆弱性进行准确和彻底的评估"。[①]关于如何完成风险分析这一复杂而关键的任务，没有提供进一步的细节说明。

方法上的灵活性减轻了涵盖实体在合规性方面的负担。他们可以自由地采用适合自身的安全机制，只要这些机制是有效的。此外，采用的方法应对不断变化的技术非常敏感，必须不断发展以应对日益严峻的黑客攻击或其他攻击。因此，规定使用特定的技术或安全产品是不切实际的，因为可能会很快过时。

然而，尽管灵活性是令人向往的，但是在监管环境下，也可能带来危险，因为这可能会让受监管的主体在如何遵守法律要求方面缺乏足够的指导。特别值得关注的是，HIPAA 安全规则省略了一项明确的要求，即涵盖实体可能在顾问或供应商的协助下，确定当前健康信息学和计算机安全的最佳实践。这样的要求是必要的，以确保涵盖实体了解健全的安全实践和新出现的安全风险并制定相应对策。目前的情况是攻击者会迅速利用新发现的软件系统和应用程序漏洞进行攻击，这使得被保护实体必须在了解和应对这些漏洞方面表现得极其尽责。

3.4.2 合规资源

网络安全专家丽莎·加拉格尔（Lisa Gallagher）和迈克尔·加尔文（Michael Garvin）建议医疗机构将其信息技术预算的 40% 用于采取数据安全措施，此后将预算的 10% 用于维护数据安全。[②]然而，在现实中，平均而言，医疗机构将其信息技术预算的大约 3% 用于数据安全，资金短缺是无法忽视的。根据波内蒙研究所的研究，超过一半的受访者认为他们的组织没有足够的资金来解决安全问题，而且尽管 HIPAA 安全规则有规定，

---

① 45 CFR§164_3o8(a)(i)(ii)(A) (20L5).

② Arthur Allen, "Health Care Spending Billions to Protect the Records It Spent Billions to Install," *Politico*, June 1, 2015; available at:www.politico.com/story/2015/06/health-care-spendingbillions-to-protect-the-records-it-spent-billions-to-install-118432.html (accessed August 24, 2015).

但大多数机构并没有进行风险评估。[1]

关于技术安全解决方案的详细建议超出了本书的讨论范围。笔者将这些问题交给新兴的安全行业专家，他们为医疗服务提供商提供咨询服务。其中包括赛门铁克（Symantec）和诺斯罗普·格鲁曼（Northrop Grumman）等大型企业，以及一些小型的精品运营公司。国际隐私专业协会有 2 万名会员，会员人数以每年 25% 的速度增长。[2] 事实上，医疗机构常求助于供应商来实施适当的安全措施。[3]

涵盖实体及其代理人可以获得大量的资源。HHS 有专门用于"安全规则指导材料"的网页。[4] 它创建了一个"安全规则教育文件系列"，其中的文件涉及行政、物理和技术保障措施、风险分析、小型供应商的实施以及其他事项。HHS 还制定了关于风险分析、远程访问和使用个人健康信息的安全指南。此外，HHS 网站提供了一些非常有用的国家标准和技术研究所（NIST）关于风险管理和安全数据保障的出版物链接。其他有声望的行业组织，如国际标准化组织（ISO）、计算机应急准备小组（the Computer Emergency Readiness Team）和国家信息保障伙伴关系（National Information Assurance Partnership）都在制作和传播可供借鉴的相关信息。[5]

在互联网上可以很容易地找到许多其他资源。例如，一家叫作"医生公司"（Doctors Company）的医疗事故保险公司提供了以下建议：

- 确定所有可能存在漏洞的领域。

---

[1] Ponemon Institute, "Fifth Annual Benchmark Study on Privacy and Security of Healthcare Data," 2.

[2] Allen, "Health Care Spending Billions to Protect the Records It Spent Billions to Install."

[3] Deloitte and Oracle, "Securing Electronic Health Records (EHRs) to Achieve 'Meaningful Use' Compliance, Prevent Data Theft and Fraud," March 2011, 1; available at: www.oracle.com /us/industries/ healthcare/oracle-deloitte-secure-ehrwp-454659.pdf (accessed August 24, 2015).

[4] US Department of Health and Human Services, "Health Information Privacy: Security Rule Guidance Material"; available at: www.hhs.gov/ocr/privacy/hipaa/administrative/securityrule/ securityruleguidance.html (accessed August 24, 2015).

[5] See International Organization for Standardization; available at: www.iso.org/iso/home. html(accessed August 24, 2015); United States Computer Emergency Readiness Team; available at: www. uscert. gov/ (accessed August 24, 2015); and the National Information Assurance Partnership; available at: https://www.niap-ccevs.org/ (accessed August 24, 2015).

- 制定安全的办公程序，例如签到表只要求提供最少的信息。

- 处理和销毁纸质记录的程序。

- 政策详细规定了哪些设备允许含有个人健康信息，以及在什么情况下这些设备可以离开办公室。

- 对所有含有个人健康信息的设备（笔记本电脑、台式机、拇指驱动器和集中存储设备）进行加密。确保 U 盘已加密，并且加密代码未刻写在 U 盘上或与 U 盘一同包含在内。加密是防止漏洞出现的最好方法。

- 培训员工如何保护个人健康信息。这不仅包括确保政策和程序符合 HIPAA 的要求，还包括指示员工不要公开讨论患者的个人健康信息。

- 定期审计并测试涵盖实体和电子安全政策及程序，包括在发生违规事件时应采取哪些措施。OCR 会对已经发生过违规的实体以及那些未曾违规的实体进行审计。OCR 会检查你是否设定了应对违规情况的程序。在发生违规事件时采取适当的步骤可能有助于避免被罚款。

- 保险。确保你的诊所参加了保险，以便在发生违规的情况下协助支付某些费用。①

这些建议大多得到了卫生法专家的响应。麦德默特·威尔与埃默里律师事务所（McDermott Will & Emery）的伯纳黛特·布罗科洛（Bernadette Broccolo）和爱德华·扎卡里亚斯（Edward Zacharias）写道："HIPAA 合规原则的一个关键要素是进行定期、全面的 HIPAA 安全规则风险分析，记录在案，制定补救计划以解决发现的问题，并执行该计划"。② 他们指出，在 OCR 的第一轮审计中，几乎 70% 的审计结果显示，被审计单位没有进行可接受的风险分析。布罗科洛（Broccolo）和扎卡里亚斯（Zacharias）还建议，涵盖实体应严格遵守加密规定，并通过桌面演练为可能发生的违规行为做准备。

---

① David McHale, "Be Cybersecure: Protect Patient Records, Avoid Fines, and Safeguard Your Reputation," *Michigan Medicine*, Vol.113, No.5, 2014, p.9; available at: www.thedoctors.com/KnowledgeCenter/PatientSafety/articles/Be-Cybersecure-Protect-Patient-Records-Avoid-Fines -and-Safeguard-Your-Reputation (accessed August 24, 2015).

② Broccolo and Zacharias, "US Privacy and Security Compliance Enforcement in the Health Care Industry," 808–809.

基于云计算的 EHR 系统需要与那些在医疗服务提供者的服务器上运行的系统一样的安全措施。然而，医疗服务提供者必须确保云运营商遵守 HIPAA 安全规则的要求，特别是他们还在存储不受 HIPAA 保护的非医疗信息。拥有不同数据集的云运营商可能不完全熟悉监管安全要求，或者可能难以跟踪哪些数据合规，哪些数据不合规。① 此外，建议使用云服务的医疗保健提供者，将患者健康信息的备份副本保存在不同的数据中心。②

3.5　HIPAA 安全规则修改建议

现在回到法律和法规的文本上来。为了提高 HIPAA 安全规则的法律效力，笔者再提出两项建议：（1）扩大"涵盖实体"和"健康信息"的定义；（2）为受到影响的个人建立私人诉讼所需的法律依据。

3.5.1　受保护实体的狭义定义

3.5.1.1　批评

HIPAA 安全规则只对处理个人健康信息的一小部分人和实体的行为进行管理。该规则针对的是那些显然每天要处理大量健康信息的人。据推测，立法者并不想把沉重的合规负担强加给那些不从事医疗保健业务的数据持有人。然而，将他们排除在外可能会给公众带来严重的隐私泄露风险。

该规则将"涵盖实体"定义为包括医疗计划、医疗信息交换中心、③ 和为 HIPAA 相关交易而以电子方式传输健康信息的医疗服务提供者，以及他们的商业伙伴。④ 因此，医生、药剂师、医院、健康保险公司和健康维护

---

① 云运营商将被视为 HIPAA 所涵盖的业务伙伴，因此如果 OCR 得知其存在安全违规行为，他们可能会受到处罚。

② Noblin, Cortelyou-Ward, and Servan, "Cloud Computing and Patient Engagement," 68; Rodrigues et al., "Analysis of the Security and Privacy Requirements of Cloud-Based Electronic Health Record Systems."

③ "医疗清算机构"是"将来自另一实体的非标准健康信息处理为标准（即标准电子格式或数据内容）或反之的实体"。US Department of Health and Human Services, "Health Information Privacy: For Covered Entities and Business Associates"; available at: www.hhs.gov/ocr/privacy/hipaa/understanding/coveredentities/ (accessed August 24, 2015).

④ 45 CFR§§160.102-103 (2015)；42 USC§17934 (2010).

组织（HMO）都必须遵守 HIPAA 隐私标准，但并非所有拥有可识别健康数据的各方都涵盖在内。因此，销售非处方药或提供医疗建议的网站、处理申请人和雇员医疗记录的雇主、营销人员以及许多其他获得健康数据的商业实体不受 HIPAA 安全规则的要求约束。该规则的覆盖范围狭窄，影响了它保护公民的医疗信息不被滥用的能力。因此，存储在非涵盖实体维护的系统中的大量健康信息特别容易被盗窃、泄漏、破坏或篡改。

3.5.1.2 解决方案：扩大监管范围

涵盖实体。因为医疗服务提供者、保险公司、信息交流中心和他们的业务伙伴绝不是唯一维护和传输个人健康信息的实体，所以将安全规则以及一般的隐私法规管辖范围仅限于这些类型的实体是不合逻辑的。

因此，HIPAA 隐私规则中的"涵盖实体"一词的范围应大大扩展。然而，联邦立法者并不需要费力地制定一个新的定义。相反，他们可以采用得克萨斯州非常严格的健康隐私法中的宽泛用语，内容如下。

"涵盖实体"是指任何存在以下情况的个体。

（A）以获得商业、金融或专业利益，货币费用或会费，或以合作、非营利或公益服务的方式，全面或部分参与，并具有实际或推定知识，从事收集、分析、使用、评估、储存或传输受保护健康信息的行为。该术语涵盖了商业伙伴、医疗支付方、政府部门、信息或计算机管理实体、学校、健康研究员、医疗机构、诊所、医疗服务提供者或维护互联网站点的个人。

（B）获得受保护的健康信息。

（C）根据本章节获取或存储受保护的健康信息。

（A）、（B）或（C）的雇员、代理人或承包商创建、接收、获取、维护、使用或传输受保护的健康信息。[①]

如果采取像得克萨斯州法规那样的广泛定义，将为美国公众提供更全面的隐私保护，而不会有不适当的限制。由于在（A）中起始部分的资格限定语言，例如，"涵盖实体"这个术语并不会涵盖那些因关心他人身体健康状况而通过电子邮件彼此讨论朋友医疗问题的个人。因此，拟议的定

---

① Tex. Health & Safety Code Ann. 181.001(b)(2) (West).

义不会构成政府对纯私人事务的无理干涉。

健康信息。对"涵盖实体"定义的修改将需要扩大"健康信息"的含义，这在隐私条例的"定义"部分和 HIPAA 的"法定定义"部分都有涉及。[1] 目前，"健康信息"的含义具体如下。

（A）由医疗保健提供者、健康计划、公共卫生主管部门、雇主、人寿保险公司、学校或医疗保健信息交换所创建或接收的任何信息，无论是口头的还是以任何形式或媒介记录的。

（B）涉及个人过去、现在或未来的身体或精神健康状况，对个人的健康护理的提供，或者对个人健康护理的过去、现在或未来的款项支付。

这个定义排除了由未在条款中指定的各方处理的个人健康信息，如金融机构、营销商、网站运营商以及对个人电子健康信息感兴趣的其他各方。"涵盖实体"概念的扩展需要"健康信息"含义的并行扩展。"健康信息"应该指的是"以任何形式或媒介记录的，涉及个体过去、现在或未来的身体或精神健康状况，向个体提供的医疗保健信息，或者过去、现在或未来为个体提供医疗保健的付款信息"。这个表述并未根据信息的创建者或接收者来限制"健康信息"的含义。

3.5.2 私人诉讼缺乏法律依据

HIPAA 安全规则没有规定私人诉讼法律依据。[2] 私人诉讼肯定会面临来自受监管实体的巨大阻力，这些实体认为，即使没有私人诉讼的威胁，HIPAA 隐私和安全规则也是极其烦琐的。少数州级法院已经接受了原告的辩论意见，即 HIPAA 应该在涉及隐私泄露的过失案件中确定照护标准。[3] 然而，隐私规则本身只能通过行政程序、行政法官（ALJ）的听证会和州检察长的行动来执行。

---

① 45 CFR§160.103（2015）；42 USC§132od（4）（2000）.

② See 45 CFR §§ 160.300–552 (2015).

③ See, e.g., RK v. St. Mary's Med. Ctr. Inc., 735 S.E.2d 715 (W.Va. 2012); I.S. v. Wash. Univ., No.4:11-cv-235SNLJ, 2011 US Dist. LEXIS 66043 (E.D. Mo. June 14, 2011); Harmon v. Maury Cnty. Tenn., No.1:05-cv-26, 20015 US Dist. LEXIS 48094 (M.D. Tenn. August 31, 2005); Yath v. Fairway Clinics NP, 767 N.W.2d 34 (Minn. Ct. App. 2009); Acosta v. Byrum, 638 S.E.2d 246(N.C. Ct. App. 2006); Byrne v. Avery Center for Obstetrics and Gynecology, P.C., 102 A.3d 32(Conn. 2014).

3.5.2.1　批评

根据法规建立的执行系统，任何受侵害的个人都有权向 OCR 提出投诉。[1] 然而，即使 OCR 对侵害实施方处以罚款，这笔钱也会流入美国财政部，而不是赔偿给投诉人。[2] 应受管辖实体的要求，行政法官可以举行听证会，但的当事人是参加听证会的被指控的违法者和 HHS 工作人员。[3] 同样地，在州检察长的诉讼中，收到损害赔偿的是各州政府而非私人个体。[4]

与 HIPAA 隐私和安全规则相比，美国其他许多的隐私法律都规定了私人诉讼的法律依据。这些法律包括 1974 年的《隐私法案》《有线电视通讯政策法案》《电子通讯隐私法案》、1988 年的《视频隐私保护法案》和 1994 年的《司机隐私保护法案》，[5] 这些法律明确规定了追索律师费和其他费用的权利，因此即使是因不适当的披露而受到极小损失影响的原告，也有可能找到愿意为案件提起诉讼的律师。

如果没有私人诉讼理由，无论 HIPAA 规定的违法行为有多严重，受到侵害的个人都无法获得救济。此外，私人诉讼往往需要行政程序的辅助手段，才能达到威慑的目的。政府执法行动的积极性可能取决于政治优先事项和来自民众的压力，或者预算和资源分配的限制。因此，只影响少数人的明显违规行为可能会被忽视，而那些不会设立重要先例的案件，无论提出的诉讼请求有多么合理，政府可能都不会进行诉讼。这种不可避免的资源配给决策可能会留下一个重要的威慑空白，只能通过私人行动（private enforcement）来填补。

可以说，在侵权法中已经存在几个与侵犯隐私有关的诉讼理由，可供违反 HIPAA 安全规则的受害者使用。然而，事实上，普通法理论对 HIPAA 违规案件的帮助有限。公开披露私人信息的侵权行为包含四个要

---

[1]　45 CFR § 160.306(c) (2015).

[2]　45 CFR § 160.424(a) (2015); US Department of Health and Human Services, "How OCR Enforces the HIPAA Privacy and Security Rules"; available at: www.hhs.gov/ocr/privacy/hipaa/enforcement/process/howocrenforces.html (accessed August 24, 2015).

[3]　45 CFR § 160.504(a) (2015).

[4]　42 USC § 1320d-5(d) (2010).

[5]　5 USC § 552a(g) (2010); 47 USC § 551(f)(1)(2010); 18 USC § 2520 (2010); 18 USC § 2710(c) (2010); and 18 USC § 2724 (2010).

素：（1）公开披露；（2）私人信息；（3）对于理智的人来说，这是令人反感和具有冒犯性的举动；（4）这不是合理的公众关注事件。[1] 大多数法院已经发现，为了支持这种责任理论，原告必须证明个人信息被广泛地传播给了公众，并且认为这种侵权理论主要适用于通过媒体发布的案件。[2] 然而，在涉及 HIPAA 违规的情况下，个人健康信息通常会被黑客或盗贼获取，而不会向公众发布，因此，公开披露私人信息的侵权行为不适用。

对于原告来说，可能更有成效的侵权理论是违反保密义务。[3] 法院基于多种来源，确定了患者的保密权，包括保护医生—患者沟通的特权法规，禁止未经授权透露患者信息的许可法规，以及在《希波克拉底誓词》和其他来源中明确的医学伦理原则。例如，在霍姆诉帕顿（Home v. Patton）[4] 的案例中，法院裁定，医生向患者的雇主透露医疗信息，违反了保密义务。法院裁定，医生在治疗过程中有义务不透露获得的患者信息，并且在违反此项义务的情况下，私人诉讼的理由是存在的。[5] 无论信息被公开传播的程度如何，或者其冒犯程度如何，都可以对违反保密义务的行为提起诉讼，无须证明侵犯者的意图。[6]

然而，一般来说，只有当违反保密规定的行为人和受害者有直接的关系时，如临床医生和患者的关系，才能确立违反保密规定的侵权行为。[7] 原告也曾偶尔在故意诱导医生违反医患保密责任以揭露机密信息的第三方

---

[1] See Diaz v. Oakland Tribune, 139 Cal.App.3d 118, 126 (1983).

[2] P ete r K. Winn, "Confidentiality in Cyberspace: The HIPAA Privacy Rules and the Common Law," Rutgers Law Journal 33 (2002): 653; Daniel Solove, The Digital Person: Technology and Privacy in the Information Age (New York: New York University Press, 2006), 60. See Satterfield v. Lockheed Missiles and Space Co., 617 F. Supp. 1359, 1369 (S.C. 1985); Beard v. Akzona, Inc., 517 F. Supp. 128, 132 (E.D. Tenn. 1981); Tollefson v. Price, 430 P.2d 990 (Ore. 1967); Vogel v. W. T. Grant Co., 327 A.2d 133, 137(Pa. 1974); Swinton Creek Nursery v. Edisto Farm Credit, 514 S.E.2d 126, 131 (S.C. 1999).

[3] See Winn, "Confidentiality in Cyberspace," 652–658.

[4] Horne v. Patton, 287 So.2d 824 (Ala. 1973).

[5] Horne v. Patton, 287 So.2d 824 (Ala. 1973), 829-30。

[6] Winn, "Confidentiality in Cyberspace," 657–8.

[7] Winn, "Confidentiality in Cyberspace," , 662; Humphers v. First Interstate Bank, 696 P.2d 527, 530 (Or. 1985).1985).

诉讼中取得胜利，但在这里，不当披露也是由医生进行的。^① 因此，保密性侵权行为并不适用于黑客攻击、盗窃或者由与患者没有往来的任何人所进行披露的情况。此外，由于违反保密性是一种普通法上的侵权行为，确定责任的标准在各州的情况可能不同。由于没有联邦法规定的诉讼理由，原告在隐私泄露案件的诉讼中几乎没有选择，他们的成功可能取决于案件发生在哪个州。

3.5.2.2 解决方案：通过私人诉讼理由加大执法力度

HIPAA 隐私和安全规则缺乏私人诉讼理由，削弱了它的威慑效果和救济能力。因此，隐私条例是否应采用许多其他美国隐私法的做法，建立起私人诉讼的理由？^②

HIPAA 隐私和安全规则的行政处罚应与私人诉讼权一起保留。这种方法将允许政府在没有个人受到伤害的情况下进行干预，例如在电子安全维护不足但未经授权的第三方未访问或滥用数据的情况下。与此同时，它将在政府不追究的情况下引入私人行动的威胁，这可能会占到违规行为的大多数。

借用其他隐私立法中的私人诉讼条款，HIPAA 法规和条例应包含以下内容。^③

（1）任何因涵盖实体违反此条款而受到侵害的人都可以在美国地区法院提起民事诉讼。^④

（2）法院可以裁定——

（a）实际损失，但不低于 2500 美元的违约金；

（b）在证明出于故意或鲁莽，无视法律的情况下的惩罚性赔偿；

---

① Winn, "Confidentiality in Cyberspace," 661–665. See Hammonds v. Aetna Casualty & Surety Co., 243 F. Supp. 793 (N.D. Ohio 1965); Alberts v. Devine, 479 N.E.2d 113 (Mass. 1985); Morris v. Consolidation Coal Co., 446 S.E.2d 648(W.Va. 1994); Biddle v. Warren General Hospital, 715 N.E.2d 518 (Ohio 1999).

② 众所周知，被告人可以因同一错误而受到刑事处罚和民事赔偿。See US v. Bajakajian, 524 US 321, 331 (1998); Tuttle v. Raymond, 494 A.2d 1353, 1357–8 (Maine 1985).

③ 在行政法规和联邦法规中都应增加私人诉讼理由，因为执法手段是法规本身许可的。See 42 USC §§ 1320d-5 and 1320d-6 (2003).

④ See Privacy Act of 1974, 5 USC § 552a(g)(1)(D) (2010); Cable Communications Policy Act, 47 USC § 551(f)(1).

（c）合理的律师费和其他合理产生的诉讼费用；

（d）法院确定为适当的其他初步和公平的救济。[①]

为了限制这种诉讼理由对法院造成的负担，国会可以考虑要求受害方在向法院提起诉讼之前穷尽行政补救措施。这种机制已被多项就业歧视法律所接受，这些法律规定，潜在的原告必须向平等就业机会委员会提出歧视指控，并在向法院提起诉讼之前获得裁定或起诉权函。[②] 可以推测，这样的制度会筛除许多不符合程序要求的案件，因为律师和潜在的诉讼者可能会因为行政机关的负面裁决而感到气馁，不会去追求毫无胜算的、无理的案件。然而，只有当 OCR 有足够的资源和人员来处理大量的索赔时，才有可能进行有效的行政审查。

此外，私人诉讼权的开放不太可能引发大量诉讼，因为原告需要证明损失确实发生才能提起诉讼。在计算机系统被黑客攻击的常规案件中，具体的伤害是无法证明的，因此没有证据足以表明犯罪者使用信息的方式伤害了具体的个人。原告只有在能够证明受到伤害的情况下才有资格提起诉讼，例如使用他们的信用卡号码、声誉受到损害，或者因为他们的敏感医疗信息被透露给第三方而失去机会。

EHR 系统的安全对于在新的数字化医疗世界中保护患者福利和赢得公众信任至关重要。HIPAA 安全规则为规范 EHR 系统安全和建立健全的安全标准提供了坚实的基础。然而，技术专家和政策制定者必须时刻保持警惕，继续努力通过所有可能的监管和技术手段提高安全性。

---

① See Driver's Privacy Protection Act of 1994, 18 USC § 2724 (2010), for identical language.

② See, e.g., Title VII of the Civil Rights Act of 1964, 42 USC §§ 2000e-5(b) and (f)(1)(2010).

EHR 系统与责任

2012 年伯克特诉健康倡导医院（Burkett v. Advocate Health & Hosp.）一案 ① 中，一名婴儿接受的静脉注射液的钠含量超 60 多倍，导致该名婴儿几小时后死亡。婴儿死亡的直接原因是技术人员在电子健康档案（EHR）数据字段中输入了错误的信息。然而，与 EHR 系统有关的其他几个问题也导致了这场悲剧。静脉注射机上有自动警报，本应该能够识别出这个错误，但没有启动。此外，由于缺乏互操作性，医生的医嘱无法以电子方式传输给静脉注射袋的自动配制系统。因此，技术员不得不阅读医嘱并输入信息，这就为人为错误创造了机会。② 该案最终以 825 万美元和解。③

虽然倡导者热切地希望 EHR 系统的采用会显著减少医疗错误和相关的医疗事故诉讼，但到目前为止，这种希望是否已经成为现实并不十分明确。第 1 章中所讨论的许多 EHR 的缺点，可能会使临床医生像在纸质时代一样容易在医疗事故中遭到起诉，甚至概率更大。此外，使用复杂的 EHR 而不是传统的纸质文件可能会使诉讼过程更加复杂和艰难。

在美国和世界其他地区，都出现了有关责任的问题。2007 年，一家独

---

① 本章部分基于以下文章：Sharona Hoffman and Andy Podgurski, "E-Health Hazards: Provider Liability and Electronic Health Record Systems," *Berkeley Technology Law Journal*, Vol.24, No.4, 2009, p.1523; Sharona Hoffman, "Medical Big Data and Big Data Quality Problems," *Connecticut Insurance Law Journal*,Vol. 21, No.1, 2015,p. 289.

　　Burkett v. Advocate Health & Hosp., No.11 L 3535, 2012 WL 1795177 (Ill. Cir. Ct. April 5, 2012) (verdict and settlement summary).

② Judith Graham and Cynthia Dizikes, "Baby's Death Spotlights Safety Risks Linked to Computerized Systems," Chicago Tribune, June 27, 2011; available at: http://articles.chicago tribune. com/2011–06-27/news/ct-met-technology-errors-20110627_1_electronic-medical-record sphysicians-systems (accessed August 19, 2015).

③ Burkett, 2012 WL 1795177.

立的欧洲咨询机构发布了一份名为"关于电子健康记录中处理与健康相关的个人数据的工作文件"的报告。其中有一个名为"责任问题"的章节。报告建议正在实施电子健康档案系统的欧洲国家进行"深入的、专业的民事和医疗法律研究以及影响评估，以确定可能出现的新的责任风险"。这些问题可能涉及 EHR 数据的"准确性和完整性"，主治医生需要研究患者 EHR 的程度，阻止临床医生访问 EHR 的技术故障，等等。①

本章专门探讨 EHR 系统的责任与诉讼影响。医生依靠这些复杂的系统来管理他们的日常工作，不仅会影响到临床护理，也会影响到与之相关的法律诉讼。这种新技术如何改变医疗事故的诉讼，是医疗服务提供者和卫生法律师都非常感兴趣的议题。

4.1 责任风险

第一章详细介绍了当代 EHR 系统的许多缺点以及使用这些系统可能产生的许多问题。这些问题可能包括：

- 数据输入错误
- 使用复制和粘贴功能而没有仔细编辑造成的信息不准确
- 信息过载
- 由于数据显示缺陷，导致 EHR 操作困难
- 决策支持的挑战
- 软件缺陷
- 计算机关机
- EHR 系统的僵化
- 时间限制和 EHR 系统的要求
- 缺少互操作性
- 干扰医患关系

---

① European Commission Article 29 Data Protection Working Party, "Working Document on the Processing of Personal Data Relating to Health in Electronic Health Records," February 15, 2007, 20;availableat:http://ec.europa.eu/justice/policies/privacy/docs/wpdocs/2007/wp131_en.pdf (accessed December 6, 2015).

● 数据安全漏洞

鉴于所有潜在的隐患，一个自然而然出现的问题是：EHR 系统是否会使医疗服务提供者更容易受到责任索赔的影响？令人惊讶的是，到目前为止，EHR 系统很少成为医疗事故案件的报道对象。也许，在绝大多数未公开或未通过电子方式报告的案件中，或者在带有保密条款的和解案件中，EHR 可能是权重更大的影响因素。[①]值得注意的是，只有一小部分因疏忽受伤的患者会提起医疗事故索赔（可能只有2%—10%），[②]因此，诉讼的数量少并不一定意味着与电子健康档案相关的伤害就不常见。随着越来越多的患者和律师熟悉这项技术，原告在医疗事故案件中可能会越来越关注电子健康档案系统。

在美国，没有法律专门对 EHR 相关的责任进行规定。因此，律师需要依赖传统的诉讼原因。在欧洲通常也是如此，尽管包括克罗地亚、芬兰和瑞典在内的一些国家已经采纳了明确处理电子健康档案数据错误和删除的法律。[③]后文将探讨可供美国诉讼者使用的各种责任理论。

4.1.1 过失

原告如果认为医疗护理人员在治疗时有过失，可以提出医疗事故索赔。为了证明医疗事故的发生，原告必须证明疏忽的四个要素：（1）被告对原告承担的护理责任；（2）存在违反该责任行为，未能达到适用的护理标准；（3）造成了伤害或损害；（4）伤害与违反责任之间的因果关系。[④]

---

① See A. Benjamin Spencer, Civil Procedure: A Contemporary Approach, 4th edn. (St. Paul, MN: West Academic Publishing, 2014), 779（表明在 2012 年 3 月至 2013 年 3 月期间，只有 1.2% 的联邦法院案件由审判解决）。

② Christopher M. Burkle, "Medical Malpractice: Can We Rescue a Decaying System?", *Mayo Clinic Proceedings*, Vol. 86, No.4, 2011, pp.327–329; David A. Hyman and Charles Silver, "Medical Malpractice Litigation and Tort Reform: It's the Incentive Stupid," *Vanderbilt Law Review*, Vol. 59, 2006, pp.1089–1091.

③ Milieu Law and Policy Consulting, *Overview of the National Laws on Electronic Health Records in the EU Member States and Their Interaction with the Provision of Cross-Border eHealth Services: Final Report and Recommendations*, Contract 2013 63 02 (Brussels, 2014), 44; available at: http://ec.europa.eu/health/ehealth/docs/laws_report_recommendations_en.pdf (accessed January 4, 2016).

④ William Lloyd Prosser et al., eds., *Prosser and Keeton on the Law of Torts*, 5th edn., St. Paul: West Publishing Co., 1984, pp.164–168.

每个案例中的护理标准是基于对被告"是否以审慎的个体在此等情况下所应采取的合理谨慎措施"而确定的。[1] 因此，在医疗事故案件中，原告必须证明"专业人士未能遵循其职业中公认的适当做法"。[2] 护理标准通常经由专家证人的证词来确定。[3]

4.1.1.1 与医疗措施错误相关的过失

由于各种与 EHR 有关的错误，临床医生可能被起诉并被判定为犯有医疗过失。例如，在 K.N. 诉 B 医生及医院一案中，一位患者因其减肥手术后出现的并发症而进行了起诉。[4] 该案的关键问题是，原告的实验室测试结果是否存在并能在电子健康档案中被查阅。该案最终以 130 万美元达成和解。

然而，迄今为止提交的因 EHR 生成的医疗事故纠纷案件较少，可能会让临床医生感到安心。2012 年对科罗拉多州 394 起医疗事故索赔案件进行的一项研究发现，没有一起索赔案件是由 EHR 系统引起的。[5] 美国最大的医疗事故保险公司——"医生公司"进行了一项调查，在对 2007—2014 年医疗事故索赔案件审查后发现，只有 0.9%（97 件）的案件与 EHR 相关。[6] 医院经历的 EHR 索赔事件比任何其他类型的医疗机构都多（占 EHR 相关索赔案件的 43%），并且将问题归结为技术、设计和用户因素。其中包括，数据输入错误、复制和粘贴错误、电子健康档案中的记录区域不足、缺乏 EHR 的培训、缺少 EHR 的警报、警报疲劳等。

哈佛大学附属公司 CRICO 审查并分析了 200 个索赔案例，EHR 是其

---

[1] Vaughn v. Menlove,(1837) 132 Eng. Rep. 490, 492 (C.P.)（确认了陪审团对原告的裁决，原告在被告的干草垛起火并烧毁他的房屋时受伤）。

[2] Doe v. American Red Cross Blood Serv., 377 S.E.2d 323, 326 (1989).

[3] Maxwell J. Mehlman, "Professional Power and the Standard of Care in Medicine," *Arizona State Law Journal*,Vol. 44, No.3, pp.1166, 1184–6.

[4] K.N. v. Dr. B. Residents and Hospital, 26 Nat. J.V.R.A. 4:3, 2010 WL 9447001 (Minn. Dist. Ct. Sep. 8, 2010) (verdict and settlement summary).

[5] Michael S. Victoroff et al., "Impact of Electronic Health Records on Malpractice Claims in a Sample of Physician Offices in Colorado: A Retrospective Cohort Study," *Journal of General Internal Medicine*,Vol. 28, No.5, 2012, p.640.

[6] David B. Troxel, "Analysis of EHR Contributing Factors in Medical Professional Liability Claims," The Doctors Company; available at: www.thedoctors.com/KnowledgeCenter/Publi cations/TheDoctorsAdvocate/CON_ID_006908 (accessed August 19, 2015).

中的一个影响因素。得出的结论是，虽然 EHR 出现了故障，但它们"很少直接导致患者受到伤害"[1]。

然而，医疗服务提供者不应满足现状。可能的情况是，病例的稀缺性仅仅源于 EHR 产品的新颖性。许多医疗机构直到 2010[2] 年以后才采用 EHR 系统，原告律师可能还不习惯调查 EHR 是否在所谓的疗效不佳中扮演了某种角色。此外，案件可能需要五年到六年的时间来进行全面的诉讼，所以许多现在正在进行的案件在一段时间内不会公开。[3]

4.1.1.2 管理与患者的在线交流

安全的信息传递。EHR 系统允许患者通过安全的信息传递渠道与医生沟通，这比普通的电子邮件更不容易受到隐私泄露的影响。这样的电子通信可以提高临床医生的可及性（accessibility），并增强患者对医生相应需求的感知。它还可以通过减少电话呼叫和门诊护理访问的需求，提高便利性和效率。在许多情况下，在线联系可以加强临床医生与患者的关系，提高患者的参与度、信任度和满意度。[4]

然而，网上信息传递产生了新的责任问题，因为处理不当可能使患者受到伤害，最终引发诉讼。[5] 例如，一个患者可能会给他的医生发送一条

---

[1] Arthur Allen, "Electronic Record Errors Growing Issue in Lawsuits," *Politico*, May 4, 2015; available at:www.politico.com/story/2015/05/electronic-record-errors-growing-issue-in-lawsuits-117591. html (accessed August 19, 2015).

[2] 见本书"简介"。

[3] Allen, "Electronic Record Errors Growing Issue in Lawsuits."

[4] Yi Yvonne Zhou et al., "Patient Access to an Electronic Health Record with Secure Messaging: Impact on Primary Care Utilization," *American Journal of Managed Care*,Vol. 13, No.7, 2007, p.424(concluding that patients using electronic messaging had 6.7 to 9.7 percent fewer outpatient primary care visits than others); Kim M. Nazi, "The Personal Health Record Paradox: Health Care Professionals' Perspectives and the Information Ecology of Personal Health Record Systems in Organizational and Clinical Settings," *Journal of Medical Internet Research*, Vol.15, No.4, 2013, P.70; J. Herman Blake et al., "The Patient-Surgeon Relationship in the Cyber Era: Communication and Information," *Thoratic Surgery Clinics*,Vol 22, No.4, 2012, pp.532–533.

[5] Madhavi R. Patt et al., "Doctors Who Are Using E-Mail with Their Patients: A Qualitative Exploration," Journal of Medical Internet Research 5, No.2 (2003): 9（指出医生担心电子邮件会及时到达他们手中）；Paul Rosen and C. Kent Kwoh, "Patient-Physician E-Mail: An Opportunity to Transform Pediatric Health Care Delivery," *Pediatrics*,Vol. 120, No.4, 2007, p.705（指出电子邮件沟通可能会产生对增加责任的焦虑）。尽管这些文章讨论的是常规电子邮件的使用，但同样的问题也适用于安全信息传递。

信息，说他有胸痛的感觉，并期待着立即得到医生回应。如果他没有从医生那里得到任何反馈，他可能错误地认为医生认为疼痛并不严重，不希望他去急诊室。如果患者实际上是心脏病发作，他对电子通信的依赖和错误的信任，可能会产生灾难性的后果。临床医生如果不引导患者了解正确和不正确地使用安全信息的知识，或者没有一个合格的工作人员经常阅读信息，医疗事故索赔就可能会发生。

鼓励患者使用安全信息传递但未能及时回应电子通信的医生，可能比完全不使用电子通信的医生更有可能被起诉。多项研究表明，当患者对医患关系的质量（包括医患沟通体验）不满意时，决定起诉的概率最高。[1]

截至 2015 年，尚未发现涉及安全信息传递或普通电子邮件的医疗事故案件。但发生过医生因未能对来访电话做出适当回应而被起诉的案件。[2] 涉及电子信息的类似索赔的出现只是时间问题。

个人健康记录。许多 EHR 系统提供个人健康记录 (PHR)，使患者能够查阅部分医疗记录。[3] 在某些情况下，PHR（也被称为"患者门户"）与 EHR 系统相连并自动填充提供信息，包括问题列表、过敏史、实验室测试结果、预约时间表等。患者也被允许在个人健康档案中输入信息，如血糖测试结果、血压检查或他们在家自行完成的其他检测。[4] 在其他情况下，个人健康档案不与 EHR 系统挂钩，因此所有的信息都是由患者自己输入的，或者在患者允许的情况下，从实验室、药房或保险公司等渠道提取。[5]

对英美两国患者的研究表明，他们通常对个人健康记录非常感兴趣。

---

① Beth Huntington and Nettie Kuhn, "Communication Gaffes: A Root Cause of Malpractice Claims," *Baylor University Medical Center Proceedings*,Vol. 16, No.2, 2007, pp.157–160.

② Kaznowski v. Biesen-Bradley, No.C063872, 2012 WL 5984491 (Cal. Ct. App. Nov. 30, 2012); Lemlek v. Israel, 161 A.D.2d 299, 301 (1990), modified, 577 N.E.2d 1041 (1991).

③ 见本书第 1 章。

④ Taya Irizarry et al., "Patient Portals and Patient Engagement: A State of the Science Review," *Journal of Medical Internet Research*, Vol.17, No.6, 2015, p.148.

⑤ Taya Irizarry et al., "Patient Portals and Patient Engagement: A State of the Science Review," *Journal of Medical Internet Research*,Vol. 17, No.6, 2015, p.148. N. Archer et al., "Personal Health Records: A Scoping Review," *Journal of the American Medical Informatics Association*, Vol.18, No.4, 2011, p.515.

个人健康记录可以增强患者对自身健康信息的管控能力，并帮助他们在与医疗保健提供者的关系中感到更加有把握。[1]

临床医生们则以不同的理念来处理个人健康记录。有些人认为，所有的健康信息都属于患者，应该尽快公布，即使是坏消息。[2]事实上，如果患者在见医生之前就能消化坏消息并提出适当的问题，那么在就诊过程中可能会更少出现情绪崩溃和更多的理性讨论。

其他临床医生担心，获取某些信息可能会对医患关系产生不利影响。例如，如果患者在家里通过登录电脑而不是通过与临床医生的交谈，得知异常的测试结果或严重的诊断结果，可能会受到心理创伤，对诊断产生误解，或感到愤怒或绝望。[3]这样的患者可能会因为害怕而不敢寻求适当的医疗服务，变得灰心丧气，不再遵守治疗方案，遭受挫折。同样，如果医疗服务提供者与患者分享精神疾病问题列表和完整的进展记录乃至对个人的印象，患者可能会变得不那么配合或信任他们的医生。[4]他们也可能对医生的坦诚程度降低，隐瞒某些类型的信息。如果患者可以看到医生的笔记，后续的诊疗可能受到影响。他们在写评估报告时可能会考虑到他们的患者，更为谨慎地写出经过"淡化"的记录。[5]

由患者自行输入的信息可能会引发对个人健康记录准确性的额外担忧。患者可能会误解数据输入的相关指示，错误地测量数值，从而影响他们使用 PHR 的能力。依赖患者自行输入信息的医生必须了解这些可能性。

PHR 政策和数据披露会对医患关系和文件质量产生广泛的影响，而这

[1] Simon de Lusignan et al., "Patients' Online Access to Their Electronic Health Records and Linked Online Services: A Systematic Interpretative Review," *BMJ Open*, Vol.4, No.9, 2014, p.e006021; Kim M. Nazi et al., "Evaluating Patient Access to Electronic Health Records: Results from a Survey of Veterans," *Medical Care*, Vol.51, No.3, Suppl. 1, 2013, pp.S52–56.

[2] Sarah A. Collins et al., "Policies for Patient Access to Clinical Data via PHRs: Current State and Recommendations," *Journal of the American Medical Informatics Association*, Vol.18, Suppl. 1, 2011, p.i2,i5.

[3] Ellen M. Friedman, "You've Got Mail," *JAMA*, Vol. 315, No.21, 2016, pp.2275–2276.

[4] John Halamka, Kenneth D. Mandl, and Paul C. Tang, "Early Experiences with Personal Health Records," *Journal of the American Medical Informatics Association*, Vol.15, 2008, pp.3–5.

[5] Jan Walker et al., "The Road toward Fully Transparent Medical Records," *New England Journal of Medicine*, Vol.370, No.1, 2014, pp.6–8.

又会引起责任问题。因此，政策还需仔细考量。[1]

4.1.2 医疗保健实体的责任：企业过失和替代责任

拥有 EHR 系统的医院、诊所和其他医疗机构可能会因企业过失而被起诉。[2]医疗机构可能会因未能保护其患者的安全和福祉而承担法律责任。[3]医院有以下四项职责：（1）有义务合理谨慎地维护安全和充足的设施和设备；（2）仅选择并保留有能力的医生的责任；（3）监督所有在……（其）场地内行医的人员的责任……（4）制定、采用和执行适当的规则和规定，确保为患者提供优质护理的责任。[4]

在确立企业过失的表面证据时，原告必须证明：（1）医院没有遵守护理标准；（2）医院实际或推定知道造成伤害的缺陷或程序；（3）行为与伤害之间存在因果关系。[5]

组织也可以通过"雇主负责"的替代责任理论对雇员的行为负责。雇主责任原则，字面意思是"让上级来回答"，即规定雇主对其雇员在其工作范围内的错误行为负责。[6]因此，医院可能要对护士、住院医生、实习生和其他卫生专业人员不当使用 EHR 系统的行为负责。在许多情况下，医生被视为独立承包人而不是雇员，这种地位使医院无须为其行为承担责任。[7]尽管如此，法院发现，医院实施的工作规则和规定足以削弱医生的

---

[1]　Joanne Callen et al., "Emergency Physicians' Views of Direct Notification of Laboratory and Radiology Results to Patients Using the Internet: A Multisite Survey," *Journal of Medical Internet Research* 17, No.3 (2015): 60; Traber Davis Giardina et al., "Releasing Test Results Directly to Patients: A Multisite Survey of Physician Perspectives," *Patient Education and Counseling*, Vol.98, No.6, 2015, pp.788–796.

[2]　Darling v. Charleston Community Mem'l Hosp., 211 N.E.2d 253 (Ill. 1965) (recognizing a cause of action for corporate negligence).

[3]　Thompson v. Nason Hosp., 591 A.2d 703, 707 (Pa. 1991).

[4]　Thompson v. Nason Hosp., 591 A.2d 703, 707 (Pa. 1991).

[5]　Rauch v. Mike-Mayer, 783 A.2d 815, 827 (Pa. Super. 2001).

[6]　Bryan A. Garner et al., eds., *Black's Law Dictionary*, 10th edn. (St. Paul, MN: Thomson West, 2014), 1505.

[7]　See, e.g., Kashistan v. Port, 481 N.W.2d 277, 280 (Wis. 1992)（判决认为，即使医生是医院的员工并且必须遵守医院的政策，也不存在主从关系），Albain v. Fowler Hosp., 553 N.E.2d 1038, 1044 (Ohio 1990)（发现医生的工作权限并未使医院对其行为承担雇主责任）。

独立承包人身份，并使医院面临承担责任的风险。①

医院和其他医疗实体确实受到了涉及 EHR 系统的索赔。在一个案例中，一位医生为一位透析患者手写了一个含钾的处方，但剂量不明确。药剂师和护士使用了 120 毫摩尔的致命剂量，而不是预定的 20 毫摩尔。如果临床医生留意了 EHR 系统的警告，即需要确认药物剂量，那么这个灾难性的错误本可以避免。医院在开庭前秘密达成了和解。医生接受了审判，陪审团将他的过失责任定为 10%，并做出了近 38000 美元的赔偿判决。②

在另一个案例中，由于药房的计算机软件故障，一个居住在护理机构的患者接受了每日剂量的甲氨蝶呤治疗类风湿性关节炎，而不是每周剂量。药物剂量过大是会致命的，该机构以 150 万美元和解了案件。③

4.1.3　EHR 供应商的责任

到目前为止，很少有 EHR 供应商被起诉。然而，分析家们预测，这种趋势会随着时间的推移而改变，随着技术的日渐成熟，原告律师越来越习惯于在构建责任理论时考虑 EHR 系统的问题。④事实上，在未来，EHR 供应商有可能经常被列为医疗事故诉讼的被告。EHR 系统涉及患者护理的许多方面，它们的使用往往是医生如何处理有关疑难病症的组成部分。律师可能主张，责任不仅在于医疗服务提供者，也在于他们使用的技术，并可能认为供应商财力雄厚，能够增加案件的和解价值。

将 EHR 供应商列为被告，会使案件变得更加复杂而昂贵。此外，证明技术故障可能非常困难，需要技术高超的专家。专家可能需要具备在数

---

① Mduba v. Benedictine Hosp., 384 N.Y.S.2d 527, 529 (App. Div. 1976) 判决认为，医生是医院的雇员而不是独立承包商，因为医院掌控着急诊室的运作方式)。See generally Martin C. McWilliams, Jr., and Hamilton E. Russell, III, "Hospital Liability for Torts of Independent Contractor Physicians," *South Carolina Law Review*, Vol. 47, 1996, pp.431–474.

② 马 Martha G. Garcia, Judith Rocha, et al. v. Baptist Health System, d/b/a VHS San Antonio Partners L.P. d/b/a Northeast Baptist Hospital and Flavio Alvarez MD, 2012-CI-10242, 2013 Jury Verdicts LEXIS 13176 (Bexar County District Court, TX, Oct. 3, 2013) (verdict summary).

③ Plaintiff Estate of Patient Doe v. Defendant Medical Facility, 30 N.Eng. J.V.R.A. 7:2, 1000 WL 184840 (Unknown State Ct. Mass.) (verdict and settlement summary).

④ Allen, "Electronic Record Errors Growing Issue in Lawsuits."

千行代码中检测出有缺陷的一行代码的能力。① 对于许多供应商来说，雇用这样的人才可能在经济上难以承受。

4.1.3.1 诉讼理论

合同理论。至少已经有一起针对供应商的大型案件提起诉讼，而且引起了相当大的关注。这是一起由佛罗里达州西北部疼痛诊所在 2012 年年底对 Allscripts 医疗解决方案公司提起的集体诉讼，此案到 2015 年仍在诉讼中。②Allscripts 在 2009 年销售了一款名为"MyWay"的电子健康记录产品，美国各地大约有 5000 名在小型诊所工作的医生以 40000 美元的费用购买了这款产品。当 MyWay 被证明有缺陷时，Allscripts 于 2012 年将其撤出市场，并向其客户提供"免费升级"服务。事实上，该公司提供的是配有完全不同软件的"专业套件 EHR 系统"，并不适合小型诊所。这套系统的维护也更加复杂和昂贵，需要进行大量的员工培训，也很费力。③

原告指控违反担保和不当得利。原告方可以通过以下方式证明违反担保的主张得以胜诉：（1）他们从产品中获得了明示或暗示的担保；（2）产品在离开被告方控制时存在缺陷；（3）这个缺陷直接造成了他们的损失，尽管这些特定的证明元素因州而异。④ 不当得利的主张是因为购买者为 MyWay 支付了 Allscripts 公司的款项，Allscripts 公司保留了款项并从中获益，但该公司未能向医生提供高质量的产品。⑤

其他的合同诉讼也是针对供应商提出的。早在 2007 年，一家皮肤科诊所在购买产品后遇到了许多问题，于是起诉了一家 EHR 供应商。原告主张违反合同、违反担保、诱导性欺诈、过失性欺诈、虚假陈述、不当得利和违反《康涅狄格州不公平贸易行为法》，但最终在上诉过程中败诉。⑥

---

① Sharona Hoffman and Andy Podgurski, "Finding a Cure: The Case for Regulation and Oversight of Electronic Health Record Systems," *Harvard Journal of Law & Technology*, Vol.22, No.1, 2008, p. 125.

② Allscripts v. Pain Clinic of Northwest Florida, Inc., 158 So.3d 644 (3rd D. Ct. App. Fl. 2014).

③ Allscripts v. Pain Clinic of Northwest Florida, Inc., 158 So.3d 645 (3rd D. Ct. App. Fl. 2014); Pain Clinic of Northwest FL, Inc. v. Allscripts Healthcare Solutions, Inc., No.12-49371CA40 (Fla. Cir. Ct. 11th Cir. Dec. 20, 2012), class action complaint, filed Dec. 20, 2012.

④ See UCC Art. 2,§§2-314 and 2-315.

⑤ See Pain Clinic of Northwest FL, Inc., class action complaint.

⑥ Western Dermatology Consultants, P.C. v. VitalWorks, Inc., 146 Conn. App. 169 (2013).

在 2014 年，一家妇产科诊所起诉其 EHR 系统供应商，声称该系统在自动生成的保险账单上提供了不正确的诊断和程序代码，随机删除了治疗笔记，并将患者图表随机分配到错误的文件中。[1]该诊所提出了各种（起诉）理由，其中包括欺诈、虚假陈述、违反担保和违反合同。这些情况可能并非孤立的。鉴于医生对 EHR 系统的投诉量，供应商可能会发现自己越来越多地因客户不满而被起诉。

对设计、制造和信息缺陷的索赔。基于合同的诉讼理由只适用于产品的购买者，在这种情况下，也适用于购买 EHR 系统的医疗机构。对 EHR 供应商的其他索赔也适用于供应商，在某些情况下，同样适用于患者。[2]原告可以对三种不同类型的缺陷提出产品责任索赔：（1）制造缺陷；（2）设计缺陷；（3）信息缺陷。[3]

第一种类型的缺陷，即制造缺陷。制造缺陷案件属于严格责任索赔。"严格责任"是指只要产品确实存在缺陷，被告就会在没有故意、过失或恶意证据的情况下承担责任。[4]如果原告能够证明制造缺陷，产品与制造商自己的规格不符，原告则将在制造缺陷索赔中胜诉。在这些案件中，产品的设计并无问题，但据称部分产品在制造过程中存在缺陷。原告还必须证实缺陷与所受伤害之间的因果关系。[5]

当原告认为有争议的产品在设计上存在固有的缺陷时，他们就可以提起设计缺陷诉讼。尽管患者本人并未购买或使用这些手术设备，但只要他们声称在手术中受到了设备缺陷的影响，就可以起诉手术设备制造商的设计缺陷。[6]以此类推，如果患者认为设计缺陷对他们造成了伤害，他们就

---

[1] East Bay Women's Health, Inc. v. Glostream, Inc., No.14–11586, 2015 WL 71830 (E.D. MI 2015, Jan. 6, 2015).

[2] David C. Vladeck, "Machines without Principals: Liability Rules and Artificial Intelligence," *Washington Law Review*, Vol.89, No.1, 2014, p.132.

[3] David C. Vladeck, "Machines without Principals: Liability Rules and Artificial Intelligence," *Washington Law Review*, Vol.89, No.1, 2014, p.127.

[4] American Law Institute, *Restatement of the Law Second Torts*, Philadelphia: American Law Institute, 1979, § 402A.

[5] Greenman v. Yuba Power Prods., Inc., 377 p.2d 897 (Cal. 1963); American Law Institute, Restatement of the Law Third Torts,§2(a).

[6] Vincent v. C.R. Bard, Inc., 944 So.2d 1083 (2007); Schmutz v. Bolles, 800 p.2d 1307, 1316–17(Colo. 1990).

能够起诉 EHR 系统供应商的设计缺陷。

第二种类型的缺陷，即设计缺陷。设计缺陷可以通过以下两种方式来证明。在一些司法管辖区，"不合理的危险"缺陷是指"其危险程度超出了购买该产品的普通消费者对其特性的普遍认识"①。在其他司法管辖区，原告要面临更大的挑战，他们必须证明"通过采用合理的备选设计，可以降低产品带来的可预见的伤害风险"②。

第三种类型的缺陷，即信息缺陷，如果供应商忽略了向用户提供关于 EHR 系统正确使用的充分警告或说明，并且这种疏忽带来了伤害，就有可能受到指控。法院在产品复杂且精密（如飞机）的情况下，尤其愿意接受"培训责任"的论点。③ 因此，原告可以就供应商对 EHR 系统（同样非常复杂）提供全面培训和警告的责任构建有力的论点。

与设计缺陷和制造缺陷索赔不同，信息缺陷索赔可能只能由临床医生提出，而非患者，原因在于"专业中介人原则"（learned intermediary doctrine）。这一原则最初适用于制药行业，目前已扩展到诸如心脏起搏器一类的医疗设备。它规定，制造商有责任就产品的可预见风险向医生发出警告，并提供关于产品正确使用的说明。但是，如果这样做了，它们就没有进一步向患者提供警告的义务。④ 该义务的基本原理是，医生作为训练有素的专业人员，最能权衡产品对特定患者的好处和风险，并决定是否应该使用。虽然 EHR 系统不是传统的医疗设备，但该原理的应用很可能延伸于此。医生可能会被认为在 EHR 系统方面是专家中介，因为患者本身并不操作该技术。

4.1.3.2　免责条款

对于针对 EHR 供应商的案件数量很少的一个解释是，据报道，许多

---

① Vincent v. C.R. Bard, Inc., 944 So.2d 1083 (2007); Schmutz v. Bolles, 800 p.2d 1307, 1316–17(Colo. 1990).

② American Law Institute, ed., Restatement of the Law Third Torts: Products Liability (Philadelphia: American Law Institute, 1998), § 2(b); Vladeck, "Machines without Principals," 135.

③ Vladeck, "Machines without Principals," 140; Driver v. Burlington Aviation, Inc., 430 S.E.2d 476 (N.C. Ct. App. 1993).

④ Reyes v. Wyeth Labs., 498 F.2d 1264, 1276 (5th Cir. 1974); Hill v. Searle Lab, 884 F.2d 1064(8th Cir. 1989); Thomas R. McLean, "Cybersurgery – An Argument for Enterprise Liability," *Journal of Legal Medicine*, Vol.23, No.2, 2002, p.184.

供应商合同包含"免责条款"。^①顾名思义，这些条款规定，无论 EHR 系统在相关事件中扮演什么角色，购买者都不能试图让供应商对患者造成的伤害负责。^②如果医疗保健提供者在购买时签订了包含此类条款的合同，他们必须遵守合同，避免起诉他们的 EHR 供应商。

4.1.3.3　优先权问题

正如第 2 章所详述的，EHR 系统要经过一个认证程序由联邦政府的国家卫生信息技术协调办公室（ONC）负责监督。潜在的原告可能会担心，认证将排除产品责任索赔，因为经过认证的 EHR 系统基本上都有政府的批准印章。^③

然而，情况不应该如此。首先，国家卫生信息技术协调办公室的认证条例中，并没有明确规定要取代州法律的产品责任索赔。其次，监管机构并没有暗示优先权的存在。

国家卫生信息技术协调办公室授权的认证程序，时间和范围都是有限的。它的设计主要是为了验证 EHR 系统是否具有特定的功能，而不是为了保证系统在临床使用时安全有效。^④涉及美国食品药物管理局（FDA）批准医疗器械的先例表明，这样的程序不会优先于州一级的法律索赔。

美国食品药物管理局在不同情况下对不同类别的设备采取不同程度的审查。最彻底的审查形式是对第三类器械的上市前批准，这些器械支持、维持人类的生命或构成重大风险。^⑤美国联邦最高法院认为，只有这种非

---

① Ross Koppel and David Kreda, "Health Care Information Technology Vendors' 'Hold Harmless' Clause," *Journal of the American Medical Association*, Vol.301, No.12, 2009, pp.1276–1278; *Institute of Medicine, Health IT and Patient Safety: Building Safer Systems for Better Care*, Washington, D.C.: National Academies Press, 2012, 3, 37.

② Heather L. Farley et al., "Quality and Safety Implications of Emergency Department Information Systems," *Annals of Emergency Medicine*,Vol. 62, No.4, 2013, p.399.

③ 联邦优先权原则源于美国宪法第六条的霸权条款，根据该条款，联邦法律和法规优于州法律。优先权可能明确地写在法律文本中，也可能通过其结构或目的暗示出来。Jones v. Rath Packing Co., 430 US 519, 525 (1977). 联邦法律在以下情况下优先于州法律：（1）国会明确取代州法；（2）可以从广泛的联邦监管计划的存在中推断出国会有意取代；（3）州法与联邦法或其目的冲突时，联邦法取代州法。James T. O'Reilly and Katharine A. Van Tassel, Food and Drug Administration, 4th edn., New York: Thomson Reuters, 2015, § 25:5.

④ 见本书第 1 章。

⑤ 21 USCA § 360c(a)(1)(C) (2010).

常严格的上市前批准程序才具有优先执行的效力。① 推而广之，法院应认为并不那么健全的 EHR 系统认证程序，在索赔的问题上并不优先于设计、制造和信息缺陷。

4.1.4　隐私泄露

现在几乎每个州都承认以未经授权披露私人医疗数据为诉讼理由。许多州已通过法规，专门为隐私披露提供司法救济。② 其他州承认未经授权披露医疗数据的普通法隐私侵权行为。③ 其他各州，法院将州宪法条款解释为确立了可诉的医疗数据隐私权。④

---

① Medtronic, Inc. v. Lohr, 518 US 470, 477–9 (1996); Riegel v. Medtronic, Inc., 552 US 312, 317–319 (2008).

② Ariz. Rev. Stat. Ann. § 12-2292(A) (2005); Ariz. Rev. Stat. Ann. § 36-509 (2015) (limited to mental health–related disclosures); Cal. Civ. Code § 56.35–6 (West 2015); Del. Code Ann. Title 16,§1208 (West 2012); 410 Ill. Comp. Stat. Ann. 50/3 § 3(d) (2015); Ind. Code Ann. § 16-39-5-3(West 2015); Me. Rev. Stat. tit. 22,§1711-C (2014); Md. Code Ann., Health-Gen. § 4-309 (West 2015); Mass. Gen. Laws Ann. ch. 214,§1B (West 2015); Mass. Gen. Laws Ann. ch. 111, § 70E (West 2015); Minn. Stat. Ann. § 144.298 (West 2015); Mont. Code Ann. § 50-16-553 (West 2015) amended by Mont. Laws 2009, ch. 56,§1827 (2009); N.H. Rev. Stat. Ann. § 151:30 (West 2015); N.J. Stat. Ann. § 26:2H-12.8 (West 2012); N.Y. Pub. Health Law § 18(i) (McKinney 2010); N.D. Cent. Code Ann. § 23-16-09 (West 2015); N.D. Cent. Code Ann. § 23-16-11 (West 2015); Okla. Stat. Ann. Title 63,§1-502.2(H) (West 2015); Okla. Stat. Ann. Title 36,§6804(D) (West 2015); Or. Rev. Stat. Ann. § 192.558 (West 2015) amended by Laws 2015,c. 473,§5, eff. June 18, 2015; Or. Rev. Stat. Ann. § 192.571 (West); R.I. Gen. Laws Ann. § 5-37.3–4 (West 2015); S.C. Code Ann. § 44-115-40; Tenn. Code Ann. § 68-11-1504 (West 2015); Tex. Health & Safety Code Ann. § 241.156 (Vernon 2015); Tex. Occ. Code Ann. § 159.009 (Vernon 2015); Vt. Stat. Ann. tit. 18,§ 1852 (West 2015); Va. Code Ann. § 32.1–127.1:03 (West 2015); Wash. Rev. Code Ann. § 70.02.170 (West 2015); W. Va. Code Ann. § 33-25A-26 (West 2015); W. Va. Code Ann. § 33-25A-23(6) (West 2015); Wis. Stat. Ann. § 146.84 (West 2015); Wyo. Stat. Ann. § 35-2-616 (West 2015).

③ See Weld v. CVS Pharmacy, Inc., No.CIV. A. 98-0897F, 1999 WL 494114,*3–4 (Mass. Super. Ct. June 29, 1999)（否决被告关于药房客户隐私和保密权利做出总结判决的动议）; Anonymous v. CVS Corp., 728 N.Y.S.2d 333, 337 (N.Y. Sup. Ct. 2001)（否决了一项针对药房的普通法律索赔动议，该药房在未经 HIV 患者知情或同意的情况下，将其处方信息出售给了连锁药店）aff'd 739 N.Y.S.2d 565, 565 (N.Y. App. Div. 2002).

④ Manela v. Superior Court, 99 Cal. Rptr. 3d 736, 744 (Cal. Ct. App. 2009)（承认加利福尼亚州医疗记录的隐私权）; McEnany I Ryan, 44 So. 3d 245, 247 (Fla. Dist. Ct. App. 2010) (citing State v. Johnson, 814 So. 2d 390, 393 [Fla. 2002]); Ussery v. Children's Healthcare of Atlanta, Inc., 656 S.E.2d 882, 894–5 (Ga. Ct. App. 2008)（承认个人医疗记录受到乔治亚州宪法隐私权的保护）; Brende v. Hara, 153 P.3d 1109, 1115 (Haw. 2007)（承认夏威夷州宪法内包含的隐私权，保护医疗记录中包含的高度个人化和亲密的信息）; T.L.S. v. Mont. Advocacy Program, 144 P.3d 818, 824 (Mont. 2006)（承认蒙大拿州宪法中的隐私权，保护患者的医疗历史）。

各州的法律可以规定一般的、限于特定类型的医疗服务提供者、限于特定条件或适用于某些类型的医疗数据的诉讼理由。例如，加利福尼亚州允许原告起诉任何因疏忽而泄露机密医疗信息的人。① 相比之下，西弗吉尼亚州的一项法规仅授权对健康维护组织（HMO）提起诉讼。② 再如，特拉华州的隐私法规只适用于遗传信息。③ 各州通常有许多不同的法律来处理医疗隐私问题，④ 因此律师必须认真研究各州的隐私法规。

患者也可以根据各种普通法理论起诉临床医生侵犯隐私的行为。例如，原告可以主张过失、违反合同或默示合同，以及造成情绪困扰。⑤ 其中最相关的诉讼理论是第 3 章中讨论的侵犯隐私和违反保密性的侵权行为。大多数法院认为，为了支持侵犯隐私的主张，原告必须证明被告向公众广泛传播了个人信息，并认为这种侵权理论主要适合涉及通过媒体发布的案件。⑥

违反保密规定的侵权行为也只适用于有限的情况。一般来说，只有在泄密行为的实施者与受害人有直接关系时（例如医生本身不恰当的披露信

---

① Cal. Civ. Code § 56.35–6 (West 2015).

② W. Va. Code Ann. § 33-25A-26 (West 2015).

③ Del. Code Ann. Title 16,§ 1208 (West 2012)（仅限于个人的遗传信息）。

④ "Public Health Departments and State Patient Confidentiality Laws Map," LawAtlas; available at: http://lawatlas.org/preview?dataset=public-health-departments-and-state-patient-confidenti alitylaws (accessed August 20, 2015).

⑤ Bernadette M. Broccolo and Edward G. Zacharias, "US Privacy and Security Compliance Enforcement in the Health Care Industry: Recent Developments and Trends," *BNA's Health Law Reporter*, Vol.24, No.25, 2015, p.805.

⑥ Peter A. Winn, "Confidentiality in Cyberspace: The HIPAA Privacy Rules and the Common Law," *Rutgers Law Journal*,Vol. 33, 2002, p.653. See Satterfield v. Lockheed Missiles and Space Co., 617 F. Supp. 1359, 1369 (S.C. 1985)（声明"向单个个体或小团体通信"不会支持根据公开披露私人事实的理论对责任的支持，这需要公众知晓而非向小团体发布）；Beard v. Akzona, Inc., 517 F. Supp. 128, 132 (E.D. Tenn. 1981)（强调向少数人发布将不会产生责任）；Tollefson v. Price, 430 P.2d 990, 992(Ore. 1967)（声明只有当信息通信给大众或大量人群时，才会发生公开披露）；Vogel v. W. T. Grant Co., 327 A.2d 133, 137 (Pa. 1974)（解释只有当披露是向大众进行或者信息肯定会成为公众知识时，侵权才会成立）；Swinton Creek Nursery v. Edisto Farm Credit, 514 S.E.2d 126, 131 (S.C. 1999)（指出"公开，而不是仅仅出版，是对这一侵犯隐私行为提起诉讼的必要条件"），Daniel Solove, *The Digital Person: Technology and Privacy in the Information Age*, New York: New York University Press, 2006, p.60（解释了这个侵权行为"似乎是为了纠正新闻界的过度行为"）。

息）才能成立。① 因此，黑客攻击、盗窃或其他治疗临床医生未披露数据的情况，不能以泄密为由提起诉讼。

4.2　对证据开示的影响

"证据开示"是诉讼中的一个阶段，各方相互之间索取并获得信息。②虽然还没有产生大量的诉讼，但从纸质记录到 EHR 的转变对医疗事故诉讼产生了巨大的影响。EHR 可能赋予诉讼当事人前所未有的信息量，但同时也会造成新的证据开示障碍。

4.2.1　潜在的证据开示优势

EHR 系统可以促进人们在诉讼中发现真相。理想情况下，电子病历将构成患者完整且全面的历史诊疗记录，所有关于患者的信息都可以从同一个来源获取。在过去，医生记下笔记或口述笔记，由秘书整理。笔记的详细程度应由医生自行决定。然而，当今的 EHR 系统需要大量的数据输入。如果说有什么不同的话，便是临床医生会抱怨记录太长，甚至重复，因此查找起来很麻烦。③ 但是，只要文档准确、详尽，对于诉讼来说就有很大的好处。

EHR 系统不仅包含临床数据，也包含元数据。"元数据"是"关于数据的数据"④。根据塞多纳会议的词汇定义（Sedona Conference Glossary），"元数据可以描述（信息）……是如何、何时和由谁收集、创建、访问、

---

① bSolove, The Digital Person, 662; Humphers v. First Interstate Bank, 696 P.2d 527, 530 (Or. 1985)：（裁定一名将女儿送给养父母的母亲，因医生协助女儿发现其生母身份而对医生提出侵犯保密权的诉讼，并解释"只有持有信息的人才能被指控侵犯保密权"）。

② Spencer, *Civil Procedure*, p.653.

③ 见本书第 1 章。

④ Bruce Schneier, Data and Goliath: The Hidden Battles to Collect Your Data and Control Your World (New York: W.W. Norton, 2015).

修改的，以及它的格式是什么"①。元数据提供关于记录的内容、背景和结构的细节。一种被称为"审计跟踪"的元数据对证据开示特别有用。这种数据可以显示谁访问了 EHR，在哪里登录的，访问了多长时间，以及他们是否对文件做了任何修改。② 所有这些信息对医疗事故案件中的原告和被告来说都是有启发性的，甚至是至关重要的。③

举例来说，审计追踪可以判别声称已经阅读诊断测试结果的医生是否真的查看了报告。元数据在诉讼中起到了关键作用。在一起诉讼中，EHR 的元数据显示，一名麻醉师在手术开始仅数分钟后就写下了"术后记录"，称该手术过程并无复杂情况，并且在麻醉气体使用日志中存在长达 90 分钟的空白。遗憾的是，接受手术患者出现了四肢瘫痪，不出所料，麻醉师对此案件进行了和解。④

通过互操作性，⑤ 医疗记录不会在不同医生的办公室和医院之间碎片化地存在，而是可以由任何具有适当授权的人完整地访问。律师将不再需要看一箱又一箱从各处收集来的纸质文件。他们只需要查阅一份记录——EHR。

高级搜索功能可进一步减轻查找的负担。律师可以使用精心设计的查询功能，而不再需要阅读数千页的纸质材料，他们几分钟内就能在电子化的记录中找到他们想要的内容。

---

① Sherry B. Harris, Paul H. McVoy, and RFP+ Vendor Panel, eds., *The Sedona Conference Glossary: E-Discovery and Digital Information Management*, 3rd edn., Sedona, AZ: Sedona Conference, 2010, p.34; available at: https://thesedonaconference.org/publication/The%20Sed ona%20 Conference%C2%AE%20Glossary (accessed August 20, 2015).

② Mary Beth Haugen et al., "Rules for Handling and Maintaining Metadata in the EHR," *Journal of AHIMA*, Vol.85, No.5, 2013; available at: http://library.ahima.org/xpedio/groups/public/docu ments/ ahima/bok1_050177.hcsp?dDocName=bok1_050177 (accessed August 20, 2015); Danette McGilvray, "Quick References: Definitions of Data Categories," in *Executing Data Quality Projects: Ten Steps to Quality Data and Trusted Information (TM)*, Burlington, MA: Morgan Kaufmann, 2008, p.293.

③ Amalia R. Miller and Catherine E. Tucker, "Electronic Discovery and the Adoption of Information Technology," *Journal of Law, Economics, and Organization*, Vol. 30, No.2, 2012, p.225.

④ Thomas R. McLean, "EMR Metadata Uses and E-Discovery," *Annals of Health Law*, Vol.18, No.1, 2009, p.117.

⑤ 关于互操作性的讨论见第 2 章。

4.2.2　证据开示困难

然而，审查 EHR 可能比审查纸质医疗记录要困难得多。EHR 是不断发展的。来自不同地区的各种人员可以在不同时间对系统进行更新。因此，审查电子健康档案的律师可能无法确定他们是否收到了完整的电子健康档案，信息是什么时候和由谁输入的，以及如何验证这些数据的真实性。[①]

电子健康档案可能以各种形式生成。其中包括通过系统内置的打印功能创建的打印输出、屏幕截图、闪存驱动器或 CD-ROM。[②] 但是，这些格式并不能让律师访问实际电子病历中的许多可点击字段。例如，打印出来的文件不支持律师打开通往记录中其他相关部分的超链接。[③]

如果电子病历是在没有元数据的情况下制作的，很可能会出现关于真实性和可信度的争议。纸质记录通常含有修改的痕迹，如擦除痕迹等。然而，EHR 的打印输出或光盘驱动器图像文件不会显示出数据是否被篡改或临床医生的记录是否真实的证据。[④]

卡拉姆诉阿迪朗达克神经外科专家案（Karam v. Adirondack Neurosurgical Specialists）[⑤] 说明了 EHR 技术是如何使证据开示复杂化的。该案中，某位护士将患者症状恶化的病历输入 EHR 的时间存在争议。尽管电子病历显示该记录是在上午 11:23 输入的，但急诊室医生却作证说他确信该记录是在下午 12:35 进行的。他对电子病历显示记录的时间存在差异的解释是，有时候看起来"就像电脑系统出了问题"。[⑥] 被告试图引入电子病历的元数

---

① Paul DeMuro and Nick Healey, "Emerging Healthcare Information Technologies and the Legal Challenges They Present," *Wyoming Lawyer*, Vol.36, 2013, pp.24–26.

② Jeffrey L. Masor, "Electronic Medical Records and E-Discovery: With New Technology Come New Challenges," *Hastings Science and Technology Law Journal*, Vol.5, No.2, 2013, pp.245, 250; McLean, "EMR Metadata Uses and E-Discovery," 116–117.

③ Masor, "Electronic Medical Records and E-Discovery," 251.

④ McLean, "EMR Metadata Uses and E-Discovery," 116–117; Barbara Drury, Reed Gelzer, and Patricia Trites, "Electronic Health Records Systems: Testing the Limits of Digital Records' Reliability and Trust," *Ave Maria Law Review*, Vol.12, No.2, 2014, pp.273–274.

⑤ Karam v. Adirondack Neurosurgical Specialists, P.C., 93 A.D.3d 1260 (4th Dep't), reargument denied, 96 A.D.3d 1513 (4th Dept.), leave to appeal denied, 19 N.Y.3d 812 (2012).

⑥ Karam v. Adirondack Neurosurgical Specialists, P.C., 93 A.D.3d 1261 (4th Dep't), reargument denied, 96 A.D.3d 1513 (4th Dept.), leave to appeal denied, 19 N.Y.3d 812 (2012).

据作为证据，以支持其对记录时间的主张，但此举遭到了原告律师的反对，并被法庭以诉讼"突袭"和"伏击审判"为由驳回。从这些案例来看，法院往往不了解元数据的重要性，会拒绝对元数据的请求，从而接受辩护律师的论点，即原告一旦收到患者的医疗记录副本就拥有了他们所需要的一切。

律师需要认识到，审计跟踪和其他元数据本身可能具有欺骗性或不准确性。例如，如果一名护士在上午 9:00 测量了患者的体温，但直到上午 9:30 才输入数据，那么 9:30 的时间戳就会产生误导。此外，可能有一位护士刚开始为患者做某项护理工作就被叫走，另一位护士则必须接手。如果只有第二位护士在 EHR 中记录任务，那么记录将会不完整，因为它无法显示开始执行这项活动的是谁。此外，审计追踪只会显示录入文档的人的姓名，并不会透露在场的其他临床医生的信息，尽管他们的在场对于诉讼来说可能很重要。[1] 即使在元数据中出现的术语也可能含糊不清。例如，"已接受"一词可能意味着订单正在等待处理、已共享文件，或已被临床医生正式接受，因此读者可能无法理解订单的实际状态。[2]

另一个复杂的情况是，没有法律规定医疗机构必须持续进行审计跟踪。美国卫生与公众服务部于 2013 年发布的一份报告显示，虽然几乎所有医院的 EHR 系统都具有审计功能，但许多机构并未充分利用。[3] 具体而言，44% 的受访医院表示，他们的 EHR 系统具有审计功能。可以删除审核日志，33% 可以禁用审核功能，1% 可以编辑审核日志。此外，各医院保存审计日志的时间长短差异很大。因此，一些医疗服务提供者可能根本没有审计跟踪信息可在证据发现中披露。

EHR 的证据开示是一个未得到充分发展的诉讼领域。未来，医疗、法律和供应商需要解决一个难题：如何在发现问题的过程中生成 EHR，以便原告律师获得他们需要的所有信息，同时又不会损害 EHR 系统的安全和其他患者的隐私。

---

① Masor, "Electronic Medical Records and E-Discovery," 251.

② Masor, "Electronic Medical Records and E-Discovery," 255.

③ Department of Health and Human Services, Office of Inspector, "Not All Recommended Fraud Safeguards Have Been Implemented in Hospital EHR Technology," OEI-01-11-00570 (Dec. 2013); available st: http://oig.hhs.gov/oei/reports/oei-01-11-00570.pdf (accessed August 20, 2015).

4.3　建议

虽然医疗机构很少因为使用 EHR 系统而导致的不良治疗结果被起诉，但与 EHR 有关的责任风险比比皆是。只有当技术改进，临床医生能更容易和更有效地使用它们的系统时，相关风险才会减少。未来的道路可能是漫长而艰难的。2015 年的一项调查发现，在美国，只有 52% 的初级保健医生表示他们对 EHR 系统感到非常满意或满意。[①]

显然，医学院、护理学院和药学学位课程必须将 EHR 系统培训纳入课程之中。[②] 培训应包含实际的模拟操作，以便临床医生能够熟悉这项技术，熟练掌握其使用方法，并培养出精明的判断力，足以判断应该信任还是怀疑这项技术。[③]

此外，专业协会、政府监管部门和医疗服务提供者应共同努力，推进 EHR 技术的发展，应对责任问题。可以通过联邦法规、临床实践指南和创造性思维来改进。大量文献对 EHR 系统存在的问题提出了许多建议，但无法在本书中全部涵盖。相反，笔者会强调一些有前景的方法，并针对三个关键领域（技术、工作场所政策和法规）提出一些建议。

4.3.1 改进技术

4.3.1.1　美国医学会框架

作为解决 EHR 相关问题的一个步骤，2014 年，美国医学会（AMA）针对提高 EHR 系统可用性的八大优先事项发布了一个整体框架。[④] 内容如下：

[①] Robin Osborn et al., "Primary Care Physicians in Ten Countries Report Challenges Caring for Patients with Complex Health Needs," *Health Affairs*, Vol. 34, No.12, 2015, pp.2104–2112.

[②] Natalie M. Pageler, Charles P. Friedman, and Christopher A. Longhurst, "Refocusing Medical Education in the EMR Era," *Journal of the American Medical Association*, Vol. 310, No.21, 2013, p.2249.

[③] Robert Wachter, *The Digital Doctor: Hope, Hype, and Harm at the Dawn of Medicine's Computer Age*, New York: McGraw Hill Education, 2015, p.270.

[④] "AMA Calls for Design Overhaul of Electronic Health Records to Improve Usability," American Medical Association, September 16, 2014; available at: www.ama-assn.org/ama/pu b/news/news/2014/2014-09-16-solutions-to-ehr-systems.page (accessed August 20, 2015).

- 提升医生提供高质量护理的能力

- 支持团队协作护理

- 推动护理协调

- 提供产品的模块化和可配置性

- 减轻认知负荷

- 促进数据的流动性 ①

- 推动数字化和移动的患者参与

- 加快将用户输入应用到产品设计和实施后反馈

虽然这些内容都很笼统，没有提供实施细节，但形成了一套完善的改善 EHR 能力的优先事项。

4.3.1.2 自动化

一些收集患者数据的医疗设备可以自动将测量结果传送到 EHR，无须人为干预，这样就可以避免因为打错字或其他失误而导致的信息错误。例如，测量血压、脉搏、吸氧率和体温等生命体征的设备。② 此外，高质量的语音识别软件可以降低发生拼写错误的概率，并允许用户更快、更准确、更安全地操作系统。③

EHR 可以进一步编程，如果输入了不合理或明显错误的数据，则会生成警示。④ 在一项针对身高和体重测量的研究中，如果临床医生输入的数据与之前记录的身高和体重测量值相差 10% 以上，系统就会发出警报。因此，例如，如果一个患者的体重在一次就诊时记录为 150 磅，三个月后记

---

① 数据是"流动"的，是指它们可以以安全且可用的格式在医疗系统中进行数字化移动。因此，要"在正确的时间把正确的数据提供给正确的人"。Paul T. Courtney, "Data Liquidity in Health Information Systems," *Cancer Journal*, Vol.17, No.4, 2011, p.219.

② "Partners Healthcare and Center for Connected Health Launch Personal Health Technology Platform to Improve Care," *Partners Healthcare*, June 20, 2013; available at: http://connectedhealth. partners.org/news-and-events/media-center/announcements/2013/center-for-connected-healthlaunch-personal-health-tech-platform-to-improve-care.aspx (accessed August 20, 2015).

③ Robert Hoyt and Ann Yoshihashi, "Lessons Learned from Implementation of Voice Recognition for Documentation in the Military Electronic Health Record System," *Perspectives in Health Information Management*, Vol.7, 2010, p.1e.

④ Krystl Haerian et al., "Use of Clinical Alerting to Improve the Collection of Clinical Research Data," *AMIA Annual Symposium Proceedings* 2009 (2009), pp.219–220.

录为 190 磅，系统将发送一条信息要求临床医生核对这两个数据，因为患者不可能在这么短的时间内增加 40 磅。

研究人员观察到，实施警示后，EHR 错误率从 2.4% 下降到 0.9%。

4.3.1.3 决策支持

决策支持应尽可能地针对特定的医疗领域。如果警报和提醒与特定的专科或患者群体不相关，则应被取消。

警示应该根据其重要性以不同的颜色、字体或格式出现。警示临床医生即将使用过量的药物，可能导致危及生命的后果，这与提醒某种药物在某些人身上会导致轻微皮疹的警示应该有很大的区别。

4.3.2 人力政策与解决方案

4.3.2.1 数据审计

医疗保健提供者应定期对随机抽样的记录进行数据审计，以评估 EHR 的准确性和错误率。[1]EHR 中的数据，如诊断或治疗，可以通过检查实验室或药房的源文件来证实，也可以与保险索赔进行交叉检查。专家建议，数据审计应着眼于以下五个问题：

（1）数据是否完整？

（2）数据是否正确？

（3）电子病历的不同部分之间或电子病历与其他来源材料（如保险索赔）之间是否存在数据不一致或相互矛盾？

（4）根据有关患者的其他数据或一般科学知识，这些信息是否显得不可信？

（5）信息是否是最新的（例如，是否在没有正确更新的情况下进行了复制和粘贴）？[2]

审计员在发现数据不完整、明显错误、不一致、不合理或过时的情

---

[1]　Stephany N. Duda et al., "Measuring the Quality of Observational Study Data in an International HIV Research Network," *PlosOne*, Vol.7, No.4, 2012, p.33908.

[2]　Nicole Gray Weiskopf and Chunhua Weng, "Methods and Dimensions of Electronic Health Record Data Quality Assessment: Enabling Reuse for Clinical Research," *Journal of the American Medical Association*, Vol.20, No.1, 2013, p.145.

况下，可以与医生进行沟通，并要求他们提供解释，在适当的情况下进行更正。如果错误率较高，应要求员工再接受额外培训，并且提供商应调查其 EHR 系统中是否存在可纠正的缺陷。审计的另一个好处是它的威慑作用——临床医生如果认为他们有可能被审计，就会对 EHR 的数据输入更加谨慎。

4.3.2.2　抄写员

一些临床医生喜欢与抄写员合作。[1]抄写员跟在医生后面，在医生对患者进行检查的时候，将检查数据输入 EHR。在这种情况下，文档记录是由专业人士完成的，他们将所有的注意力都集中在数据输入上。[2]据报道，2014 年年初，美国抄写员人数约为 10000 人，可以通过 PhysAssist 和 ScribeAmerica 等公司雇用，这些公司提供的抄写员服务有岗前培训环节。[3]

然而，将抄写员纳入医疗团队这个做法本身可能会引起人们的担忧。抄写员会了解有关患者的敏感信息，所以必须提高他们的保密能力。此外，不称职或粗心的抄写员可能会增加 EHR 的错误，而不是减少发生错误的频率。最后，需要支付给抄写员薪水，医疗机构必须愿意承担雇用他们的费用。然而，许多医生发现，抄写员大大提高了他们的工作质量，并因此提高了工作满意度。[4]

4.3.2.3　美国医学会关于电子邮件的指导意见

美国医学会已经发布了关于医生使用电子邮件的指导意见，这也适用于安全信息传递。[5]在第 5.026 号指导意见中，它提出了以下 4 点建议：

---

[1]　Katie Hafner, "A Busy Doctor's Right Hand, Ever Ready to Type," *New York Times, January* 12, 2014,D1; Scott A. Shipman and Christine A. Sinsky, "Expanding Primary Care Capacity by Reducing Waste and Improving the Efficiency of Care," *Health Affairs*, Vol.32, No.11, 2013, p.1993.

[2]　Hafner, "A Busy Doctor's Right Hand, Ever Ready to Type."

[3]　PhysAssist Scribes; available at: www.iamscribe.com/index.php (accessed August 20, 2015); ScribeAmerica, accessed August 20, 2015, https://www.scribeamerica.com/.

[4]　Hafner, "A Busy Doctor's Right Hand, Ever Ready to Type"; Tait D. Shanafelt et al., "Relationship between Clerical Burden and Characteristics of the Electronic Environment with Physician Burnout and Professional Satisfaction," *Mayo Clinic Proceedings*, Vol.91, No.7, 2016, pp.836, 845.

[5]　American Medical Association, "AMA Code of Medical Ethics: Opinion 5.026 – The Use of Electronic Mail"; available at: www.ama-assn.org/ama/pub/physicianresources/medical-ethics/code-medical-ethics/opinion5026.page (accessed August 20, 2015).

（1）医患关系不应该通过电子邮件沟通来建立。

（2）医生在通过电子邮件与患者进行交流时，与面对面或电话交流时一样，负有重要的社会责任和道德义务。

（3）医生应告知患者电子邮件的局限性，包括隐私风险和回复电子邮件时可能出现的延误。

（4）鉴于这些限制，如果要通过电子邮件进行沟通，医生应事先征得患者的同意。

这些建议都是合理的，医生们接受这些建议是明智的做法。

4.3.2.4　决策支持政策

决策支持很可能在诉讼中引发一些非常有趣的问题。遵守决策支持的提示是否构成临床医生的辩护理由？法院是否会接受"我只是在执行命令"（尽管该命令是来自计算机）这样的辩护？遵守有关剂量和其他事项的提示和提醒是否会被认为是职业习惯和护理标准？答案很可能至少部分取决于监管机构对临床决策支持的监督程度以及保证其质量的程度。

同时，对于那些声称因错误而受到伤害的原告来说，医生推翻或忽视警示的证据很可能会构成不法行为强有力的证据，而这些错误本可以通过关注决策支持来避免。① 因此，对医疗机构来说，制定有关处理决策支持的指南是谨慎的。至少，如果患者或律师可能对此提出怀疑，医生则应该非常谨慎地记录忽视某个提示的原因。

4.3.2.5　个人健康记录政策

医疗服务提供商应为自己的 PHR 制定周密的数据发布政策。一些机构将某些类型的信息完全排除在个人健康档案之外，比如艾滋病检测结果和精神病学记录。其他机构则会在一段时间内保留敏感信息，以便让临床医生进行审查并与患者当面沟通。还有一些组织一旦收到信息，就会立即发布。② 发布或不发布信息的决定可以由医生个人来做，也可以由授权的决策者或委员会来制定。迄今为止，经验证明，还没有一种方法脱颖而出。

---

① Pat Iyer, "Electronic Medical Records and Lawsuits," part 1, *Medical-Legal Topics*, September 29, 2014; available at: www.medleague.com/blog/2014/09/29/electronic-medical-records-and-lawsuitspart-1/ (accessed August 20, 2015).

② Sarah A. Collins et al., "Policies for Patient Access to Clinical Data via PHR," i5.

然而，沟通是医患关系的一个关键组成部分。何时、以何种方式向患者公布诊断结果、检测结果和医嘱，是一件非常严肃的事情，需要我们认真对待。①

4.3.2.6 鼓励患者参与

医疗服务提供者应鼓励患者查阅自己的病历，发现错误，并要求医生更正。患者可以通过 PHR 来获取他们的医疗记录，但即使没有 PHR，他们也有合法的权利来查看他们的医疗记录。《健康保险流通与责任法案》（HIPAA）的隐私规则规定，患者有权查阅或获得他们的医疗记录副本，并在发现错误时要求医生进行修改。② 为了平衡患者的权利和医疗机构的需求，该规则允许医疗机构对记录副本收取"合理的、基于成本的"费用，③并以正当的理由拒绝患者的修改请求，例如确定不存在错误。④ 此外，供应商只需在一处标注修改内容，然后在记录的其他受到该变更影响的部分提供链接，指向修改内容的位置。⑤

在欧洲，患者也有类似的权利。欧洲委员会关于保护医疗数据的第 R（97）5 号建议规定，所有个人都有权查阅自己的医疗数据，并要求纠正不准确的信息，许多欧洲国家已经实施了这项权利。⑥

可以允许患者通过 EHR 系统的安全信息传递功能或通过一个专门的网站提交错误报告。对于临床医生来说，临床医生应该有义务阅读所有的错误通知，进行评估，并在患者确实发现错误的情况下进行纠正。⑦

① Michael A. Bruno et al., "The 'Open Letter': Radiologists' Reports in the Era of Patient Web Portals," *Journal of the American College of Radiology*,Vol. 11, No.9, 2014, p.863.

② 45 CFR§164.524-6（2015）.

③ 45 CFR§164.524(c)(4)（2015）.

④ 45 CFR§164.526(a)(2)（2015）.

⑤ 45 CFR§64.526(c)(1)（2015）.

⑥ Council of Europe, Recommendation No. R (97) 5 of the Committee of Ministers to Member States on the Protection of Medical Data, Strasbourg, February 13, 1997, 8.1, 8.3; available at: https://wcd.coe.int/ViewDoc.jsp?id=407311&Site=CM&BackColorInternet=C3C3C3&BackColorIntranet=EDB021&BackColorLogged=F5D383 (accessed December 6, 2015); World Health Organization, "Legal Frameworks for eHealth," *Global Observatory for eHealth Series*, Vol.5, 2012, p.58; available at: http://apps.who.int/iris/bitstream/10665/44807/1/9789241503143 _eng.pdf (accessed January 7, 2016).

⑦ 在某些情况下，患者对错误的存在会有误解，因此临床医生必须在改变 EHR 条目之前仔细检查错误报告。

这种做法可能会挽救生命。例如，如果电子健康档案未能显示患者过往的癌症病史，医生可能会忽略适当随访的环节。因此，提醒医生注意这一错误的患者可以避免灾难性的后果。

目前，医生很少收到修改医疗记录的请求。① 但是，如果患者更经常地仔细检查他们的记录并要求修改，他们可以增加一个重要的数据质量监督环节，而不会给医生带来过多负担。反过来，数据质量的提高可以降低医疗机构的承担责任的风险。

4.3.3 监管干预措施

提高 EHR 数据质量的另一个重要组成部分是联邦监管。虽然在今天的政治环境下，许多人不同意对自由市场施加监管限制，但在非常复杂和极其重要的医疗保健领域，监管干预早已成为惯例。良好的数据质量可以认为是一种"正向的外部性"，因为对它负责的人，即供应商和临床医生，并没有从高质量 EHR 中获得所有的好处。② 相反，第三方如患者、保险公司、研究人员等也能从数据的准确性和全面性中得到很多好处。由于公众的利益受到威胁，政府有理由进行干预，促使生产和使用 EHR 系统的相关方达到标准。此外，由于联邦政府通过医疗保险、医疗补助和儿童健康保险计划覆盖了超过 30% 的美国患者，③ 它在确保（医疗服务）提供者不提交错误的索赔方面有直接利益。联邦政府至少可以通过两个既定的监管途径来解决数据质量的问题——"有意义使用"法规和《健康保险流通与责任法案》隐私和安全规则。

---

① David A. Hanauer, "Patient-Initiated Electronic Health Record Amendment Requests," *Journal of the American Medical Informatics Association*,Vol. 21, No.6, 2014, pp.992–1000 (finding that "[a] mong all of the patients requesting a copy of their chart, only a very small percentage [~0.2 percent] submitted an amendment request").

② Abigail McWilliams, Donald S. Siegel, and Patrick M. Wright., "Guest Editors' Introduction, Corporate Social Responsibility: Strategic Implications," *Journal of Management Studies*, Vol.43, 2006, p.9（将"外部性"定义为"经济主体的行为对旁观者福祉的影响"，并引用创新作为正向外部性的一个例子，因为它具有普遍的社会效益）。

③ Henry J. Kaiser Family Foundation, "Health Insurance Coverage of the Total Population, 2013"; available at: http://kff.org/other/state-indicator/total-population/ (accessed August 21, 2015).

4.3.3.1 有意义的使用规定和认证标准

本章所讨论的有意义使用和认证条例是迈向质量控制良好的第一步。然而，它们并没有提供有关 EHR 系统安全的详细说明。例如，它们并未就复制粘贴操作或者推翻决策支持提供任何指导。在未来，医疗保险和医疗补助服务中心（CMS）应该继续制定法规和指导，不仅阐明 EHR 技术应该具有的功能，还应最大限度地帮助医疗机构提高其效益和效率，减少风险。[①]

4.3.3.2 HIPAA 的隐私与安全规则

HIPAA 的隐私和安全规则中的一些规定可以作为提高数据质量的附加工具。如前文所述，HIPAA 隐私规则授权患者审查他们的电子健康档案，并在发现错误时要求更正。[②] 此外，HIPAA 安全规则的"一般要求"部分指出，涵盖实体有责任确保它们创建、接收、维护或传输的电子健康信息的"保密性、完整性和可用性"。[③] 其中，"完整性"一词应广泛理解为包括数据质量。

美国卫生与公众服务部下设的民权办公室（OCR）有权调查由投诉方提出的违反 HIPAA 的投诉，也有权自己启动调查。[④] 为此，OCR 启动了一项审计计划。[⑤] 数据质量问题应该是 OCR 在审计过程中关注的领域之一，该机构应该要求涵盖实体证明自己已经采取了核实并提高数据质量的措施。它还有权调查对普遍存在的 EHR 不准确的投诉，并要求覆盖实体采取纠正措施。

[①] Department of Health and Human Services, Office of Inspector, "Not All Recommended Fraud Safeguards Have Been Implemented in Hospital EHR Technology," 16.

[②] 45 CFR§164.524-6（2015）.

[③] 45 CFR§164,306(a)(1) 2015.

[④] 45 CFR §§ 160.306–8 (2015); US Department of Health and Human Services, "How OCR Enforces the HIPAA Privacy and Security Rules"; available at: www.hhs.gov/ocr/privacy/hipaa/enforcement/process/howocrenforces.html (accessed August 20, 2015).

[⑤] US Department of Health and Human Services, "Audit Program Protocol": available at; www.hhs .gov/ocr/privacy/hipaa/enforcement/audit/protocol.html (accessed August 20, 2015); Patrick Ouellette, "OCR Readies Pre-Audit Survey for HIPAA Covered Entities, BAs," HealthIT Security, February 25, 2015; available at: http://healthitsecurity.com/2014/02/25/ocr-readies-pre-aud it-survey-forhipaa-covered-entities-bas/ (accessed August 20, 2015).

确保患者能够获得自己的医疗记录，并能够纠正 EHR 中的错误，也应该是 OCR 的执法重点。OCR 指出，患者无法获取自己的健康信息是医疗机构被调查最频繁的投诉之一，位列第三。2015 年，奥巴马政府发布了旨在使医疗服务提供者更难以拒绝患者获取自己病历的指导方针。[1] 对于合理的修正请求，如果没有及时修改记录，就不能列入五大主要投诉之中，但目前尚不清楚的是，这是因为医疗服务提供者通常会遵守这些请求，还是因为患者并未经常提出此类请求。随着患者对 EHR 和自己的 HIPAA 权利有了更多的了解，访问和修改 EHR 的要求可能会增加。联邦政府应履行其职责，将 HIPAA 的执行作为提升数据质量工具包的重要组成部分。

4.3.4　证据开示

原告应该有经常开示元数据的权利。法院已开始在一定程度上认识到这些信息的重要性。在彼得森诉马特洛克[2]（Peterson v. Matlock）一案中，原告声称他在新泽西州惩教署（DOC）羁押期间受伤，要求出示他的 EHR 的"原生可读格式"[3]，原告声称新泽西州惩教署提供的 PDF 文件阅读难度太高，无法理解。他还要求提供审计跟踪元数据，以显示对记录的修改。法院拒绝了原告关于提供"原生可读格式"的请求，因为这将给新泽西州惩教署带来不必要的困难。然而，法院命令新泽西州惩教署提供元数据，被告对此没有异议。法院还指出，"反对提供元数据的一方有责任……证明

---

[1]　US Department of Health and Human Services, "Enforcement Highlights," June 30, 2015; available at: www.hhs.gov/ocr/privacy/hipaa/enforcement/highlights/ (accessed August 20, 2015); Robert Pear, "New Guidelines Nudge Doctors on Giving Patients Access to Medical Records," New York Times, January 17, 2016, 14.

[2]　Peterson v. Matlock, No.11–2594, 2014 WL 5475236 (D.N.J. Oct. 29, 2014)

[3]　"原生可读格式"是"（文件）在正常业务过程中的存储和使用方式"；Autotech Technologies Ltd. Partnership v. Automationdirect.com, Inc., 248 FRD 556, 557 (N.D. Ill. 2008). 律师应该能够通过创建文件的软件程序来获取本地可读格式的文件。Aguilar v. Immigration and Customs Enforcement Div. of US Dept. of Homeland Sec., 255 FRD 350, 353 n. 4 (S.D. N.Y. 2008).

困难或费用过大"①。如果，在特定的案件中，披露元数据会给被告带来不适当的成本或负担，法院可以命令转移成本或在命令中仔细调整可开示元数据的范围。

我们才刚开始看到 EHR 系统对医疗事故诉讼的影响。到目前为止，数字化似乎在一定程度上增加了证据开示的难度，但既没有产生大量的新案件，也没有减少诉讼申请的频率。该技术对于医疗事故保险的影响也尚不明确。一些保险公司可能已经降低了早期 EHR 采用者的费率，但总体而言，EHR 系统的使用似乎并没有明显地降低或提高费率。② 只有时间能告诉我们，过渡期对责任领域的影响到底有多大。

---

① "原生可读格式"是"(文件) 在正常业务过程中的存储和使用方式"；Autotech Technologies Ltd. Partnership v. Automationdirect.com, Inc., 248 FRD 556, 557 (N.D. Ill. 2008). 律师应该能够通过创建文件的软件程序来获取本地可读格式的文件。Aguilar v. Immigration and Customs Enforcement Div. of US Dept. of Homeland Sec., 255 FRD 350, 353 n. 4 (S.D. N.Y. 2008).

② Allen, "Electronic Record Errors Growing Issue in Lawsuits."

5

医疗大数据及其益处

　　"大数据"这个词语是突然开始流行的。2012 年,《纽约时报》在一篇文章中将这个时代称为"大数据时代",[①] 而在谷歌搜索这个术语可以关联超过 5000 万条的搜索结果。我们很难对"大数据"进行精确定义,但它的特征可以通过称为"3V"的三个属性来描述:庞大的体量(volume),多样的类型(variety),以及其生成的速度(velocity),即产生频率。[②] 医疗大数据是一种特别丰富但敏感的大数据类型,对研究人员和其他分析人员来说,它具有巨大的潜力,可作为资源使用。公共和私营企业正在积极地推进大量的医疗大数据项目。

　　从纸质医疗档案到 EHR 系统的转变,促进了大型健康信息数据库的建立。通过计算机处理医疗记录可以实现快速且相对经济的数据分析和综

　　① 本章部分内容基于以下文章: Sharona Hoffman, "Medical Big Data and Big Data Quality Problems," *Connecticut Insurance Law Journal*, Vol.21, No.1, 2015, p.289; Sharona Hoffman and Andy Podgurski, "The Use and Misuse of Biomedical Data: Is Bigger Really Better?", *American Journal of Law & Medicine* 39, No.4 (2013): 497; Sharona Hoffman and Andy Podgurski, "Balancing Privacy, Autonomy, and Scientific Needs in Electronic Health Records Research," *Southern Methodist University Law Review*, Vol.65, No.1, 2012, p.85.

　　Steve Lohr, "The Age of Big Data," *New York Times*, February 11, 2012; available at: www. nytimes .com/2012/02/12/sunday-review/big-datas-impact-in-the-world.html?pagewanted=all&_r=0 (accessed August 26, 2015).

　　② Philip Russom, TDWI Best Practices Report: Big Data Analytics (Renton, WA: TDWI Research, 2011), 6; available at: https://tdwi.org/research/2011/09/best-practices-report-q4-bigdata-analytics.aspx?tc=page0 (accessed August 27, 2015).

合。因此，这些数据库可以作为宝贵的研究资源。[1]

医疗大数据也可以从其他非传统来源获得。谷歌保留了所有用户的网络搜索记录，包括涉及医疗查询的内容。它可以按照自己的意图进行使用，有时政府和执法机构也会要求谷歌提供这些数据。客户的购买记录、推特和脸书条目也可以以揭示大量的健康信息。[2] 像安客诚（Acxiom）这样的公司提供出售它们从这些来源获得的"人群行为、生活方式、财务和家庭数据"。[3] 然而，本书主要关注源自电子健康档案或医疗服务提供者提交的报告中衍生出的医疗大数据。因此，本书并不会广泛地涉及医疗大数据的非传统来源。

分析师可以通过两种主要方式获取大规模的 EHR 数据集。首先，健康信息可以被收录到大型数据库中，删除身份信息以保护患者隐私。[4] 这种数据库可以局限于特定的医院系统，也可以扩大到整个地区，甚至是全国范围。其次，研究人员可以使用一个联合网络系统。"联合网络"可被定义为"连接地理和组织上分离的数据库的网络，允许单个查询从多个数据库中提取信息，同时维护每个数据库的隐私和机密性"。[5] 因此，虽然医疗机构管理并维护自身的数据库，但它们允许研究人员通过由受信任的第三方运营的标准网络服务提交统计查询，以获取研究人群的概要统计数据。

---

[1] See Abel N. Kho et al., "Electronic Medical Records for Genetic Research: Results of the eMERGE Consortium," *Science Translation Medicine*, Vol.3, No.79, 2011, p.79re1; Mark G. Weiner and Peter J. Embi, "Toward Reuse of Clinical Data for Research and Quality Improvement: The End of the Beginning?", *Annals of Internal Medicine*, Vol.151, 2009, pp.359–360; Charles Safran, "Toward a National Framework for the Secondary Use of Health Data: An American Medical Informatics Association White Paper," *Journal of the American Medical Informatics Association*, Vol.14, 2007, p.2.

[2] Bruce Schneier, *Data and Goliath: The Hidden Battles to Collect Your Data and Control Your World* (New York: W.W. Norton, 2015): 22–23.

[3] Acxiom; available at: www.acxiom.com/data-solutions/ (accessed December 6, 2015).

[4] Hoffman and Podgurski, "Balancing Privacy, Autonomy, and Scientific Needs in Electronic Health Records Research," 128–130.

[5] Wilson D. Pace et al., *Distributed Ambulatory Research in Therapeutic Network* (DARTNet): Summary Report (Rockville, MD: Agency for Healthcare Research and Quality, July 2009); available at: www.effectivehealthcare.ahrq.gov/ehc/products/53/151/2009_0728DEcIDE_DARTNet.pdf (accessed August 27, 2015); Griffin M. Weber et al., "The Shared Health Research Information Network (SHRINE): A Prototype Federated Query Tool for Clinical Data Repositories," *Journal of the American Medical Informatics Association*, Vol.16, 2009, p.624.

许多大型 EHR 数据库和联合网络系统已经存在，并且已用于非治疗目的。在医疗机构之外使用健康信息进行研究或用于其他目的通常被称为"二次使用"。① 本章讨论了 EHR 数据在生物医学研究、质量评估、公共卫生和诉讼等领域的应用。

5.1 临床研究与观察性研究

在讨论医疗大数据的优势之前，有必要回顾一下传统上进行医学研究的方式，并对利用医疗记录数据库进行研究的优点和缺点进行解释。因此，本章节将对临床试验和观察性研究进行比较。

随机、对照的临床试验是公认的医学研究的黄金标准。② 临床实验是为了研究特定干预措施对各种变量的影响，同时在尽可能保持其他因素恒定的情况下进行数据收集。③ 因此，研究人员可能在某项临床试验中，设置两组随机分配的符合条件的患者：一组接受心力衰竭治疗的血管紧张素转换酶 (ACE) 抑制剂；另一组接受 ACE 抑制剂与另一种用于相同病症的药物的联合治疗。④ 开展临床实验的目标是通过一个或多个结果作为衡量标准，来确定哪种治疗方法更有效。

相比之下，研究也可以通过观察性研究来完成。⑤ 一份文献将"观察

① Taxiarchis Botsis et al., "Secondary Use of EHR: Data Quality Issues and Informatics Opportunities," *Summit on Translational Bioinformatics* 2010 (2010): 1; Jessica S. Ancker et al., "Root Causes Underlying Challenges to Secondary Use of Data," *AMIA Annual Symposium Proceedings* 2011, 2011, p.57.

② Friedrich K. Port, "Role of Observational Studies versus Clinical Trials in ESRD Research," *Kidney International*, Vol.57, 2000, p.S3. See also Sharona Hoffman, "The Use of Placebos in Clinical Trials: Responsible Research or Unethical Practice?", *Connecticut Law Review*, Vol.33, 2001, pp.452–454.

③ Bryan F. J. Manly, *The Design and Analysis of Research Studies*, Cambridge University Press, 1992, p.1.

④ Sharona Hoffman, "'Racially-Tailored' Medicine Unraveled," *American University Law Review, Vol.*55, 2005, pp.400–402 (对某心力衰竭药物的临床试验进行了描述)。

⑤ Manly, *The Design and Analysis of Research Studies*, 1 (explaining that observational studies involve the collection of data "by observing some process which may not be well-understood"); Charles P. Friedman and Jeremy C. Wyatt, *Evaluation Methods in Biomedical Informatics*, 2nd edn., New York: Springer, 2006, p.369〔将观察性研究定义为"不涉及实验操纵的研究设计方法"，其中"调查人员通常会通过仔细观察……（受试者）是否使用信息资源，并得出结论"〕。

性研究"定义为"对治疗、政策或接触及其效应进行的实证调查",但它与实验不同,因为调查者无法控制对受试者在治疗上的(具体)分配。[1] 与进行受控实验不同,对特定疾病的患者而言,调查人员可能会审查服用不同药物的患者或接受不同类型手术治疗的患者的病历或电子档案,以确定每种方法的疗效。[2] 当美国食品药物管理局要求进行上市后研究以验证药物的安全性时,通常会进行观察性研究。[3]

观察性研究,如对 EHR 数据的审查,容易受到一些批评。这些研究不是随机的,缺乏随机化可能会引入偏见,使结果发生偏差。[4] 第一种类型的偏见,是研究人群不代表感兴趣的目标人群,如特定研究中的研究者所关注的人群(例如,年龄在五十岁以上的女性,早期帕金森病患者)。例如,如果研究人员只审查来自富裕的郊区医疗机构的记录,得出的结果可能不适用于压力较大、饮食较差、医疗条件较差的低收入人群(请注意,如果受试者不能代表目标人群,在临床试验中也会出现类似的偏差)。然而,在 EHR 数据库中创建或提取数据时,有一些方法可以减轻偏见问题,例如确保数据库足够大,并从目标人群的 EHR 中随机抽取。

第二种类型的偏见,被称为"混杂偏倚",如果结果因不受控变量(uncontrolled variables)而产生混杂,因为对患者不同治疗方案的分配并非随机,这种偏见就会发生。[5] 相反,在治疗完成之后,分析人员再审查现有的临床课程记录。因此,研究人员可能并未意识到,许多因素都会影响治疗方案的选择和治疗效果,例如疾病的严重程度或可能发生的并发症。如果研究人员不仔细监测并调整这些变量,那么关乎所涉药物效力的任何

① Paul R. Rosenbaum, *Observational Studies*, 2nd edn., New York: Springer, 2001, p.vii.

② Kjell Benson and Arthur J. Hartz, "A Comparison of Observational Studies and Randomized, Controlled Trials," *New England Journal of Medicine*,Vol. 342, No.25, 2000, pp.1879–1883.

③ US Department of Health and Human Services Food and Drug Administration, Center for Drug Evaluation and Research, and Center for Biologics Evaluation and Research, *Guidance for Industry Postmarketing Studies and Clinical Trials – Implementation of Section 505(o)(3)of the Federal Food, Drug, and Cosmetic Act 7*, Rockville, MD: USDHHS, 2011; available at: www.fda.gov/downloads/Drugs/GuidanceComplianceRegulatoryInformation/Guidances/UC M172001.pdf (accessed August 28, 2015).

④ Benson and Hartz, "A Comparison of Observational Studies and Randomized, Controlled Trials," 1878; Manly, *The Design and Analysis of Research Studies*, 4–5.

⑤ Manly, *The Design and Analysis of Research Studies*, 4–5.

结论可能都会受到质疑。①

同时，与临床试验相比，观察性研究有几个优势。②EHR 数据库能够让研究人员获取大量的、在很长一段时间里收集的、具有多样化人口统计学特征的患者信息。③ 观察性研究中使用的数据可能比临床试验产生的数据要全面得多，因为临床试验通常只包括到 3000 名患者，而且只持续1—4 年④。基于记录的研究也可以比实验研究成本低且耗时少，因为已经存在的数据可以重复使用。⑤

如果研究人员的目标是要说明某种特定的治疗方法是否能达到预期的效果，他们可能会合理地选择进行随机的临床试验，以确保研究不会受到不受控变量的干扰。⑥ 然而，只有几千名患者参与的随机临床试验的结果是否可以推广至大规模患者群体，以及是否适用于真实的治疗情况，而非精准控制的情况，可能需要进行观察性研究才能确定。⑦ 此外，基于医疗记录的观察性研究往往足以确定一种治疗的不良反应。⑧ 它也有助于产生

① 进一步的讨论见本书第 7 章。

② Benson and Hartz, "A Comparison of Observational Studies and Randomized, Controlled Trials," 1878.

③ Louise Liang, "The Gap between Evidence and Practice," *Health Affairs*, Vol.26, 2007, p.w120; Lynn M. Etheredge, "A Rapid-Learning Health System," *Health Affairs*, Vol.26, 2007, p.w111; James H. Ware and Mary Beth Hamel, "Pragmatic Trials – Guides to Better Patient Care?", *New England Journal of Medicine*, Vol.364, No.18, 2011, p.1685.

④ US Department of Health and Human Services, Office of the Assistant Secretary for Planning and Evaluation, *Examination of Clinical Trial Costs and Barriers for Drug Development* (2014); available at: http://aspe.hhs.gov/report/examination-clinical-trial-costs-and-barriers-drug-development; US Food and Drug Administration, Step. 3: Clinical Research (2015); available at: www.fda.gov/ForPatients/Approvals/Drugs/ucm405622.htm.

⑤ Port, "Role of Observational Studies versus Clinical Trials in ESRD Research," s4; Benson and Hartz, "A Comparison of Observational Studies and Randomized, Controlled Trials," 1878.

⑥ Jan P. Vandenbroucke, "The HRT Controversy: Observational Studies and RCTs Fall in Line," *Lancet*, Vol.373, 2009, p.1234.

⑦ Walter F. Stewart et al., "Bridging the Inferential Gap: The Electronic Health Record and Clinical Evidence," *Health Affairs*, Vol.26, 2007, p.w181; Stuart L. Silverman, "From Randomized Controlled Trials to Observational Studies," *American Journal of Medicine*, Vol.122, 2009, p.114.

⑧ Jan P. Vandenbroucke, "Observational Research, Randomised Trials, and Two Views of Medical Science," *PLoS Medicine*, Vol.5, No.3, 2008, pp.67, 343.

和测试可能带来重要见解的推测性假设。①

在同样的情况下，事实上是不可能进行临床试验的。②这可能是因为招募足够多的研究对象以产生统计学上的显著结果过于困难，例如关于罕见病的临床试验研究。进行某些临床研究也可能是不道德的。例如，研究人员不能故意给患者服用不对症的药物，以此检查接受错误治疗的患者的情况。相比之下，对 EHR 数据库的审查可以使研究的范围更广。调查人员可以获得全国各地患者的记录，包括那些患有罕见疾病的人。此外，研究者可以研究与实际在临床环境中接受治疗的患者相关的数据，而不是把研究框定在受控的研究试验环境中。他们还可以分析各种不同质量的护理，其中一些可能不符合标准。

预计基于 EHR 的观察性研究不会取代随机的临床试验。③然而，观察性研究是研究工具箱中不可或缺的补充。④用一位评论家的话说，EHR "将提供从数千万人的经验中实时学习的能力，并将大大增加产生和测试各种假设的能力"。⑤

5.2 医疗大数据的好处

大规模的 EHR 数据库可以有很多用途。如前文所述，医学研究人员广泛使用 EHR 系统是必然的。此外，EHR 数据库让医疗服务提供者能够接受质量评估并进行完善，协助美国食品药物管理局持续监测药品和设备

---

① Jan P. Vandenbroucke, "Observational Research, Randomised Trials, and Two Views of Medical Science," *PLoS Medicine*, Vol.5, No.3, 2008, pp.67, 343. (主张 "走错了路，发现为什么错了，或者尝试一个看似无用的假设，其实可以带来很多好处；这种经验可能带来真正的突破").

② Benson and Hartz, "A Comparison of Observational Studies and Randomized, Controlled Trials," 1878.

③ Etheredge, "A Rapid-Learning Health System," w108.

④ See Benson and Hartz, "A Comparison of Observational Studies and Randomized, Controlled Trials," 1878, 1884 (认为观察性研究和临床研究都有其位置并相互补充); Port, "Role of Observational Studies versus Clinical Trials in ESRD Research," s5 (认为观察性研究和临床研究都有其位置并相互补充). But see Gordon H. Guyatt et al., "Randomized Trials versus Observational Studies in Adolescent Pregnancy Prevention," *Journal of Clinical Epidemiology*, Vol.53, 2000, p.173 (提醒研究人员注意观察性研究的风险，并声明应尽可能基于随机试验来提出建议).

⑤ Etheredge, "A Rapid-Learning Health System," w108.

的安全性。EHR 数据库还可以支持公共健康倡议，允许侵权案件中的诉讼人找出存在因果关系和与伤害相关的证据。

5.2.1 科学发现

成功的观察性研究可以填补许多现有的知识空白。即使在今天，临床医生在行医时也存在着相当的不确定性。^①尽管在 21 世纪的今天，我们拥有丰富的信息和医疗技术，但"超过一半的医疗诊治手段，有效性并未得到充分的证明"^②。例如，专家最近对乳腺 X 射线摄影术的有效性提出了新的疑问，这是一个长期以来被认为能挽救生命并被视为预防医学关键要素的既定做法。^③同样，数十年间，医生对激素替代疗法进行了研究，也为绝经后的妇女开具相关药物，但专家仍然对该疗法是否有效，或者其风险是否超过益处存在疑虑，至少对某些患者群体而言如此。^④再如关于一种特定类型的抗抑郁药——"选择性血清再吸收抑制剂"（SSRIs）的风险的争论，尤其是在有证据显示其可能在青少年患者中诱发轻生念头和自杀行为的情况下。关于这种副作用还没有达成共识，有必要进一步研究。EHR 数据库支持者认为，基于记录的研究可以大大促进此类不确定性问题的解决。^⑤

观察性研究的好处可由一个备受关注的争议来说明，即所谓疫苗接种与孤独症之间的关联。1998 年，安德鲁·J. 韦克菲尔德博士（Dr. Andrew

① David A. Hyman and Charles Silver, "The Poor State of Health Care Quality in the US: Is Malpractice Liability Part of the Problem or Part of the Solution?," *Cornell Law Review*, Vol.90, 2005, p.952（观察到"对于特定临床状况的'最佳'治疗以及进行这些治疗的'最佳'方法，存在着大量的不确定性"，并且"大多数医疗的有效性从未得到证实"）; Stewart et al., "Bridging the Inferential Gap: The Electronic Health Record and Clinical Evidence," w181（讨论了"对选定的患者群体有效的东西很少，而对个别患者需要无限复杂的临床决定"之间的"推理差距"）。

② Eric B. Larson, "Building Trust in the Power of 'Big Data' Research to Serve the Public Good," *Journal of American Medical Association*, Vol.309, 2013, p.2444.

③ Nikola Biller-Andorno and Peter Peter Jüni, "Abolishing Mammography Screening Programs? A View from the Swiss Medical Board," *New England Journal of Medicine*, Vol.370, No.21, 2014, pp.1965–1967.

④ Herbert I. Weisberg, *Bias and Causation: Models and Judgment for Valid Comparisons*, Hoboken, NJ: Wiley, 2010, pp.18–21.

⑤ Hoffman and Podgurski, "Balancing Privacy, Autonomy, and Scientific Needs in Electronic Health Records Research," pp. 97–102.

J. Wakefield）及其同事在《柳叶刀》上发表了一项研究，认为孤独症与麻疹、腮腺炎、风疹（MMR）疫苗接种之间存在某种联系。[1] 这项发现是基于对十二名有发展障碍的儿童进行测试的结果。2004 年，在对英国数百份孤独症儿童记录进行的大规模观察性研究后发现，麻疹、腮腺炎和风疹疫苗与孤独症之间没有因果关系后，[2] 大多数作者"撤回了对这些研究结果的解释"。[3]

为了进行遗传研究，EHR 可以与遗传样本和数据相结合，以便分析师更多地了解遗传异常与疾病表现或对各种治疗的反应之间的关联。[4] 观察研究是大数据的一种日益常见的形式，即全基因组关联研究（GWAS）。[5]GWAS将患有某种疾病或病症的个体的 DNA 与未受影响的个体的 DNA 进行比较，以便找到与该疾病有关的基因。[6] 批评者指出，尽管 GWAS 发现了许多与疾病有统计学关联的遗传变异，但迄今为止，大多数变异似乎对疾病的影响微乎其微，只能解释一小部分的遗传性。[7] 还有人断言，到目前为止，许多 GWAS 都因严重的设计缺陷而受到影响。[8] 然而，GWAS 仍然是一项重要的科学工作，并且很可能在未来带来重大发现。

扫描基因组的另一种方法是全基因组联系研究（GWLS）。研究人员在关注有生物关系的个体和某种表型（如乳腺癌）时进行全基因组联系研究，

---

[1] Andrew J. Wakefield et al., "Ileal-Lymphoid-Nodular Hyperplasia, Non-Specific Colitis, and Pervasive Developmental Disorder in Children," *Lancet*, Vol.351, 1998, p.641.

[2] Simon H. Murch et al., "Retraction of an Interpretation," *Lancet* 363 (2004): 750. Dr. Wakefield did not join the retraction.

[3] Brent Taylor et al., "Autism and Measles, Mumps, and Rubella Vaccine: No Epidemiological Evidence for a Causal Association," *Lancet*, Vol.353, 1999, p.2026–2029.

[4] Isaac S. Kohane, "Using Electronic Health Records to Drive Discovery in Disease Genomics," *Nature Reviews Genetics*, Vol.12, 2011, p.417.

[5] Brian D. Juran and Konstantinos N. Lazaridis, "Genomics in the Post-GWAS Era," *Seminars in Liver Disease*, Vol.31, 2011, p.215; Christophe G. Lambert and Laura J. Black, "Learning from Our GWAS Mistakes: From Experimental Design to Scientific Method," *Biostatistics*, Vol.13, No.2, 2012.

[6] National Cancer Institute at the National Institutes of Health, "Dictionary of Cancer Terms"; available at: www.cancer.gov/dictionary?cdrid=636779.

[7] Juran and Lazaridis, "Genomics in the Post-GWAS Era," 215–16; David J. Hunter, "Lessons from Genome-Wide Association Studies for Epidemiology," *Epidemiology*, Vol.23, 2012, p.363.

[8] Lambert and Black, "Learning from Our GWAS Mistakes: From Experimental Design to Scientific Method," pp. 2–3.

该表型是一些但不是所有家庭成员都有的。① 根据家族内发现的等位基因②和疾病之间的相关模式，研究人员试图检测最可能存在疾病易感性位点的广泛 DNA 区域。

美国联邦政府和许多医学专家已经接受了进行广泛比较效果研究（CER）的目标。③2010 年通过的《患者保护和可负担医疗法案》将 CER 定义为"评估并比较健康结果以及两种及以上的医疗方法、服务和项目的临床有效性、风险和益处的研究④"。CER 可以部分通过观察性研究进行，由于反映了治疗的实际使用情况，这些研究可能特别有启发性。⑤CER 和其他观察性研究的结果最终可能帮助医护人员能更有效地减轻患者的痛苦，降低医疗费用，最大限度地挽救患者生命。⑥

5.2.2　质量评估与改进

医疗服务提供者会常规性地收集关于自身服务的质量指标。⑦ 他们将

---

① P. A. Holmans et al., "Genomewide Linkage Scan of Schizophrenia in a Large Multicenter Pedigree Sample Using Single Nucleotide Polymorphisms," *Molecular Psychiatry*, Vol.14, 2009, pp.786–787.

② 等位基因"是一个基因的两个或多个版本中的一个"，因此"等位基因"一词是在"基因之间存在变异时使用的"。National Human Genome Research Institute, "Allele"; available at: www.genome.gov/glossary/?id=4 (accessed September 8, 2015).

③ 42 USC § 1320e(2010); Institute of Medicine, *Initial National Priorities for Comparative Effectiveness Research* (Washington, DC: National Academies Press, 2009); available at: www .iom.edu/Reports/2009/ComparativeEffectivenessResearchPriorities.aspx (accessed September 8, 2015).

④ 42 USC§1320e(a)(2)(A)（2010）.

⑤ 42 USC § 1320e(d)(2)(A) (2010). See John Concato et al., "Observational Methods in Comparative Effectiveness Research," *American Journal of Medicine*, Vol.123, No.12, 2010, p.16; Vandenbroucke, "Observational Research, Randomised Trials, and Two Views of Medical Science," 340; S. Schneeweiss et al., "Assessing the Comparative Effectiveness of Newly Marketed Medications: Methodological Challenges and Implications for Drug Development," *Clinical Pharmacology and Therapeutics*, Vol.90, No.6, 2011, p.777.

⑥ 42 USC § 1320e(d)(2)(A) (2010); L. Manchikanti et al., "Facts, Fallacies, and Politics of Comparative Effectiveness Research, Part 1: Basic Consideration," *Pain Physician*, Vol.13, 2010, p.E39; Adam G. Elshaug and Alan M. Garber, "How CER Could Pay for Itself – Insights from Vertebral Fracture Treatments," *New England Journal of Medicine*, Vol.364, No.15, 2011, pp.1392–1393.

⑦ Kitty S. Chan, et al., "Electronic Health Records and the Reliability and Validity of Quality Measures: A Review of the Literature," *Medical Care Research and Review* , Vol.67, No.5, 2010, p.504.

越来越多地通过使用 EHR 数据库来获得必要的信息。①

医疗机构会配合政府部门进行各种监督活动。（医疗）服务提供商可能为了评估特定项目的成功与否，寻求内部质量评估相关的数据。② 保险公司可能会要求设施在绩效支付项目的背景下提交流程和结果信息。③ 此外，医疗保险和医疗补助服务中心（GMS）和许多州政府要求进行质量评估和公开报告。④CMS 的"医院星级评价体系"（Hospital Compare Star Ratings）就是个很好的例子，它提供了超过 4000 家医院关于医疗质量的公开数据。⑤

5.2.3　药品与设备的上市后监测

EHR 数据库可以协助美国食品药物管理局对药品和医疗设备进行监管。⑥2007 年的《食品药物管理局修正案法案》（FDAAA）扩大了 FDA 在

①　Joachim Roski and Mark McClellan, "Measuring Health Care Performance Now, Not Tomorrow: Essential Steps to Support Effective Health Reform," *Health Affairs*, Vol.3, 2011, p.683; Amanda Parsons et al., "Validity of Electronic Health Record-Derived Quality Measurement for Performance Monitoring," *Journal of the American Medical Informatics Association*, Vol.19, No.4, 2012, p.609.

②　Monica M. Horvath et al., "The DEDUCE Guided Query Tool: Providing Simplified Access to Clinical Data for Research and Quality Improvement," *Journal of Biomedical Informatics*, Vol.44, No.2, 2011, p.273.

③　Chan et al., "Electronic Health Records and the Reliability and Validity of Quality Measures," 504; Paul C. Tang et al., "Comparison of Methodologies for Calculating Quality Measures Based on Administrative Data versus Clinical Data from an Electronic Health Record System: Implications for Performance," *Journal of the American Medical Informatics Association*, Vol.14, No.1, 2007, p.10.

④　Joseph S. Ross et al., "State-Sponsored Public Reporting of Hospital Quality: Results Are Hard to Find and Lack Uniformity," *Health Affairs*, Vol.29, No.12, 2010, pp.2318–2319; Hanys Quality Institute, *Understanding Publicly Reported Hospital Quality Measures: Initial Steps toward Alignment, Standardization, and Value*, Rensselaer, N.Y.: Healthcare Association of New York State, 2007, pp.1–3; available at: www.hanys.org/publications/upload/hanys_quality_report_card.pdf (accessed August 31, 2015).

⑤　US Department of Health and Human Services, "What Is Hospital Compare?"; available at: www.hospitalcompare.hhs.gov/About/WhatIs/What-Is-HOS.aspx (accessed August 31, 2015).

⑥　Barbara J. Evans, "Seven Pillars of a New Evidentiary Paradigm: The Food, Drug, and Cosmetic Act Enters the Genomic Era," *Notre Dame Law Review*, Vol.85, 2009, pp.479–485.

医疗产品获得批准并在市场上投放后的监督权力。① 关于药品上市后的安全性，大部分需要通过观察性研究来证明。②

因此，美国国会选择了在临床试验预先批准的基础上，增加了市场销售后的监测力度。有关药品安全问题的新证据可能会挽救许多人的生命，FDA 可能会通过"风险评估与缓解策略"实施监管措施来管理药品风险，③ 或者要求医疗服务提供者修改药品标签。④ 在出现紧迫的公共危险的情况下，FDA 也可以撤销或暂停对药物的批准，或要求制造商自愿从市场上撤下药物，例如 2010 年对止痛药丙氧芬（Darvocet）所采取的措施。⑤

臭名昭著的非甾体类抗炎药万络（Vioxx）案例，证明了进行广泛的上市后观察研究的必要性。FDA 在 1999 年批准万络上市，全世界有数千万人服用了该药物。然而，其制造商默克公司（Merck）在 65 个月后因担忧它会增加患者心脏病病发和中风的风险，从市场上撤回了这款产品。研究人员估计，万络导致了 88000—140000 例严重的心脏病。芭芭拉·埃文斯（Barbara Evans）教授指出，如果美国食品药物管理局拥有 1 亿名患者的保险索赔数据，包括服用过和未服用过该药物的个体，那么在三个月的时间内就可以发现万络的问题。⑥

① Pub. L. No. 110-85, 121 Stat. 823（修订后散布在 21 美国法典各章节中）; 21 USC § 355(o)(3)(2010).

② 21 USC § 355(o)(3)(D) (2010); US Food and Drug Administration, "FDA's Sentinel Initiative": available at: www.fda.gov/safety/FDAsSentinelInitiative/ucm2007250.htm (accessed August 31, 2015).

③ "风险评估与缓解策略"是"必要的风险管理计划，采用超出专业标签的最小化风险策略，确保特定处方药物的益处超过风险"。US Food and Drug Administration, "A Brief Overview of Risk Evaluation and Mitigation Strategies (REMS)"; available at: www.fda.gov/downloads/AboutFDA/Transparency/Basics/UCM328784.pdf (accessed October 23, 2015).

④ 21 USC§355(o)(4)& 355-1 (2010).

⑤ 21 USC § 355(e); US Food and Drug Administration, "Xanodyne Agrees to Remove Propoxyphene from US Market," November 19, 2010; available at: www.fda.gov/NewsEvents/Newsroom/ PressAnnouncements/ucm234350.htm (accessed August 31, 2015)（指出 FDA 的请求部分基于对"上市后安全数据库"的审查）。

⑥ "Up to 140,000 Heart Attacks Linked to Vioxx," New Scientist; available at: www.newscientist.com/article/dn6918-up-to-140000-heart-attacks-linked-to-vioxx/ (accessed January 10, 2016); Barbara J. Evans, "Seven Pillars of a New Evidentiary Paradigm: The Food, Drug, and Cosmetic Act Enters the Genomic Era," *Notre Dame Law Review*, Vol.85, No.2, 2010, pp.419, 456.

5.2.4 公共卫生倡议

联邦法规和正在进行的公共卫生项目表明，EHR 数据库也将用于推动公共卫生目标。正如第 2 章所详述的，希望获得政府的激励金以支持 EHR 系统实施工作的医疗机构必须遵守有意义的使用规定。明确规定了他们需要执行的 EHR 功能。[1] 这些功能包括向免疫登记处、癌症登记处和其他政府实体提供电子信息。[2] 公共卫生部门的职责是将提交的信息收集到数据库中，并用其进行疾病监测和应对公共卫生威胁。[3]

一些公共卫生实体已经启动了使用电子数据的项目。例如，跟踪与疫苗有关的不良事件、性传播疾病（STD）和艾滋病病毒 / 艾滋病信息的项目。

美国疾病控制和预防中心（CDC）正在与九个医疗机构合作，检测与疫苗接种相关的不良事件。[4] 疫苗安全数据链（VSD）可以访问大型临床数据库，这些数据库连接在一起，提供了覆盖大约 2.5% 的美国人口信息。VSD 所获得的信息有可能引发各州疫苗接种法律的改变。[5]

2004—2005 年，纽约市为十家治疗性病患者的健康和心理卫生公共诊所实施了 EHR 系统。[6] 经过多次评估后，为了增加性病检测的机会和接受治疗的途径，该城市改变了政策。

路易斯安那州公共卫生信息交流中心（LaPHIE）将全州的公共卫生监

---

[1] Leslie Lenert and David Sundwall, "Public Health Surveillance and Meaningful Use Regulations: A Crisis of Opportunity," *American Journal of Public Health*, Vol.102, No.3, 2012, p.1.

[2] 45 CFR §§ 170.205(c)–(d) (2015).

[3] Lenert and Sundwall, "Public Health Surveillance and Meaningful Use Regulations," e1–e2.

[4] Centers for Disease Control and Prevention, "Vaccine Safety Datalink"; available at: www.cdc.gov/vaccinesafety/Activities/VSD.html (accessed August 31, 2015).

[5] See Centers for Disease Control and Prevention, "State Vaccination Requirements"; available at: www.cdc.gov/vaccines/imz-managers/laws/state-reqs.html (accessed August 31, 2015); National Vaccine Information Center, "State Law and Vaccine Requirements"; available at: www.nvic.org/vaccine-laws/state-vaccine-requirements.aspx (accessed August 31, 2015).

[6] Rachel Paneth-Pollak et al., "Using STD Electronic Medical Record Data to Drive Public Health Program Decisions in New York City," *American Journal of Public Health*, Vol.100, No.4, 2010, p.586.

测信息与个人 EHR 数据关联起来。① 当 HIV 阳性患者超过 12 个月没有接受相关治疗而出现在任何医疗机构时，LaPHIE 会提醒临床医生，以便医疗机构对该患者进行 HIV 治疗。这种信息交流网络可以构成防治感染疾病的宝贵工具，并协助各州履行公共卫生责任。②

5.2.5 诉讼

如果删除个人信息的 EHR 的数据库可以公开用于非临床目的，在许多侵权案件中试图证明因果关系或伤害的诉讼人可能会在其中挖掘证据。因此，原告可能试图证明某种药品导致了某些疾病；被告可能会为了胜诉，试图证明所争议的疾病是由其他公司的产品引起的，或者根本不是由任何产品引起的。

流行病学证据已经在许多大规模侵权案件中被诉讼当事人使用，例如那些声称受到"石棉、苯达丁、电磁辐射、宫内节育器（IUD）、硅胶植入物和烟草产品"伤害的案件。③ 流行病学数据常用于探讨因果关系，法院也通常会接受这些数据作为有说服力的证据。④

在未来，流行病学证据可能会经常来自基于 EHR 数据库的观察性研究。

虽然原告会试图通过数据库分析来证明因果关系，但被告可能使用同样的证据来推翻原告的因果关系主张。例如，被告律师可以辩称，原告所

---

① Jane Herwehe et al., "Implementation of an Innovative, Integrated Electronic Medical Record (EMR) and Public Health Information Exchange for HIV/AIDS," *Journal of the American Medical Informatics Association*, Vol.19, No.3, 2012, p.448.

② Jane Herwehe et al., "Implementation of an Innovative, Integrated Electronic Medical Record (EMR) and Public Health Information Exchange for HIV/AIDS," *Journal of the American Medical Informatics Association*, Vol.19, No.3, 2012, p.452. 路易斯安那州已为需要后续护理的结核病患者开发了类似的警报系统。

③ David L. Faigman et al., *Modern Scientific Evidence: Standards, Statistics, and Research Methods*, Student edn., Eagan, MN: Thomson West, 2008, pp.339–340.

④ David L. Faigman et al., *Modern Scientific Evidence: Standards, Statistics, and Research Methods*, Student edn. (Eagan, MN: Thomson West, 2008), 341.Norris v. Baxter Healthcare Corp., 397 F.ed 878, 882 (10th Cir. 2005).

患疾病与遗传因素有关，而不是与被告的产品有关。① 研究人员已经发现，经常被卷入法律纠纷的疾病，会受到基因变异的影响。基因变异可能会增加个体成为重度吸烟者、② 患肺癌或慢性阻塞性肺病③ 以及患腕管综合征的可能性。④ 有评论预测，被告将越来越多地试图通过主张"是基因造成的"来反驳原告的指控。⑤

　　早在 2002 年，北伯灵顿和圣塔菲铁路公司（Burlington Northern and Santa Fe Railway Company）就曾试图使用这种方法。⑥ 当几名员工声称他们因工作而患有腕管综合征（CTS）时，北伯灵顿公司要求他们提供血液样本，对一种被认为与 CTS 有关的遗传标记进行测试。这起由美国平等就业机会委员会提起的案件未经审判就达成了和解，而北伯灵顿公司同意

---

① See Bowen v. E.I. Du Pont De Nemours and Co., No.Civ. A. 97C-06-194 CH, 2005 WL 1952859, at *4 (Del. Super. Ct. 2005).

② Nancy L. Saccone et al., "Multiple Independent Loci at Chromosome 15q25.1 Affect Smoking Quantity: A Meta-Analysis and Comparison with Lung Cancer and COPD," *PLos Genetics*, Vol.6, No.8, 2010, p.1001053; Thorgeir E. Thorgeirsson et al., "Sequence Variants at CHRNB3-CHRNA6 and CYP2A6 Affect Smoking Behavior," *Nature Genetics*, Vol.42, 2010, p.448.

③ Saccone et al., "Multiple Independent Loci at Chromosome 15q25.1 Affect Smoking Quantity"; Thorgeirsson et al., "Sequence Variants at CHRNB3-CHRNA6 and CYP2A6 Affect Smoking Behavior," p. 448; Paul Brennan et al., "Genetics of Lung-Cancer Susceptibility," *Lancet Oncology*, Vol.12, No.4, 2011, pp.402–403; Peter Broderick, "Deciphering the Impact of Common Genetic Variation on Lung Cancer Risk: A Genome-Wide Association Study," *Cancer Research*, Vol.69, No.16, 2009, p.6633; Michael H. Cho, "A Genome-Wide Association Study of COPD Identifies a Susceptibility Locus on Chromosome 19q13," *Human Molecular Genetics*, Vol.21, No.4, 2012, pp.948–949.

④ Alan J. Hakim et al., "The Genetic Contribution to Carpal Tunnel Syndrome in Women: A Twin Study," *Arthritis & Rheumatism*, Vol.47, No.3, 2002, p.277; Santiago Lozano-Calderon, "The Quality and Strength of Evidence for Etiology: Example of Carpal Tunnel Syndrome," *Journal of Hand Surgery*, Vol.33, No.4, 2008, pp.532–533.

⑤ Steve C. Gold, "The More We Know, the Less Intelligent We Are? – How Genomic Information Should, and Should Not, Change Toxic Tort Causation Doctrine," *Harvard Environmental Law Review*, Vol.34, 2010, p.412; Diane E. Hoffman and Karen H. Rothenberg, "Judging Genes: Implications of the Second Generation of Genetic Tests in the Courtroom," *Maryland Law Review*, Vol.66, 2007, P 867; Gary E. Marchant, "Genetic Data in Toxic Tort Litigation," *Journal of Law and Policy*, Vol.14, 2006, p.8; Susan Poulter, "Genetic Testing in Toxic Injury Litigation: The Path to Scientific Certainty or Blind Alley?", *Jurimetrics*, Vol.41, No.2, 2001, pp.217–220.

⑥ E.E.O.C. v. Burlington Northern and Santa Fe Ry.Co., No.02-C-0456, 2002 WL 32155386 (E.D. Wis. May 8, 2002).

停止测试。同样，细胞因子研究所（Cytokine Institute）宣称自己开发出了一种专有的基因微阵列测试，该测试"根据不少于 22000 个 DNA 的参数"来确定苯是否导致了工人患癌。该测试显然已在多起声称因苯暴露而受到伤害的工人赔偿案件中使用。① 此外，对烟草制造商在患癌症的吸烟者提起的人身伤害案件中的辩护的研究表明，至少在一个案件中，即梅尔曼诉菲利普莫里斯公司案（Mehlman v. Philip Morris, Inc.），制造商将"遗传"作为导致原告患癌症的因素之一。② 陪审团在 2001 年裁定原告败诉。③

社会上一些自愿的监察者也会去挖掘公共数据库，以确定接触特定产品或物质是否会导致不良的健康后果。根据调查结果，他们可以公开宣布所谓的问题，要求政府进行干预，或者鼓励律师招募原告并启动诉讼。

5.3 创建 EHR 数据库的持续性倡议

美国联邦政府已明确认识到 EHR 数据库的用途，并积极支持数据库项目。2012 年，奥巴马政府宣布了一项名为"大数据研究与发展倡议"（以下简称"大数据"计划）的框架计划。④ 计划的目的是推进收集和处理"大

---

① Gary E. Marchant, "The Use and Misuse of Genetic Data," *American Bar Association SciTech Lawyer*, Vol.10, No.1, 2013, pp.8, 10.

② Sharon Milberger et al., "Tobacco Manufacturers' Defense against Plaintiffs' Claims of Cancer Causation: Throwing Mud at the Wall and Hoping Some of It Will Stick," *Tobacco Control*, Vol.15, Suppl. 4, 2006, p.iv22. The case was Myron a. Mehlman v. Philip Morris, Inc. et al., No.L-1141-99 (Sup. Ct. N.J. filed Feb. 4, 1999); available at: http://legacy.library.ucsf.edu/tid/ekz52d00/pdf (accessed August 27, 2015).

③ Sharon Milberger et al., "Tobacco Manufacturers' Defense against Plaintiffs' Claims of Cancer Causation: Throwing Mud at the Wall and Hoping Some of It Will Stick," *Tobacco Control*, Vol.15, Suppl. 4, 2006, p.iv20; Stephen D. Sugarman, "Tobacco Litigation Update (revised as of November 5, 2001): Prepared for the Robert Wood Johnson Foundation's SAPRP Conference," 2; available at: www .law.berkeley.edu/sugarman/tobacco_litigation_upate_october_2001_.doc (accessed August 27, 2015). 死者，即原告的妻子，在死前三十年已经戒烟。

④ Office of Science and Technology Policy, Executive Office of the President, "Obama Administration Unveils 'Big Data' Initiative: Announces $200 Million in New R&D Investments," March 29, 2012; available at: www.whitehouse.gov/sites/default/files/micro sites/ostp/big_data_press_release_ final_2.pdf (accessed August 28, 2015).

量数据"所需的尖端技术的发展；利用这些新技术实现科学发现，保障国家安全并做好公众教育；丰富熟练掌握这些技术的劳动力。"大数据"计划将涉及六个联邦机构和部门，估计将花费 2 亿美元。[①] 三年后，在 2015 年，奥巴马总统宣布了一个 2.15 亿美元的项目，即"精准医疗倡议"。该倡议的关键组成部分是建立一个"自愿性全国研究序列"，由患者自愿提供他们的医疗记录和其他数据。[②]

同时，许多联邦实体正在独立建立健康信息数据库。例如，美国退伍军人事务部正在为"百万退伍军人计划"招募志愿者，构建一个大型研究框架，将"匿名"血样与健康信息联系起来。[③] 该事务部计划研究基因如何影响人类的健康和疾病。

CMS 创建了一个名为"慢性病数据仓库"的研究数据库。这个数据库为研究人员提供了有关医疗保险和医疗补助受益人的信息、服务索赔和评估数据。[④]

2008 年 5 月，FDA 启动了"哨兵系统"计划，促进上市后药品监督与医疗产品安全问题的早期发现。[⑤] "哨兵系统"计划从一个名为"迷

[①] Office of Science and Technology Policy, Executive Office of the President, "Obama Administration Unveils 'Big Data' Initiative: Announces $200 Million in New R&D Investments," March 29, 2012; available at: www.whitehouse.gov/sites/default/files/micro sites/ostp/big_data_press_release_final_2.pdf (accessed August 28, 2015). 这些机构包括：科学和技术政策办公室、国家科学基金会、国家卫生研究院、国防部、能源部和美国地质调查局。

[②] The White House Office of the Press Secretary, "Fact Sheet: President Obama's Precision Medicine Initiative," January 30, 2015; available at: www.whitehouse.gov/the-press-office/2015/ 01/30/fact-sheet-president-obama-s-precision-medicine-initiative (accessed August 28, 2015).

[③] US Department of Veterans Affairs, "Million Veteran Program: A Partnership with Veterans"; available at: www.research.va.gov/mvp/veterans.cfm (accessed August 28, 2015).

[④] Chronic Condition Data Warehouse, "About Chronic Condition Data Warehouse"; available at: www.ccwdata.org/about/index.htm (accessed August 28, 2015).CCW 是根据 2003 年《医疗保险现代化法》第 723 条创建的。

[⑤] US Food and Drug Administration, "FDA's Sentinel Initiative"; available at: www.fda.gov/saf ety/FDAsSentinelInitiative/ucm2007250.htm (accessed August 28, 2015); Deven McGraw et al., "A Policy Framework for Public Health Uses of Electronic Health Data," Pharmacoepidemiology and Drug Safety 21 (2012): 18. 哨兵计划由国会在《2007 年食品药物管理局修正案》中授权。

你哨兵"的试点项目开始，① 该项目使 FDA 能够访问近 1.8 亿人的健康信息。② 哨兵是个联合系统，允许 FDA 向数据持有者发送有关潜在产品安全问题的查询，如医疗保险和医疗补助服务中心、美国退伍军人事务部和其他一些主要的医疗中心。通过特殊的分析程序，数据持有者可以对记录进行评估并向 FDA 发送答复。③

私营部门也在采取各种措施。宾夕法尼亚州的盖辛格健康系统（Geisinger Health Systems）经营着一家叫作 MedMining 的公司，该公司提取 EHR 数据，对其进行分析解读，并提供给研究人员。④MedMining 提供给客户的数据集包括住院部和门诊部的"实验室结果、生命体征、药物、程序、诊断、生活方式数据和详细费用"。

探索者（Explorys），现在是 IBM 下属的一家公司，组建了一个由财务、行政和医疗记录衍生而来的大型医疗数据库。⑤ 它与克利夫兰诊所基金会（Cleveland Clinic Foundation）和苏玛卫生系统（Summa Health System）等主要医疗机构合作，汇总并标准化 1000 万名患者和超过 300 亿个临床事件的健康信息。探索者公司利用云计算平台为客户提供大数据，以供研究和质量改进之用。

电子"医疗记录和基因组学网络"（eMERGE）是由五家机构组成的联盟，该联盟的 DNA 储存库与提供相关临床数据的电子健康记录相连接。⑥ 该网络由国家人类基因组研究所支持，并从国家普通医学科学研究所获得

---

① Mini-Sentinel, "Welcome to Mini-Sentinel"; available at: www.mini-sentinel.org/(accessed August 28, 2015).

② Janet Woodcock, "Another Important Step in FDA's Journey towards Enhanced Safety through Full-Scale 'Active Surveillance,'" FDA Voice, December 30, 2014; available at: http://blogs.fda.gov/fdavoice/index.php/tag/sentinel-system/ (accessed August 28, 2015).

③ McGraw et al., "A Policy Framework for Public Health Uses of Electronic Health Data," 19.

④ MedMining, "Welcome to MedMining"; available at: www.medmining.com/index.html (accessed August 28, 2015).

⑤ Explorys; available at: www.explorys.com (accessed August 28, 2015).

⑥ The eMERGE Network; available at: www.mc.vanderbilt.edu/victr/dcc/projects/acc/index .php/Main_Page (accessed August 28, 2015). The seven sites are Group Health Cooperative with the University of Washington, Geisinger, Marshfield Clinic, Mayo Clinic, Mount Sinai School of Medicine, Northwestern University, and Vanderbilt University.

额外资金。每个 eMERGE 中心将使用全基因组关联分析研究"全基因组遗传变异与一种常见疾病 / 特征之间的关系"。①eMERGE 的主要目的之一，是开发利用连接到 EHR 系统的 DNA 生物库，进行大规模遗传研究。

网络治疗研究所的分布式门诊研究（DARTNet）是由 9 个研究网络组成的合作项目，包括全美 85 个医疗机构和 3000 多名临床医生。② 第一个 DARTNet 的联合网络"eNQUIRENet"创建于 2007 年，由医疗保健研究和质量机构资助。DARTNet 允许成员从 EHR 中获取数据，对其进行识别、编码、标准化，并存储在每个实体内的临床数据存储库（CDR）中，该存储库还连接到计费、实验室、医院和处方数据库。③CDR 数据随后被转移到第二个数据库中，该数据库通过安全的网络门户向研究人员提供删除了个人信息的医疗信息。

其他机构和组织正在建立专注于特定疾病类别的电子登记册和数据库，促进科学研究并提高质量。这些包括"癌症生物医学信息网格""机械辅助循环支持机构间登记处""体外生命支持组织"以及"器官共享联合网络"。④

如下述三个例子所示，美国并非唯一一个在追求大数据计划的国家。加拿大的"出院小结数据库"（DAD）包含了有关出院和日间手术的行政、临床和人口统计信息。数据库从急症护理机构或政府管理部门那里获得数

① Catherine A. McCarty et al., "The eMERGE Network: A Consortium of Biorepositories Linked to Electronic Medical Records Data for Conducting Genomic Studies," *BMC Medical Genomics*, Vol.4, 2011, p.14.

② "About DARTNet Institute," DARTNet; available at: www.dartnet.info/AboutDI.htm (accessed August 28, 2015).

③ "Research/Datasets," DARTNet; available at: http://dartnet.info/ResearchAndData.htm (accessed August 28, 2015).

④ "Cancer Biomedical Informatics Grid (caBIG)," National Cancer Institute, Biorepositories and Biospecimen Research Branch; available at: http://biospecimens.cancer.gov/relatedini tiatives/overview/ caBig.asp (accessed October 23, 2015); "About Us," Interagency Registry for Mechanically Assisted Circulatory Support; available at: www.uab.edu/medicine/intermacs/about-us (accessed August 28, 2015); "ELSO Registry Information," Extracorporeal Life Support Organization; available at: www.elso.org (accessed August 18, 2016); "Data," United Network for Organ Sharing; available at: www.unos.org/ donation/index.php?topic= data (accessed August 28, 2015).

据。① 瑞典的"前列腺癌数据库"有超过 13 万个前列腺癌病例，是一个重要的国家研究平台。② "欧盟 -ADR 项目"专注于对公司或医疗机构报告的药品不良反应进行统计分析。项目涉及八个数据库，其中包含 3000 多万欧洲人的电子健康档案。研究人员利用这些数据，可以开发改进药物不良反应的早期检测机制。③

医疗大数据资源在未来可能会激增，并变得越来越多。大数据可以促进电子医疗记录的科学研究、医疗设备的质量评估和改进、FDA 的上市后监督、公共卫生倡议和基于科学的诉讼理论。然而，与此同时，使用 EHR 数据库的分析人员必须谨慎行事。下一章将详细分析医疗大数据在使用中面临的挑战。

---

① "DAD Metadata," Canadian Institute for Health Information; available at: www.cihi.ca/en/types-of-care/hospital-care/acute-care/dad-metadata (accessed December 9, 2015).

② "PcBaseSweden – A Platform for Prostate Cancer Research," Karolinska Institutet, Department of Medical Epidemiology and Biostatistics; available at: http://ki.se/en/meb/pcbasesweden-a-platform-forprostate-cancer-research (accessed January 2, 2016).

③ Jose´ Luis Oliveira et al., "The EU-ADR Web Platform: Delivering Advanced Pharmacovigilance Tools," *Pharmacoepidemiology & Drug Safety*, Vol.22, No.5, 2013, pp.459–467; EU-ADR, "EU-ADR Project Flyer"; available at: http://synapse-pi.com/new_web/wp-content/uploads/2013/12/EU-ADRproject_flyer_20111.pdf (accessed January 2, 2016).

6

医疗大数据研究

　　1996 年 5 月，马萨诸塞州州长威廉·韦尔德（William Weld）在失去知觉后被送往医院，确诊为流感。1997 年，他从一位名叫拉坦尼亚·斯威尼（Latanya Sweeney）的研究生那里得到了一份他的医院诊疗记录副本。拉坦尼亚·斯威尼现任哈佛大学教授，使用了马萨诸塞州集团保险委员会（GIC）免费提供给研究人员的"匿名化"州雇员医院诊疗记录。GIC 已经删除了明显的身份识别信息（如姓名和街道地址），但它保留了患者的出生日期、性别和邮政编码。随后，斯威尼博士以 20 美元的价格买到了完整的剑桥市选民登记记录。她很容易就确定了韦尔德州长的身份，因为"剑桥市只有六个人与他的出生日期相同，其中只有三个人是男性，而在这三个人中，只有他的住址与记录中的邮政编码匹配"①。

　　基于电子健康档案（EHR）的研究有着巨大的发展前景，然而，它也带来了一些新的问题和担忧。将患者信息收集到大型数据库中会带来新的隐私泄露风险，而简单地把纸质文件锁在文件柜里，这种风险是不存在的。② 为了保护患者隐私，数据库运营商通常会对信息进行去身份化处理（即剥离身份识别数据元素）。然而，"去除身份信息"的含义常常引发争

---

①　本章的部分内容基于以下文章：Sharona Hoffman and Andy Podgurski, "Balancing Privacy, Autonomy, and Scientific Needs in Electronic Health Records Research," *SMU Law Review*, Vol.65, No.1, 2012, p.85; Sharona Hoffman, "Citizen Science: The Law and Ethics of Public Access to Medical Big Data," *Berkeley Technology Law Journal*, Vol.30, 2016, p.1741.

　　Paul Ohm, "Broken Promises of Privacy: Responding to the Surprising Failure of Anonymization," *UCLA Law Review*, Vol.57, No.6, 2010, PP 1709, 1719–1720; Kathleen Benitez and Bradley Malin, "Evaluating Reidentification Risks with respect to the HIPAA Privacy Rule," *Journal of the American Medical Informatics Association*, Vol.17, No.2, 2010, p.169.

②　Mark A. Rothstein, "Improve Privacy in Research by Eliminating Informed Consent? IOM Report Misses the Mark," *Journal of Law, Medicine & Ethics*, Vol.37, No.4, 2009, pp.509–511.

议，许多专家一致认为，从剩余信息中重新辨识身份的风险永远无法完全消除。

研究中隐私泄露的风险，传统上是通过要求患者通过知情同意程序，自主决定是否参与研究来解决的。然而，不涉及去身份识别信息的研究，则会免除知情同意的要求。但是，这样做确定没问题吗？[①]

本章重点讨论EHR数据库研究中的隐私和自主权问题。本章所探讨的，是如何在保护数据主体的隐私和自主权利的同时，获得 EHR 数据库研究的潜在利益。

6.1 法律环境

通常情况下，生物医学研究方案需要患者的同意和伦理审查委员会（IRB）的批准，而且患者必须根据《健康保险流通与责任法案》（HIPAA）隐私规则向研究人员授权身份识别信息。[②] 相比之下，使用无身份识别的 EHR 研究可以在几乎不受监管限制的情况下进行。仅涉及无身份识别的记录研究不需要遵守患者知情同意的要求，也不需要得到伦理审查委员会的批准，而且不受 HIPAA 隐私规则的约束。[③]

---

① See Henry T. Greely, "Breaking the Stalemate: A Prospective Regulatory Framework for Unforeseen Research Uses of Human Tissue Samples and Health Information," *Wake Forest Law Review*, Vol.34, 1999, pp.752–758; Franklin G. Miller, "Research on Medical Records without Informed Consent," *Journal of Law, Medicine & Ethics*, Vol.36, No.3, 2008, p.564; Fred H. Cate, "Protecting Privacy in Health Research: The Limits of Individual Choice," *California Law Review*, Vol.98, 2010, pp.1798–1801; Committee on Health Research and the Privacy of Health Information: The HIPAA Privacy Rule, Board on Health Sciences Policy, Board on Health Care Services, and Institute of Medicine, *Beyond the HIPAA Privacy Rule: Enhancing Privacy, Improving Health through Research*, ed. by Sharyl J. Nass, Laura A. Levit, and Lawrence O. Gostin, Washington, D.C.: National Academies Press, 2009（以下简称 IOM 报告）, pp.33-35。

② 45 CFR§§46.109 & 164.508(6)(3)(1)（2015）。根据美国食品药物管理局（FDA）的说法，伦理审查委员会（IRB）是"一个经过正式指定，负责审查和监督涉及人类受试者的生物医学研究团体"，并具有"批准、要求修改（以获得批准）或否决研究"的权力。IRB 审查的目的是保护"人类研究对象的权利和福利"。US Food and Drug Administration, "Institutional Review Boards Frequently Asked Questions – Information Sheet"; available at:www.fda gov/regulate information/guidances/ucm126420.htm。

③ 45 CFR § 46.101(b)(4)(2015); 45 CFR § 160.103 (2015).

6.1.1　联邦法规研究条例

被称为"通用规则"的人体受试者研究伦理保护管理法规，要求伦理审查委员会对研究进行审查并获取参与者的同意，仅适用于人类受试者的研究，并将人类受试者定义为"研究人员……通过干预或与活人交互获取（1）数据；（2）可识别身份的私人信息"①。该规定特别免除了涉及收集或研究现有数据、文件或记录的研究……如果信息被调查员以如下方式记录，即无法直接或通过与研究对象相关的标识来识别身份的情形。②因此，使用先前已被取消身份识别的EHR数据库研究不在研究条例涵盖范围内。③规定并未详细说明需要删除哪些标识才能让数据去除身份识别信息。

2015年，美国政府宣布拟议对人体研究参与者保护"通用规则"进行修订，并发布了"联邦通则修订通知"（NPRM）。④根据该提案，除了与隐私有关的风险，没有其他风险且受HIPAA隐私规则监管的研究活动将被排除在通用规则的范围之外。因此，由HIPAA覆盖的研究人员进行的EHR数据库研究，即使记录含有身份识别信息，也受到HIPAA隐私规则的约束，而不是通用规则。⑤该提案还规定，只要事先通知数据当事人他们的信息将被用于特定的研究项目，那么以临床目的而获得的可识别私人信息的二次研究就不受通用规则的管辖。此外，新规则将允许患者对未来研究使用含有身份识别信息的健康数据提供泛化的知情同意程序，并在机构层面

①　45 CFR §46.102（2015）.

②　45 CFR §46.101(b)(4)(2015).

③　UDepartment of Health and Human Services, "Frequently Asked Questions: Can I Analyze Data that Are Not Individually Identifiable, Such as Medication Databases Stripped of Individual Patient Identifiers, for Research Purposes without Having to Apply the HHS Protection of Human Subjects Regulations?", available at: www.hhs.gov/ohrp/policy/faq/qual ity-improvement-activities/analyze-data.html (accessed September 16, 2015).

④　US Department of Health and Human Services et al., "Federal Policy for the Protection of Human Subjects," *Federal Register*, Vol.80, P., September 8, 2015, pp.53931–54061; available at: www.hhs.gov/ohrp/regulations-and-policy/regulations/common-rule/ (accessed August 18, 2016).

⑤　US Department of Health and Human Services et al., "Federal Policy for the Protection of Human Subjects," 53978; Kathy L. Hudson and Francis S. Collins, "Bringing the Common Rule into the 21st Century," *New England Journal of Medicine*, Vol.373, No.24, 2015, 2293, 2295–2296.

上采取强制性执行，这样就不需要反复联系他们，要求参与者同意每一项单独的研究。[①]

6.1.2 HIPAA 隐私规则

HIPAA 隐私规则通常禁止在未经患者授权的情况下披露包含身份识别信息的健康信息，除非以治疗、付款或医疗操作为目的进行传输。[②] 因此，涉及身份识别信息记录的研究需要得到患者的知情同意。HIPAA 隐私规则适用于医疗服务提供者、医疗保险公司、医疗信息交流中心及其商业伙伴。[③]

6.1.2.1 去除身份识别的信息

与"通用规则"一样，HIPAA 隐私规则仅涵盖"可识别个体身份的健康信息"。[④] 因此，该规则并不禁止承保实体向包括研究人员在内的第三方披露去除身份识别的数据。规定指出，如果相关（领域的）专家确定信息被重新识别的风险"非常小"，并记录其分析结果，那么可以认为该信息已去除身份识别。[⑤] 这一标准称为 HIPAA 的"统计标准"。[⑥]

美国卫生与公众服务部（HHS）发布指导意见，认可了几种去除身份信息的方法，具体如下。

（1）抑制，在披露前对特定的数据特征进行编辑（例如，删除邮政编码、出生日期、收入）。

（2）概括，将特定的信息转化为不太具体的表述（例如，表明十年的年龄范围而不是确切的年龄）。

（3）干扰，将某些数据值交换为同样具体但不同的值（例如，改变患

[①] US Department of Health and Human Services et al., "Federal Policy for the Protection of Human Subjects," 53966–53967.

[②] 45 CFR §164.506（2015）.

[③] 45 CFR §160.102-3 (2015)；42 USC §17934 (2010).

[④] 45 CFR§160.103（2015）.

[⑤] 45 CFR§164.514(b)(1)(2015).

[⑥] Paul Ohm, "Broken Promises of Privacy: Responding to the Surprising Failure of Anonymization," 1737.

者的年龄）。①

作为替代方案，根据 HIPAA 隐私规则的"安全港"条款，② 如果移除了以下 18 个身份信息，信息将被视为自动去标识化：

（A）名称

（B）所有小于州的地理区划，包括街道地址、城市、县、选区、邮政编码及其等效地理编码，除非根据美国人口调查局当前公开可用的数据，邮政编码的前三位数符合下列条件：

由所有具有相同前三位数字的邮政编码组成的地理单位包含超过 20000 人，且包含 20000 人或以下的所有此类地理单位的邮政编码的最初三位数字已更改为 000。

（C）所有与个人直接相关的日期元素（年份除外），包括出生日期、入院日期、出院日期、死亡日期，以及所有超过 89 岁的年龄和所有表示此类年龄的日期元素（包括年份），但这些年龄和元素可以合并为 90 岁或更高的单一年龄类别

（D）电话号码

（E）传真号码

（F）电子邮件地址

（G）社会安全号码

（H）病历编号

（I）健康计划受益人数量

（J）账户号码

（K）证书 / 执照号码

（L）车辆识别码和序列号（包括车牌号码）

（M）设备标识符和序列号

---

① US Department of Health and Human Services, "Guidance Regarding Methods for De-identification of Protected Health Information in accordance with the Health Insurance Portability and Accountability Act (HIPAA) Privacy Rule," November 26, 2012; available at: www .hhs.gov/ocr/privacy/hipaa/understanding/coveredentities/De-identification/hhs_deid_guidance .pdf (accessed September 28, 2015)（注意到抑制和概括等方法经常结合使用）。

② *Fed. Reg.* 67: 53233 (2002).

（N）全球网统一资源定位符（URL）

（O）互联网协议（IP）地址编号

（P）生物特征标识符（包括指纹和语音印记）

（Q）全脸照片和任何相似的图像

（R）任何其他独特的识别符号码、特性或代码①

HIPAA 的这一规定对去除身份信息的要求比"通用规则"的要求要具体得多。因此，可能的情况是，某项规程由于移除了一些身份标识符而可以免除当前"通同规则"的知情同意要求，但由于并未删除 18 种"安全港"身份标识符，因此仍需要根据 HIPAA 隐私规则获得患者授权。②拟议的监管变更将通过消除通用规则对 HIPAA 涵盖的电子病历研究的管辖权来消除这种差异。

6.1.2.2　其他 HIPAA 豁免条款

HIPAA 隐私规则包含其他一些适用于研究使用健康数据的例外情况。如果接受者签署了禁止重新识别数据的使用协议，受保护实体可以不经患者同意披露"有限数据集"。③有限数据集相较于安全港规定允许更为宽松的信息披露，因为它们对 18 种因素列表做出了三项修改：允许披露所有日期元素，包括确切的出生日期；尽管必须保留具体地址，但可以透露患者的城镇或市区以及邮政编码；④限制数据集规定还消除了"任何其他唯一"标识符的全包事项。

此外，HIPAA 隐私规则并不保护用于研究目的的死者记录。⑤研究人员可以在伦理审查委员会或隐私委员会的批准下，根据监管指南获得进一步豁免。⑥

---

① 45 CFR § 164.514(b)(2)(i) (2015). 此外，如果实体"实际知道该信息可以单独使用或与其他信息结合使用来识别信息主体的个人身份"，那么该信息将不会被视为已去除身份识别信息。45 CFR§164.514(b)(2)(ii).

② IOM Report, 173.

③ 45 CFR§164.514(e)(1) (2015), 关于数据使用协议的细节，参见 45 CFR§164.514(e)(4)。

④ 45 CFR§164.514(e)(2)（2015）。

⑤ 45 CFR§i64.512(i)(1)(iii)（2015）。

⑥ 45 CFR§164-512(1)(1)(1)（2015）。可识别身份的医疗记录也可以在没有患者同意的情况下用于准备（但并未执行）研究方案，前提是记录不离开存放的设施。45 CFR§164.512(i)(1ii)。

6.1.3 州法

所有州都承认普通法或法定的隐私权，而且所有州都有针对隐私保护的法规。[①] 对各州法律的深入分析不属于本章的讨论范围。但总的来说，各州的法律各不相同且各具特色，通常对某些类型的数据提供零星的保护，而对其他类型的数据则不提供，而且这些保护条款可能分散在多个不同的法律条款中。[②] 此外，与 HIPAA 隐私规则一样，各州通常允许在没有患者授权的情况下披露去除身份识别的健康信息。[③]

6.1.4 国际法

美国对健康信息的分析方法与欧盟是一致的。欧盟第 95/46/EC 号指令，即"数据保护指令"，规定了对个人数据的隐私保护。总的来说，该指令禁止处理与健康相关的信息，尽管在有限的情况下，例如在得到患者的知情同意，以医疗治疗为目的，以及在被国家法律许可的其他情况下，可以使用这些信息。[④] 该指令将"个人数据"定义为"与已识别或可识别的自然人相关的信息……该自然人可通过参照身份证明号码或一个或多个与其

① Corrine Parver, "Patient-Tailored Medicine, Part Two: Personalized Medicine and the Legal Landscape," *Journal of Health & Life Sciences Law*, Vol.2, No.2, 2009, p.32; Americans Health Lawyers Association, *State Healthcare Privacy Law Survey* (2013); "Public Health Departments and State Patient Confidentiality Laws Map," LawAtlas; available at: http://lawatlas .org/preview?dataset=public-healthdepartments-and-state-patient-confidentiality-laws (accessed September 16, 2015).

② Deven McGraw et al., "Privacy as an Enabler, Not an Impediment: Building Trust into Health Information Exchange," *Health Affairs*, Vol.28, 2009, p.420.

③ Scott Burris et al., "The Role of State Law in Protecting Human Subjects of Public Health Research and Practice," *Journal of Law, Medicine & Ethics*, Vol.31, 2003, p.656.

④ Directive 95/46/EC of the European Parliament and of the Council of 24 October 1995 on the protection of individuals with regard to the processing of personal data and on the free movement of such data, EUR-Lex – 31995L0046, Article 5; available at: http://eur-lex.europa .eu/LexUriServ/LexUriServ. do?uri=CELEX:31995L0046:en:HTML (accessed January 7, 2016). For a discussion of the privacy laws that various European nations have adopted, see *Milieu Law and Policy Consulting, Overview of the National Laws on Electronic Health Records in the EU Member States and Their Interaction with the Provision of Cross-Border eHealth Services: Final Report and Recommendations*, Contract 2013 63 02 (Brussels, 2014), 44; available at: http://ec.europa.eu/health/ehealth/docs/laws_report_recommendations_ en.pdf (accessed January 4, 2016).

身体、生理、心理、经济、文化或社会身份特征相关的因素来直接或间接地识别身份"①。因此，去除身份识别的信息被排除在覆盖范围之外。

6.2 研究风险：对隐私和尊严的伤害

考虑到这一法律背景，现在是时候评估基于 EHR 的研究是否会给数据主体带来任何风险。接下来，我们将探讨与媒介法律和政策咨询相关的潜在隐私与自主权利损害问题。

6.2.1 隐私

大数据收集一般由去除身份识别信息的 EHR 组成。根据 HIPAA 隐私规则，并不禁止向第三方披露完全去除身份识别的 EHR 信息，也无须患者授权。因此，许多患者永远不会发现他们的记录已被纳入数据库，并且在这个问题上没有发言权。按照 HIPAA 隐私规则的指导原则进行身份识别，在理论上使人无法确定谁是数据主体。然而这并不完全正确。

6.2.1.1 重新识别身份信息的可能性

总的来说，去除身份识别信息基于这样的假设，即第三方没有可重新识别数据主体身份信息的某些信息。然而，竞争对手可能会从各种来源，合法或非法地获取此类信息，然后将无身份识别的记录相关联以实现重新识别。②

据推测，专业研究人员使用的大多数 EHR 数据库将由 HIPAA 规则覆盖的医疗服务提供方及业务伙伴负责，按照 HIPAA 规则去除身份识别信息。根据 HIPAA 隐私规则进行的去除身份识别信息操作是全面的。然而，专家们得出结论，在某些情况下，技术高超、动机强烈的攻击者，仍有可能重新识别符合 HIPAA 准则的记录中的（身份信息）。如果攻击者获得了非医疗公开数据（如选民登记记录），并与"匿名化"的健康信息进行关联，就可能会实现（身份信息的）重新识别。第三方也可能通过患者药物购买记录、关于事故和疾病的媒体报道、Facebook 以及其他来源，获取有助于

---

① EU Directive 95/46/EC, Article 2(a).

② George T. Duncan, *Statistical Confidentiality*, Berlin: Springer-Verlag, 2011, p.37.

重新识别 EHR 的信息。

　　拉塔尼亚·斯威尼（Latanya Sweeney）博士，是早年识别出韦尔德州长医疗诊断记录的人，现在是这个领域的权威之一。她断言，遵守 HIPAA 隐私保护规定进行去除身份识别处理的记录中，有 0.04% 的记录可能被重新识别。[1]2010 年由凯瑟琳·贝尼特斯（Kathleen Benitez）和布拉德利·马林（Bradley Malin）发表的一项研究估算，当移除 18 个 HIPAA 安全港条款标识符后，一个州的人口对独一性重新识别的易感性范围是 0.01%—0.25%。[2] 当加入了 HIPAA 允许的用于限制数据集的标识符后，（风险上升程度）各州各不相同，增长到了 10%—60%。由于各州通过选民登记记录向公众提供的人口统计信息不同，因此风险差异很大。2011 年，在贝尼特斯和马林发表的第二篇论文中，他们评估了自己的去除身份识别信息的方法，与 HIPAA 的统计标准一致。[3] 他们将这种情况下的再识别风险量化为"从 0.01% 到 0.19%"。[4] 重新识别的风险虽然看似很小，但如果从美国人口来看（3.19 亿人），就会导致数万其至数十万条记录被重新识别的风险。[5]

　　此外，HIPAA 隐私规则的安全港条款并不禁止披露某些细节，因为这些细节的存在，识别个人身份会更容易。例如，根据卡利德·埃尔·埃玛姆（Khaled El Emam）博士的说法，如果出院数据包括患者的入院时间和上次就诊时间，这不在 18 个被禁止的识别信息之列，那么多达 16.57% 的

　　[1]　National Committee on Vital and Health Statistics, *Report to the Secretary of Health and Human Services on Enhanced Protections for Uses of Health Data: A Stewardship Framework for "Secondary Uses" of Electronically Collected and Transmitted Health Data* (Hyattsville, MD: National Committee on Vital and Health Statistics, 2007), 36,n.16; available at: www.ncvhs .hhs.gov/wp-content/uploads/2014/05/071221lt.pdf (accessed September 28, 2015).

　　[2]　Benitez and Malin, "Evaluating Re-identification Risks with respect to the HIPAA Privacy Rule,"176.

　　[3]　Bradley Malin et al., "Never Too Old for Anonymity: A Statistical Standard for Demographic Data Sharing via the HIPAA Privacy Rule," *Journal of the American Medical Informatics Association*, Vol.18, No.1, 2011, p.3. The statistical standard is articulated in 45 CFR § 164.514(b)(1).

　　[4]　Bradley Malin et al., "Never Too Old for Anonymity: A Statistical Standard for Demographic Data Sharing via the HIPAA Privacy Rule," *Journal of the American Medical Informatics Association*, Vol.18, No.1, 2011, p.7.

　　[5]　See US Census Bureau, "US and World Population Clock"; available at: www.census.gov/poclock/ (accessed September 28, 2015).

记录有很大的可能性被重新识别。①

　　如果没有按照任何 HIPAA 标准对健康信息进行身份识别，那么重新识别身份的风险就会成倍增长。斯威尼博士开展了一个研究项目，她获得了华盛顿州的患者出院数据，其中包含许多人口统计学细节，但这些数据中没有姓名和地址信息，这个数据集 50 美元就能购买。② 她试图将医院住院记录与 2011 年有关事故与伤害的 81 篇报纸报道进行匹配，并且在 35 起（即占比为 43%）案例中，她能够根据新闻报道确定记录所属患者的姓名。③ 尤其令人震惊的估计是，根据性别、邮政编码和出生日期这三个因素，无须任何详细信息（如姓名、社会保障号或详细地址），就能准确地识别出 63%—87% 的美国人。④

6.2.1.2　隐私重要吗？

　　这是一个社交媒体盛行的时代。许多人，尤其是年轻人，在 Facebook 和其他社交渠道上发布他们最私密的细节信息，供公众广泛消费。因此，有人会问，隐私对美国人来说是否仍然重要。

　　答案似乎是肯定的。公共舆论调查显示，美国人仍然表示他们非常关心隐私问题。2010 年的马克尔（Markle）调查发现，80% 的患者和医生强调 "隐私保护的重要性是确保公共投资在健康信息技术上的投入能够得到

①　Khaled El Emam, "Methods for the De-identification of Electronic Health Records for Genomic Research," *Genome Medicine*, Vol.3, No.4, 2011, p.27.

②　华盛顿州卫生部门提供的数据，并不是 HIPAA 法规下的被覆盖实体，因此无须遵守 HIPAA 对去除身份识别信息的要求。

③　Latanya Sweeney, "Matching Known Patients to Health Records in Washington State Data," Data Privacy Lab; available at: http://dataprivacylab.org/projects/wa/1089–1.pdf(accessed September 28, 2015); Jordan Robertson, "States' Hospital Data for Sale Puts Privacy in Jeopardy," *BloombergBusiness*, June 5, 2013; available at: http://www.bloomberg.com/news/20 13-06-05/states-hospital-data-for-sale-putsprivacy-in-jeopardy.html (accessed September 28, 2015).

④　Philippe Golle, "Revisiting the Uniqueness of Simple Demographics in the US Population," in WPES 2006, *Proceedings of the 5th ACM Workshop on Privacy in the Electronic Society* (New York: ACM, 2006), 77; available at: http://crypto.stanford.edu/~pgolle/papers/census .pdf; Latanya Sweeney, "Uniqueness of Simple Demographics in the U.S. Population," Data Privacy Working Paper 3 (2000); available at: http://dataprivacylab.org/projects/identifiability/paper1.pdf.

良好回报的必要条件".[①] 此外，关于生物库研究的调查中，4659 名受访者中有 90% 表示，如果他们是研究参与者，他们会对隐私问题感到担忧。[②]

专门针对社交媒体的研究显示，用户对隐私非常关注，尽管他们可能对网上隐私保护的程度过于天真。Facebook 用户，尤其是 25 岁以下的用户，通常认为它带来的好处大于隐私泄露的风险，但超过 60% 的用户试图通过隐私设置来管理隐私数据的访问。研究人员还注意到一个新出现的趋势，即作为曾经最受美国年轻人欢迎的社交平台，脸书如今风光不再。在关闭脸书账户的人中，约有一半人表示隐私问题是（离开的）动机之一。[③]

6.2.1.3 美国宪法和健康数据权利（或缺乏这种权利）

虽然用户可以控制他们的脸书页面，但他们的健康信息一旦经由医疗机构处理，他们对这些信息的控制就会少很多。从理论上来讲，每个个体拥有自己的健康信息。然而，原则上拥有自己的健康信息在实践中意义不大，因为包含患者医疗数据的医疗记录是由创建者——医生、医院、诊所等拥有的。[④] 各州的法规和司法决定均已确认，患者对自己的医疗记录没有附加的财产权利。[⑤]

---

① Markle, "The Public and Doctors Overwhelmingly Agree on Health IT Priorities to Improve Patient Care," January 31, 2011; available at: http://www.markle.org/publications/1461-public-and -doctors-overwhelmingly-agree-health-it-priorities-improve-patient-care (accessed September 28, 2015).

② David J. Kaufman et al., "Public Opinion about the Importance of Privacy in Biobank Research," *American Journal of Human Genetics*, Vol.85, No.5, 2009, p.645. 生物库储存，如人体组织等生物样本以供研究。

③ Bernard Debatin et al., "Facebook and Online Privacy: Attitudes, Behaviors, and Unintended Consequences," *Journal of Computer-Mediated Communication*, Vol.15, No.1, 2009, pp.86, 100;Maja van der Velden and Khaled El Emam, "'Not All My Friends Need to Know': A Qualitative Study of Teenage Patients, Privacy, and Social Media," *Journal of the American Medical Informatics Association*, Vol.20, No.1, 2013, p.20; Stefan Stieger et al., "Who Commits Virtual Identity Suicide? Differences in Privacy Concerns, Internet Addiction, and Personality between Facebook Users and Quitters," *Cyberpsychology, Behavior, and Social Networking*, Vol.16, No.9, 2013, p.632.

④ Marc A. Rodwin, "The Case for Public Ownership of Patient Data," *Journal of the American Medical Association*, Vol.302, No.1, 2009, p.87; Mark A. Hall, "Property, Privacy, and the Pursuit of Interconnected Electronic Medical Records," *Iowa Law Review*, Vol.95, 2010, p.642.

⑤ See Estate of Finkle, 90 Misc.2d 550, 552 (N.Y. Sur. 1977); Holtkamp Trucking Co. v. Fletcher, 932 N.E.2d 34, 43–4 (Ill. App. Ct. 2010); Young v. Murphy, 90 F.3d 1225, 1236 (7th Cir. 1996); FLA. Stat. Ann. § 456.057(1) (West); Miss. Code. Ann. § 41-9-65; S.C. Code Ann. § 44-115-20 (Law. Co-op); Tenn. Code Ann. § 68–11-304(a)(1); Va. Code Ann. § 32.1–127.1:03A (Michie). But see Person v. Farmers Insurance Group of Companies, 52 Cal. App. 4th 813, 815 (1997)（裁定健康记录属于患者所有）。

患者也没有将健康信息留给自己的宪法权利。在 2011 年涉及就业背景调查的国家航空航天局诉纳尔逊一案中，最高法院有机会确定美国公民是否有信息隐私的权利。然而，法院明确拒绝确定宪法是否规定了这样的权利，并以其他理由对该案做出裁决。[①]

6.2.2 伤害尊严

虽然隐私泄露的可能性在各项研究中得到了极大的关注，但对患者的尊严或自主权可能造成的其他伤害也引起了关注。如果不要求患者对涉及其电子健康档案的研究表示同意，他们就没有机会确定是否愿意接受可能伤害尊严的风险。马克·罗斯坦（Mark Rothstein）教授指出，这类伤害包括群体的污名化，无意中支持了人们认为在道德上令人反感的医学发展，以及使商业企业能够获得大量利润，而不需要跟数据主体分享。[②]

6.2.2.1 群体污名化

如果研究人员发现具有特定血统的人比其他群体更容易患某种特定的疾病，或者在接受与标准疗法不同的治疗后有更好的效果，就可能出现群体污名化。[③] 例如，BRCA1 和 BRCA2 基因的某些异常与患乳腺癌和卵巢癌的风险增加有关，并且在阿什肯纳兹犹太人中比在其他群体中更常见。[④] 当开发出识别 BRCA1 和 BRCA2 突变的基因测试时，犹太社区的一些成员开始焦虑，认为犹太人会被视为具有基因缺陷，更容易构成或患有异常的疾病。[⑤] 同样，美国食品药物管理局在 2005 年批准了仅适用于非洲裔美国人的药物 Bidil，这引起了人们对民族药理学影响的极大关注。[⑥] 基于种族的处方会不会导致一些人认为非裔美国人在生物学上与其他种族的人不

---

① National Aeronautics and Space Administration v. Nelson, 131 S.Ct. 746, 756–757 (2011).

② Mark A. Rothstein, "Is Deidentification Sufficient to Protect Health Privacy in Research?," *American Journal of Bioethics*, Vol.10, No.9, 2010, p.5.

③ Mark A. Rothstein, "Is Deidentification Sufficient to Protect Health Privacy in Research?", *American Journal of Bioethics*, Vol.10, No.9, 2010, pp.6–7; Sharona Hoffman, "'Racially Tailored' Medicine Unraveled," *American University Law Review*, Vol.55, No.2, 2005, pp.423–426.

④ Roxana Moslehi, "BRCA1 and BRCA2 Mutation Analysis of 208 Ashkenazi Jewish Women with Ovarian Cancer," *American Journal of Human Genetics*, Vol.66, No.4, 2000, pp.1268–1277.

⑤ Hoffman, "Racially Tailored" *Medicine Unraveled*, pp.423–427.

⑥ Hoffman, "Racially Tailored" *Medicine Unraveled*, pp.396–397, 424.

同，而且在基因优秀程度上比其他人差？那些未经本人同意就在研究中使用其身份信息的数据主体没有机会选择退出研究，可以想象这些研究可能会导致他们所认同的群体被污名化。

6.2.2.2　道德上的反对意见

生物医学研究也可能导致一些数据主体不可接受的结果。[1] 例如，研究可能揭示出特定类型的胎儿异常可以在子宫内被发现。对（胎儿）畸形的检测最终可能会影响父母是否进行引产，从而放弃妊娠。[2] 反对堕胎的患者可能会觉得，即使她的医疗记录只是作为大型数据库中去除身份识别信息数据的一部分，用于此类研究也是令人憎恶的。然而，如果没有知情同意程序，她在这个问题上就没有选择。

6.2.2.3　不参与商业利润的分享

在最成功的情况下，生物医学研究能够使制药和设备制造商享受到丰厚的经济回报。制造商只有在投入大量时间和金钱进行产品开发后才能取得这样的商业成功，而且成功概率很低。将药品从初步临床试验阶段发展到 FDA 批准上市阶段的成本估计为 8.02 亿美元，而这个过程平均（耗时）90.3 个月。[3] 此外，根据从 2003 年至 2010 年的临床试验数据研究，只有10% 的药物被最终批准上市。[4] 然而，当像立普妥和"伟哥"这样的成功医疗产品被推向市场时，可能非常赚钱，能够创造数十亿美元的收入。但参加临床试验的患者并不会参与这些利润的分配。[5]

---

① Miller, "Research on Medical Records without Informed Consent," p. 56.

② See Rothstein, "Is Deidentification Sufficient to Protect Health Privacy in Research?", 7; Greely, "Breaking the Stalemate," 760–761（提供了有关"基因与智力、暴力或性取向的关系或人类进化研究"的例子，这些研究都可能冒犯到一些人）。

③ Joseph A. DiMasi et al., "The Price of Innovation: New Estimates of Drug Development Costs," *Journal of Health Economics*, Vol.22, No.2, 2003, p.166.

④ David Thomas, "Release of Bio/Biomedtracker Drug Approval Rates Study," February 15, 2011; available at: www.biotech-now.org/events/2011/02/release-of-biobiomedtracker-drug-approval-ratesstudy (accessed September 28, 2015).

⑤ See Pfizer, Inc., "2010 Pfizer Annual Report to Shareholders: 2010 Financial Report," 25;available at: www.pfizer.com/files/annualreport/2010/financial/financial2010.pdf (accessed September 28, 2015)（表明 2010 年辉瑞从立普妥产品获得 107.53 亿美元，从"伟哥"产品获得 19.28 亿美元，从艾菲克索产品获得 17.18 亿美元）。

通常来说，知情同意书会包含解释研究赞助商或其他各方可能从研究中获得经济利益的内容。[①] 2008 年，加拿大的一项研究发现，研究参与者特别担心如果他人可能从使用自己的数据中获得经济利益，他们的同意权是否能得到保障。[②] 如果不要求患者同意，无论他们多么强烈地反对这种可能性，他们都不能选择退出。然而，应该注意的是，完全基于观察性研究来开发有经济收益的医疗产品是极不可能的。随机对照双盲临床试验仍然被认为是评价药物和医疗设备安全性与有效性的金标准。因此，寻求高额利润的制造商仍然会进行研究，他们需要获得参与者的知情同意，而参与者又有机会拒绝加入。

6.3　自主性与知情同意

由于基于记录的研究可能对患者造成伤害，一些患者权益倡导者可能会主张，即使是去除身份识别信息的电子健康档案研究，数据主体也应该有机会选择拒绝公开数据。这一小节将讨论参与者知情同意原则的起源以及将其应用于 EHR 数据库研究的适当性。

6.3.1　人体实验与基于记录的研究

毫无疑问，知情同意作为医学研究的一个规范性组成部分已经深入人心，但通过对该理论的起源进行研究后发现，历史地看，其基本关注点主要是保护受试者免受虐待性实验干预，而不是免受不受欢迎的观察性研究。

从第二次世界大战的废墟中崛起的知情同意权，是纳粹医师对受试者进行残酷实验后产生的。"知情同意"的重要性在《纽伦堡守则》中首次得到认可，这是第一个为人体实验提供重要研究伦理指导的国际文件。《纽伦堡守则》开宗明义地指出，"人类研究对象的自愿同意是绝对必要的"。[③]

---

① Rothstein, "Is Deidentification Sufficient to Protect Health Privacy in Research?", 7.

② Donald J. Willison et al., "Alternatives to Project-Specific Consent for Access to Personal Information for Health Research: Insights from a Public Dialogue," *BMC Medical Ethics*, Vol.9, No.18, 2008, p.27.

③ National Institutes of Health, "Nuremberg Code"; available at: http://ohsr.od.nih.gov/guidelines/nuremberg.html (accessed September 28, 2015).

该条款继续讨论了告知每个受试者"实验的性质、持续时间和目的"以及"他（或她）参与实验可能对他（或她）的健康或人身产生的影响"的必要性。因此，《纽伦堡守则》所涉及的研究，包括对受试者身体的实质性干预，例如纳粹所实施的不人道的人体试验，并非本章中涉及的数据库查询。

第二份涉及人体对象医学研究道德原则的指导性国际文件《世界医学协会赫尔辛基宣言》于 1964 年通过，此后又经过多次修订。该宣言的一些条款详细说明了知情同意的要求，[1] 在确保潜在研究受试者了解告知信息后，医生或其他适当的有资格的人员必须寻求其自主的知情同意，最好是书面形式。

在美国，国家保护生物医药和行为研究受试者委员会在 1979 年发布了《贝尔蒙特报告》。[2] 这个项目是在臭名昭著的塔斯基吉梅毒试验之后进行的。该试验从 1932 年持续至 1972 年，涉及 600 名非洲裔美国男性，其中 399 人患有梅毒。在实验过程中，研究人员在证明青霉素对治疗梅毒有效后，扣留了受试者的青霉素，在检测患者病情的同时没有及时提供相关的治疗，因为他们想了解疾病的自然发展过程。[3]《贝尔蒙特报告》将"对人的尊重"确定为伦理研究的三大基本原则之一，并规定相关的科研人员和伦理审查委员会成员必须从所有的人类研究对象那里获得知情和自愿的同意。具体来说，《贝尔蒙特报告》指出："对人的尊重，要求受试者在其能力范围内有机会选择在他们身上应该发生什么或不应该发生什么。"[4] 这一措辞和《贝尔蒙特报告》的历史背景都表明，它的主要关注点是临床试

---

① World Medical Association, "World Medical Association Declaration of Helsinki: Ethical Principles for Medical Research Involving Human Subjects," §§ 24–9; available at: www .wma.net/en/30publications/10policies/b3/17c.pdf.

② National Commission for the Protection of Human Subjects of Biomedical and Behavioral Research, The Belmont Report: Ethical Principles and Guidelines for the Protection of Human Subjects of Research (DHEW Publication No. (OS) 78–0014) (Washington, DC: US Government Printing Office, 1979); available at: www.hhs.gov/ohrp/humansubjects/gui dance/belmont.html.

③ "US Public Health Service Syphilis Study at Tuskegee," Centers for Disease Control and Prevention; available at: www.cdc.gov/tuskegee/timeline.htm.

④ 《贝尔蒙特报告》，C.1 部分。

验，而不是从现有记录中收集数据进行观察性研究。①

6.3.2 关于知情同意的问题

虽然对知情同意的要求在一定程度上保障了患者的自主权，也可能受到患者的支持，但也可能干扰研究事业的科学完整性。知情同意要求可能会导致患者选择偏差，有可能导致研究结果无效。②此外，对研究人员来说，与数据库中的成千上万名患者联系是一项成本昂贵和非常耗时的工作，许多研究可能因此而无法进行。③

6.3.2.1 知情同意可能导致选择偏差

知情同意可能带来的后果之一是导致选择偏差，从而可能使研究结果产生偏差。选择偏差是由用于选择受试者的程序和影响研究参与的其他因素造成的。④根据定义，同意参与研究的人群所构成的子集，并不能代表研究设定的（目标）患者群体，"选择偏差"就会发生。⑤如果某个种族或社会阶层的人不成比例地选择不参加研究，就会发生"选择偏差"的情况。同样，如果具有某些可能与研究相关的行为特征的个体（如饮食、吸烟、饮酒或服用药物和运动等），不成比例地选择退出，也会发生这种情况。

如果获取受试者同意参与研究的过程，受到这种选择偏差的影响，那么同意参与的受试者将无法构成针对研究目标人群的代表性样本。因此，基于该研究对疾病流行率或平均治疗效果等指标的评估，往往会产生与目标人群中这些指标的真实值有系统差异的估计值。也就是说，估计值不会从同意参与者的集合中推广到目标人群。

美国医学科学院（IOM）的一份题为"超越 HIPAA 隐私规则：加强隐私保护，通过研究改善健康状况"的报告讨论了几项关于选择偏差的研究。⑥

---

① 《贝尔蒙特报告》中阐述的第二个原则是善行原则，其中包含了在研究中"不作恶"和"在减小风险的同时最大化可能的利益"的要求。第三条原则是公正，它要求公平地分配研究的利益和风险，并要求人类研究对象的选择程序是合理且公正的。《贝尔蒙特报告》，B.2-3 部分。

② 米勒（Miller）：《未经知情同意的医疗记录研究》，560；IOM 报告，201。

③ Cate, "Protecting Privacy in Health Research: The Limits of Individual Choice," 1789–1793.

④ Kenneth J. Rothman, Timothy L. Lash, and Sander Greenland, *Modern Epidemiology*, 3rd edn., Philadelphia: Lippincott Williams & Wilkins, 2008, p.136.

⑤ Miller, "Research on Medical Records without Informed Consent," 560; IOM Report, p.209.

⑥ IOM Report, 209–212.

IOM 的结论是，HIPAA 隐私规则关于使用可识别健康信息的患者授权的要求确实可以产生有偏见的研究样本，并危及涉及可识别数据的研究结果的有效性。[①]

6.3.2.2 获取知情同意可能昂贵且烦琐

除了产生选择偏差，满足对知情同意要求对科研人员来说可能非常昂贵和费力。基于电子健康记录的研究可能包括成百上千的数据对象，找到他们并获得同意，特别是如果每次启动新的研究时都必须这样做，这可能是一项艰巨的任务。因此，对知情同意的要求可能对需要进行大量病历收集的研究项目构成重大障碍，甚至可能导致项目无法进行。[②]

实证数据支持这一观点，即知情同意要求与高成本呈正相关。2007 年对 1527 名流行病学家进行了一项调查并得出结论：HIPAA 隐私规则的授权要求已严重阻碍了研究进展。[③]受访者对于与合规性相关的成本和延误表示失望。其他研究也揭示了类似的反对意见，甚至暗示一些医疗服务提供者正在考虑或已经完全放弃开展相关研究项目。[④]

一些研究试图量化（达成）知情同意过程的成本和时间需求。一项针对加拿大中风网络（Canadian Stroke Network，包括 20 家加拿大医院）的研究得出结论：护士协调员为征得每位患者或代理人的同意而花费的时间中位数为 40 分钟（包括安排面谈的时间）。[⑤]此外，在前两年花在卒中网上的 200 万加元中，仅知情同意这一项就花费了 50 万加元。英国的一项研究估计，通过电子邮件、信件和电话相结合的方式获得知情同意，以便查看前列腺癌患者的记录，获取每个授权的成本为 248 美元。[⑥]在美国一

---

① IOM Report, 209–216.

② 关于不同的知情同意方案的进一步讨论，见 Hoffman and Podgurski, "Balancing Privacy, Autonomy, and Scientific Needs in Electronic Health Records Research," pp. 119–122.

③ Roberta B. Ness, "Influence of the HIPAA Privacy Rule on Health Research," *Journal of the American Medical Association*, Vol.298, No.18, 2007, p.2167.

④ IOM Report, 199–209.

⑤ Jack Tu et al., "Impracticability of Informed Consent in the Registry of the Canadian Stroke Network," *New England Journal of Medicine*, Vol.350, No.14, 2004, p.1418.

⑥ Sian Noble, et al., "Feasibility and Cost of Obtaining Informed Consent for Essential Review of Medical Records in Large-Scale Health Services Research," *Journal of Health Services Research & Policy*, Vol.14, No.2, 2009, pp.79–80. Of the 230 individuals who were sent consent forms, 179 consented.

项研究中，有早产风险的 2228 位孕妇接到参与一项新生儿护理研究邀请，征求她们的知情同意。根据员工薪资计算，知情同意的准备工作需耗时 1735—2790 小时，费用在 65945 美元至 106029 美元之间。[①] 还有一项研究需要得到家长对 2496 名中学生参与一项调查的知情同意。知情同意（的获得过程），涉及三次邮件往来以及对未回应者的后续电话跟进，预计成本至少为 50000 美元。[②]

6.3.3 共同利益的重要性

传统的知情同意概念以研究受试者的个人权利为中心，因为这类研究通常作用于受试者的身体或心理。随着大型 EHR 数据库的出现以及仅涉及记录审查的研究项目的增多，医学研究更多地偏向公共利益价值，作为对个人风险的平衡因素是合适的。当人类在研究中不接受任何物理或心理测试，只是对他们的医疗诊断记录进行调取时，公共利益的价值应优于个人利益。只要采取了所有合理的努力来防止对受试者造成伤害，社会应该将实现医疗进步的利益置于隐私侵犯和非隐私相关的人格权损害的个人风险之上。

所有患者都从过去的研究所带来的医疗护理进步中受益。因此，如果一些患者禁止研究人员获取他们的数据，拒绝为医学研究工作做出自己的贡献，可以说是不负责任或不公平的。[③] 拒绝参与医学研究可以说是一种"搭便车"的行为，因为没有任何办法可以有效阻止那些不为研究提供医疗诊断记录的人享受到生物医学研究带来的治疗效果改善的好处。[④]

将个人自由置于共同利益之下，因为个人从社会进步中获利，这与哲

---

① Wade D. Rich et al., "Antenatal Consent in the SUPPORT Trial: Challenges, Costs, and Representative Enrollment," *Pediatrics*, Vol.126, No.1, 2010, pp.217–18.

② Finn-Aage Esbensen et al., "Differential Attrition Rates and Active Parental Consent," *Evaluation Review*, Vol.23, No.3, 1999, pp.320, 322, 329.

③ Miller, "Research on Medical Records without Informed Consent," p. 564.

④ Miller, "Research on Medical Records without Informed Consent," p. 564；Sarah Chan and John Harris, "Free Riders and Pious Sons – Why Science Research Remains Obligatory," *Bioethics*, Vol.23, No.3, 2009, pp.162–164; G. Owen Schaefer et al., "The Obligation to Participate in Biomedical Research," *Journal of the American Medical Association*, Vol.302, No.1, 2009, p.68.

学家让 - 雅克·卢梭的社会契约理论相一致。卢梭谈到了"社会契约",根据这一理论,个人可以自愿放弃自由,以共同利益为依归,享受集体带来的好处。① 居住在某个政治国家的个人必然接受其好处,通过这种方式,公民默示同意使政府权力得以运作的法律。② 社会同意的概念也适用于医疗领域,因为基本上所有的人都会在他们生命中的某个时刻接受医疗护理,他们可以被视为默许将他们的电子健康档案用于研究,使治疗成为可能。

一些生物伦理学家甚至认为,个人有参与生物医学研究的道德义务,甚至包括临床研究。③ 然而,即使不去论证参与研究是否上升到道德义务的高度,也可以说从伦理角度来看,禁止患者在电子健康档案数据库中隐瞒他们的信息是合理的。

6.4 下一步的措施

即使更加注重促进公共利益的原则,也不能轻视对基于电子健康档案研究的隐私漏洞和对数据对象的伤害风险的关注。然而,如果数据当事人选择参与研究,(表达)知情同意的机会并不能保护他们免受伤害。④ 所谓同意,只是允许个人在知情的情况下承担风险或选择完全退出。⑤

如前文所述,联邦法规和 HIPAA 隐私规则并不禁止在未经同意的情况下进行基于记录的研究。两者都不包括去除身份识别信息的 EHR;有

---

① Jean-Jacques Rousseau, *On the Social Contract*, trans. by Maurice Cranston, New York: Penguin, 1987, pp.23–25.

② Jean-Jacques Rousseau, On the Social Contract, trans. by Maurice Cranston, New York: Penguin, 1987, pp.25–26;Edward A. Harris, "Note: From Social Contract to Hypothetical Agreement: Consent and the Obligation to Obey the Law," *Columbia Law Review*, Vol.92, 1992, p.676.

③ John Harris, "Scientific Research Is a Moral Duty," *Journal of Medical Ethics*, Vol.31, 2005, p.247; Rosamond Rhodes, "Rethinking Research Ethics," *American Journal of Bioethics*, Vol.5, No.1, 2005, p.15; Rosamond Rhodes, "In Defense of the Duty to Participate in Biomedical Research," *American Journal of Bioethics*, Vol.8, No.10, 2008, p.38; Schaefer et al., "The Obligation to Participate in Biomedical Research," 67. But see Stuart Rennie, "Viewing Research Participation as a Moral Obligation: In Whose Interests?", *Hastings Center Report*, Vol.41, No.2, 2011, p.46.

④ Douglas Peddicord et al., "A Proposal to Protect Privacy of Health Information while Accelerating Comparative Effectiveness Research," *Health Affairs*, Vol.29, No.11, 2010, p.2087.

⑤ 见 124 页注解⑤、⑥及 125 页注解①及附文。

限的数据集可以在没有患者授权的情况下使用；如果得到伦理审查委员会或隐私委员会的授权，甚至使用明显可识别身份信息的研究也可以在没有知情同意程序的情况下进行。对"通用规则"的拟议修改将进一步放松对基于 EHR 的研究的知情同意要求。

埃里克·帕伦斯（Erik Parens）博士说得非常有道理：如果"我们要抛弃知情同意，那应该是因为我们有充分的理由。这不应该是因为（从此可以用）大幅下降的财务成本，和拥有访问大量数据的能力而感到兴奋不已"。[①] 我们有充分的理由优先考虑自由使用数据而不是严格的知情同意要求，但只有在实施了一些重要的保障措施后，这种方法在道德上才是合理的。以下是解决与基于 EHR 的研究有关的隐私和自主权问题的建议。

6.4.1　隐私与安全

可以通过两种方式保护数据主体免受隐私泄露带来的伤害。第一，研究人员和管理人员必须保障数据安全。第二，研究人员应尽可能地采用个人信息去身份化技术。

6.4.1.1　数据库安全与去除身份信息

第 3 章讨论了 HIPAA 隐私安全规则和保障数据安全的措施。医疗服务提供者在临床试验和科学研究方面都应严格遵守数据安全规则。他们必须在治疗和研究范围内保护患者的医疗记录。

此外，研究人员应该对 EHR 系统中的数据进行细致的处理，去除身份识别信息。如前文所述，HIPAA 法规对取消身份识别提供了详细的指导。HIPAA 标准并不能完全消除重新识别身份信息的风险，但它可以将风险减少到远低于 1% 的程度。

研究人员可能会反对符合 HIPAA 规定的数据去标识化，因为他们认为这种做法有可能会删除他们的研究项目所需要或有用的数据。在某些情况下，缺乏诸如日期或地点等细节确实会对研究质量产生影响。因此，如果研究人员签署了包含特定限制和隐私保护的数据使用协议，他们可以不

---

①　Erik Parens, "Drifting Away from Informed Consent in the Era of Personalized Medicine," *Hastings Center Report*, Vol.45, No.4, 2015, pp.16, 19. 帕伦斯（Parens）博士是黑斯廷斯中心的高级研究学者。

经患者同意而使用"有限数据集"。有限数据集在很大程度上是去除了身份识别信息的，例如，不包含患者的详细住址，但包含了患者的就诊日期和地理位置。[1]

6.4.1.2 分布式数据库的安全统计分析

创建大型研究数据库的一个替代方法是对分布式数据库进行安全的统计分析。[2]这种方法使用特殊算法查询参与联合系统的数据库，可以有效防止敏感信息的泄露。[3]在联合系统中，如美国食品药物管理局的"哨兵计划"和DARTNet，每个机构都管理和保有对己方数据库的控制权，但通过标准的网络服务，可以进行分布式查询。[4]研究人员通过互联网能与联邦系统的分布式查询服务接口的软件提交统计查询。查询服务与所有相关数据库进行交互、启动操作、传递中间结果，并将最终结果返回给研究人员。联合系统中的各个数据库合作计算经过汇总的统计数据，但他们不分享个人记录或可以识别特定组织的数据。[5]

查询服务可以为研究人员提供较为有限的标准统计查询类型选择，让他们得以进行计算，例如，人口或人口分组的平均值、比例、比率和回归系数的估计值。举例来说，某研究人员可能会向联邦系统查询疾病 X 在目标患者群体中的流行情况。经过统计分析，研究者会得到一个患有该疾病的人口百分比的估算值。

隐私保护是分布式数据库安全统计分析的一个优势。记录不需要取消

---

[1]　45CFR§§164.514(e)(1)-(4)(2015).

[2]　Alan F. Karr et al., "Secure Regression on Distributed Databases," *Journal of Computational and Graphical Statistics*, Vol.14, No.2, 2005, pp.263–264.

[3]　Alan F. Karr et al., "Secure Regression on Distributed Databases," *Journal of Computational and Graphical Statistics*, Vol.14, No.2, 2005, pp.263–264；Wilson D. Pace et al., "An Electronic Practice-Based Network for Observational Comparative Effectiveness Research," *Annals of Internal Medicine*, Vol.151, No.5, 2009, pp.338–339; Oren E. Livne, N. Dustin Schultz, and Scott P. Narus, "Federated Querying Architecture for Clinical and Translational Health IT," *Journal of Medical Systems*, Vol.35, No.5, 2011, pp.1211–1224.

[4]　Griffin M. Weber et al., "The Shared Health Research Information Network (SHRINE): A Prototype Federated Query Tool for Clinical Data Repositiones," *Journal of the American Medical Informatics Association*, Vol.16, No.5, 2009, p.624.

[5]　Alan F. Karr, "Secure Statistical Analysis of Distributed Databases, Emphasizing What We Don't Know," *Journal of Privacy and Confidentiality*, Vol.1, No.2, 2009, pp.197, 199.

身份识别并传送到中央数据库，因此在数据传送和数据库创建过程中不存在身份识别信息去除不完整或信息泄露的风险。然而，与完全去除身份识别信息的数据一样，统计查询不会成为符合所有研究项目要求的技术。

6.4.2 数据审查委员会

对于某些科学研究，研究人员需要详细的信息，并寻求使用带有患者身份识别信息的医疗记录。在这种情况下，他们的研究将受到"通用规则"和/或HIPAA隐私规则的约束。相比之下，使用无身份识别信息的医疗记录或有限数据集的研究则很少受到监督。然而，正如本章所讨论的，重新识别身份信息的风险和由此对患者造成的伤害并非不存在。因此，某种形式的监督是必要的。

笔者建议，所有基于患者医疗记录的研究，都应经由具有观察研究和信息安全专业知识的数据审查委员会批准。这项任务可以交给现有的伦理审查委员会，但是由于这些机构的工作量已经过度饱和，而且委员会成员可能不具备必要的专业知识，所以可以为基于患者医疗记录的研究建立单独的审查实体。[1]

数据审查委员会对研究的审查程度应取决于研究人员能够识别患者身份信息的程度。涉及完全的身份识别数据的研究将需要得到患者授权。[2]但是，使用无须患者同意的有限数据集的研究，还是应该经过完善的审批程序。有限的数据集应接受仔细审查，因为其中可能包含患者的出生日期

---

[1] Ezekiel J. Emanuel et al., "Oversight of Human Participants Research: Identifying Problems to Evaluate Reform Proposals," *Annals of Internal Medicine*, Vol.141, No.4, 2004, p.284; David A. Hyman, "Institutional Review Boards: Is This the Least Worst We Can Do?," *Northwestern Law Review*, Vol.101, 2007, P 761; Joseph A. Catania et al., "Survey of US Boards That Review Mental Health-Related Research." *Journal of Empirical Research on Human Research Ethics*, Vol.3, No.4, 2008, pp.71–79.

[2] 但请参阅 Institute of Medicine Committee on Health Research and the Privacy of Health Information: The HIPAA Privacy Rule, *Beyond the HIPAA Privacy Rule: Enhancing Privacy, Improving Health through Research*, ed. by Sharyl J. Nass, Laura A. Levit, and Lawrence O. Gostin, Washington, D.C.: National Academies Press, 2009, p.34（建议想要使用直接标识符的研究人员，如果他们实施了一些数据保护措施，可以向伦理监督委员会寻求豁免知情同意的权利）。

和所在地区的邮政编码，显著增加了重新识别身份信息的可能性。[①]数据审查委员会应特别关注将要实施的安全措施。审查委员会还应该核实申请人的资历，以确保他们是真正的研究人员，有真实的研究项目。

在这种研究中，研究人员只能查看根据 HIPAA 安全港规定去除身份识别信息的数据，应通过一种简化的流程进行，研究人员可进行项目注册并确认身份。研究人员还应签署数据使用协议，承诺他们不会试图重新识别身份信息，不会将他们获得的记录转发给不属于研究团队成员的个人，并避免数据用途超出研究范围。此外，研究人员应承诺在指定期限结束时，通过已获准的方式处理自己所获得的所有记录。

此外，数据审查委员会应该对所有的研究报告进行持续审查。应要求研究人员提交年度报告，如果出现任何不良事件，应立即告知委员会，例如受到黑客攻击或向第三方不适当地披露数据。如果数据没有得到适当的保护，数据审查委员会可能不会批准同一研究人员继续研究，可能会要求采取纠正措施，或者撤销对研究的批准并要求停止研究。[②]

当医疗大数据开始在临床试验、科学研究、项目管理中发挥作用时，人们对它的潜力感到无比振奋。然而，伴随着大数据美好前景的，是对患者隐私和自主权的合理关切。虽然去除记录中的身份信息可以保护患者的隐私权，但并非总是能做得彻底和一以贯之。即便在最理想情况下，也无法完全排除少数患者的身份被识别的可能性。为了赢得公众的信任并保持高道德标准，政策制定者必须采取进一步的措施来保障数据安全，并推动负责任的研究监督。

---

① 445 CFR § 164.514e(1)(2015); Benitez and Malin, "Evaluating Re-identification Risks with respect to the HIPAA Privacy Rule," 169. 目前，通用规则没有明确说明使用有限数据集的研究是否需要伦理审查委员会的批准和同意，而 HIPAA 隐私规则要求数据使用协议，但对这类研究没有患者授权（的规定）。

② 见 45 CFR §46.113（2015）.

医疗大数据质量和分析的关注点

2009 年，《精神病学研究》(*Psychiatry Research*)杂志发表了一篇文章，将堕胎与精神疾病联系起来。[1] 为了验证研究结果，科研人员检查了"含有生育历史和心理健康变量的国家数据集"。[2] 该研究在反对堕胎者中广泛引用，且有几个州制定了立法，要求想要堕胎的女性接受包括关于潜在长期心理健康问题警告在内的咨询。[3] 然而，在 2012 年，这项研究被科学家们推翻了，在仔细检查研究的设计后，发现它存在严重缺陷。科研人员将意外怀孕并选择堕胎的女性与所有女性进行了比较，而不是与选择继续妊娠并生下孩子的女性进行比较。该研究将所有的精神疾病史都纳入考量，但本应关注的仅仅是怀孕后显现的（精神）疾病。[4] 因此，科学证据看似可靠，其实并非全部如此。

---

[1] 本章部分内容基于 Sharona Hoffman and Andy Podgurski, "The Use and Misuse of Biomedical Data: Is Bigger Really Better?", *American Journal of Law & Medicine*, Vol.39, 2013, pp.497–538; Priscilla K. Coleman et al., "Induced Abortion and Anxiety, Mood, and Substance Abuse Disorders: Isolating the Effects of Abortion in the National Comorbidity Survey," *Journal of Psychiatric Research*, Vol.43, No.8, 2009, p.770.

[2] Priscilla K. Coleman et al., "Induced Abortion and Anxiety, Mood, and Substance Abuse Disorders: Isolating the Effects of Abortion in the National Comorbidity Survey," *Journal of Psychiatric Research*, Vol.43, No.8, 2009, p.770.

[3] Sharon Begley, "Journal Disavows Study Touted by US Abortion Foes," *Reuters*, March 7, 2012; available at: www.reuters.com/article/2012/03/07/us-usa-abortion-psychiatry-idUSTRE8261U D20120307(accessed October 25, 2015); Guttmacher Institute, "Counseling and Waiting Periods for Abortion," *State Policies in Brief* (October 1, 2015); available at: www.guttmacher .org/statecenter/spibs/ spib_MWPA.pdf (accessed October 25, 2015).

[4] Ronald C. Kessler and Alan F. Schatzberg, "Commentary on Abortion Studies of Steinberg and Finer (Social Science & Medicine 2011; 72:72–82) and Coleman (*Journal of Psychiatric Research* 2009;43:770–6 & *Journal of Psychiatric Research* 2011;45:1133–4)," *Journal of Psychiatric Research*, Vol.46, No.3, 2012, pp.410–411.

电子健康档案数据库的安全性和潜在的隐私泄露并不是使用医疗大数据引发的唯一担忧。任何人在考虑基于医疗记录的研究结果时，都必须认识到现代电子健康档案数据的不足以及正确推断因果效应的困难。[①] 本章重点讨论 EHR 数据分析过程中可能出现的问题，以及必须采取哪些预防措施来避免关键错误。

7.1　数据质量

医疗数据库是一种潜在的宝贵研究资源，但研究人员、分析人员和其他利益相关者必须认识到，现有的 EHR 往往存在信息错误、不完整或其他不足之处。尽管任何研究数据的收集都可能受到信息不准确性的影响，但医疗数据库尤其可能存在这种缺陷。EHR 中的信息最初是出于临床和计费目的而收集的，因此可能不适合用于研究。此外，大型医疗数据库中包含的大量信息，以及进行大规模观察研究所需的复杂分析方法和工具，为错误和遗漏的产生创造了机会。尽管未来的技术改进可能会弥补许多数据库本身的不足，但目前这些缺陷引起了严重的关切。本节研究了各种潜在的数据质量缺陷。

7.1.1　数据输入错误

第 1 章讨论了各种可能不利于患者护理的 EHR 问题。这些缺陷也会影响基于 EHR 的研究数据的质量。具体而言，研究人员必须明白，电子病历数据可能存在输入错误的文字和数字、复制粘贴不准确、选择编码和菜单项不准确、编码不够具体或详细以及软件故障等问题。此外，如果研究人员依赖患者输入个人健康记录（PHR）中的信息，那么数据的准确性可能会受到患者认知能力受损、缺乏医学专业知识或计算机技能不足的影响。

数据错误会歪曲研究项目的结果。一项关注肺炎病例的研究强调，即使是微不足道的数据错误也可能对研究结果产生重大影响。

---

① Pamela N. Peterson and Paul D. Varosy, "Observational Comparative Effectiveness Research: Comparative Effectiveness and Caveat Emptor," *Circulation: Cardiovascular Quality and Outcomes*, Vol.5, 2012, p.151.

对死亡率估计有"较大影响"。[1] 其他研究人员证实，小到 1%—5% 的错误率都可能会导致对死亡率和不良事件估计得严重不准确。[2] 数据库操作员和分析师也不能忽视这样一种可能性，即在最糟糕的情况下，黑客可能会访问医疗数据库，并故意引入错误或修改记录。[3]

7.1.2 不完整或零散的数据

不完整或零散的数据也可能损害 EHR 数据库信息的可靠性。有时，EHR 数据并不包括特定研究项目所需的所有信息。[4] 临床医生在处理 EHR 文件时一般不会考虑到后续研究的问题。[5] 举例来说，在对纽约长老会医院临床数据仓库的 EHR 数据的人工审查显示，当肺炎患者在急诊科死亡时，临床医生"很少花时间记录症状，因此在电子健康记录中，除了死亡这个结论之外，并没有关于患者其他健康信息的记录"。[6]

与治疗结果有关的数据尤其可能丢失。[7] 例如，从急诊室办理出院的患者可能根本没有寻求进一步治疗，或者后来去看了一个使用不同 EHR 系统的医生，这样就无法追踪急诊治疗是否长期有效。EHR 中没有关于治疗结果的信息是难以解释的。这可能意味着所规定的治疗方式已经使患者

---

[1] George Hripcsak et al., "Bias Associated with Mining Electronic Health Records," *Journal of Biomedical Discovery and Collaboration*, Vol.6, 2011, p.52.

[2] Steve Gallivan and Christina Pagel, "Modelling of Errors in Databases," *Health Care Management Science*, Vol.11, No.1, 2008, p.39; Christina Pagel and Steve Gallivan, "Exploring Potential Consequences on Mortality Estimates of Errors in Clinical Databases," *IMA Journal of Management Mathematics*, Vol.20, No.4, 2009, p.391.

[3] Sander Greenland, "Multiple-Bias Modelling for Analysis of Observational Data," *Journal of the Royal Statistical Society: Series A*, Vol.168, No.2, 2005, pp.267–268; Craig H. Mallinckrodt et al., "Assessing and Interpreting Treatment Effects in Longitudinal Clinical Trials with Missing Data," *Biological Psychiatry*, Vol.53, No.8, 2003, p.755.

[4] Craig Newgard et al., "Electronic versus Manual Data Processing: Evaluating the Use of Electronic Health Records in Out-of-Hospital Clinical Research," *Academic Emergency Medicine*, Vol.19, No.2, 2012, p.224; Sebastian Haneuse et al., "Learning about Missing Data Mechanisms in Electronic Health Records-Based Research: a Survey-Based Approach," *Epidemiology*, Vol.27, No.1, 2016, p.82.

[5] M. Alan Brookhart et al., "Confounding Control in Healthcare Database Research Challenges and Potential Approaches," *Medical Care*, Vol.48, Suppl. 6, 2010, p.S115.

[6] Hripcsak et al., "Bias Associated with Mining Electronic Health Records," p. 50.

[7] Newgard et al., "Electronic versus Manual Data Processing," p. 225.

痊愈，他不需要接受后续治疗。然而，这也可能意味着患者的症状没有得到缓解，或者患者的病情出现恶化，在其他地方寻求治疗。

由于不同机构的 EHR 系统无法互通，所以数据分散的情况经常存在。因此，随着病情的发展，在多个医疗中心接受治疗的重病患者的记录可能会被分到几个 EHR 系统中，而这些系统不太可能被整合到一个研究数据库中。①EHR 的分散很可能会阻碍研究，因为分析人员只能看到患者的部分记录，有时碎片化也有可能会使分析员认为他们在检查不同患者的记录，而实际上他们是在分析同一个患者分散在各个 EHR 系统中的碎片化信息。

7.1.3 数据差异和提取

数据质量的差异和不一致性可能由多种因素造成。据称，如果与经济收益、合同义务或外部审查监督有关，记录保存会更为严谨；如果仅在内部使用，则记录保存可能较为松散。②此外，特定细节可以记录在多个领域中，不同人员使用不一致的做法（例如，记录最初预约就诊日期与实际会面日期）可能会产生不规则性。然而，另一个复杂的问题是，各个医疗机构对术语、短语和名称缩写的使用方式不同。举例来说，缩写"MS"可以指"二尖瓣狭窄""多发性硬化症""硫酸吗啡"或"硫酸镁"。③如果 EHR 中的上下文不清楚，读者可能无法理解"MS"在某个特定情况下的含义。

EHR 中存在的自由文本叙述带来了更大的挑战。EHR 系统允许医生输入患者的编码信息和非结构化的文本描述。④重要信息，如果未在结构

① Taxiarchis Botsis et al., "Secondary Use of EHR: Data Quality Issues and Informatics Opportunities," *AMIA Joint Summit on Translational Bioinformatics* 2010 (2010): 4（指出为研究目的而挖掘的 EHR 系统，不包含因当时疾病的严重性而被转移到专门的癌症中心或最初在其他地方治疗的患者的记录）。

② Jessica S. Ancker et al., "Root Causes Underlying Challenges to Secondary Use of Data," *AMIA Annual Symposium Proceedings Archive* 2011 (2011): 61.

③ Christopher G. Chute, "Medical Concept Representation," in *Medical Informatics: Knowledge Management and Data Mining in Biomedicine*, ed. by Hsinchun Chen et al., New York: Springer, 2005, p.170, table 6–1.

④ S. Trent Rosenbloom et al., "Data from Clinical Notes: A Perspective on the Tension between Structure and Flexible Documentation," *Journal of the American Medical Informatics Association*, Vol.18, No.2, 2011, pp.181–182.

化数据中捕获，则可能包含在备注中，而这种信息从 EHR 中准确提取以供二次使用要困难得多。例如，如果哮喘病的发展阶段有编码，但患者的吸烟史只在自由文本的临床记录中描述，通过 EHR 数据库挖掘可能无法揭示病情恶化与吸烟之间的关联。[①] 同样，家族病史和药物不良反应等信息可能以叙述而非编码的形式记录。[②] 研究人员可以采用自然语言处理工具从自由文本的叙述中提取数据，这些技术尚在开发阶段，通常还不够成熟。[③]

如果 EHR 中包含的诊断、数据测量或病史没有标准化格式，或者因为没有找到结构化的形式而无法访问，那么数据库内容可能不足以满足二次使用。[④] 同样，医学术语若未统一，研究人员可能无法理解或误读数据库记录。

7.1.4　软件故障

如果用于分析的软件存在缺陷，那么在分析数据时可能会出现错误。如果该软件的复杂程度较高，且是由科研人员或他们的助手在没有熟练软件开发者的帮助下开发的，就特别容易出现这种情况。[⑤] 缺乏经验的程序员很可能既会编写出错误的软件，又不能对其进行充分的测试。[⑥] 然而，即使是

---

① Naren Ramakrishnan et al., "Mining Electronic Health Records," *Computer*, Vol.43, No.10, 2010, p.79.

② Isaac S. Kohane, "Using Electronic Health Records to Drive Discovery in Disease Genomics," *Nature Reviews Genetics*, Vol.12, 2011, p.420.

③ Ramakrishnan et al., "Mining Electronic Health Records," 79; Kitty S. Chan, J. B. Fowles, and J. P. Weiner, "Electronic Health Records and the Reliability and Validity of Quality Measures: A Review of the Literature," *Medical Care Research and Review*, Vol.67, No.5, 2010, pp.503, 518 (suggesting that naturallanguage-processing programs "function more effectively for variables that are narrowly and consistently defined").

④ Andrea L. Benin et al., "How Good Are the Data? Feasible Approach to Validation of Metrics of Quality Derived from an Outpatient Electronic Health Record," *American Journal of Medical Quality*, Vol.26, No.6, 2011, p.441.

⑤ Rebecca Sanders and Diane Kelly, "Dealing with Risk in Scientific Software Development," *IEEE Software*, Vol.25, No.4, 2008, p.27; Diane F. Kelly, "A Software Chasm: Software Engineering and Scientific Computing," *IEEE Software*, Vol.24, 2007, p.118; Les Hatton, "The Chimera of Software Quality," *Computer*, Vol.40, 2007, p.104.

⑥ Kelly, "A Software Chasm," p. 118.

商业开发的医学研究软件也可能产生错误的结果。[1] 理想情况下，科研人员应与软件专家紧密合作，开发并彻底测试医学研究中使用的软件。

7.2 数据分析的挑战

即使数据本身没有问题，软件也不存在缺陷，分析人员若想得出正确结论也会面临许多障碍。本节分析了影响观察性研究的偏见问题，特别是选择偏差、混杂偏倚和测量偏差。理解这些问题对于任何寻求进行或解释医学数据库研究结果的人来说都至关重要。

偏差和因果推断的挑战并不是使用 EHR 数据的研究所独有的。这种问题在纸质记录的时代也很普遍。然而，随着电子医疗大数据使观察性研究呈指数级增长，所有研究人员、政策制定者以及广大公众都应该对数据分析有所了解。

7.2.1 选择偏差

在数据审查的过程中，如果数据主体有机会选择不再被纳入数据库，或者如果某些个人记录以其他方式被排除，那么"选择偏见"就可能会出现。[2] 因此，纳入研究的个体子集可能无法代表我们关注的患者群体，这也许是因为某个特定性别、种族或社会经济群体的人不成比例地选择退出。[3] 选择偏差会扭曲对疾病流行和接触风险等指标的评估，因为研究的估计值会与目标人群指标的真实值存在系统性差异。也就是说，从研究对象得出的估计结果并不能推广至分析者希望得出结论的更大范围的人群。[4]

---

[1] Sanders and Kelly, "Dealing with Risk in Scientific Software Development," 25; Nicole K. Henderson-MacLennan et al., "Pathway Analysis Software: Annotation Errors and Solutions," *Molecular Genetics and Metabolism*, Vol.101, No.2–3, 2010, pp.137–138.

[2] 请参阅本书第 6 章；David L. Faigman et al., *Modern Scientific Evidence: The Law and Science of Expert Testimony*, Eagan, MN: Thomson West, 2011, § 4:16.

[3] Sharyl J. Nass et al., *Beyond the HIPAA Privacy Rule: Enhancing Privacy, Improving Health through Research*, Washington, D.C.: National Academies Press, 2009, p.209.

[4] Herbert I. Weisberg, *Bias and Causation: Models and Judgment for Valid Comparisons*, Hoboken, N.J.: Wiley, 2010, pp.93–94.

7.2.2 混杂偏倚

混杂偏倚（confounding bias）可能是因果效应研究中的一个重要问题。这类研究通常是为了衡量特定疗法对患者的平均治疗效果，或者特定接触（exposure）对个体的平均有害影响。

混杂的发生是因为治疗 / 接触变量和结果变量的共同原因的存在。[①]

下面的假设说明了观察性研究中的混杂现象。假设医生的治疗选择受到患者疾病的严重性或持续时间的影响，这也会影响治疗的结果。[②] 因此，处于疾病进展后期的患者可能接受一种治疗（治疗 A），而处于早期阶段的患者可能接受不同的治疗（治疗 B）。同时，一般来说，病情较重的患者的治疗效果会比健康人差。除非在统计数据分析过程中适当地调整被称为"混杂变量"或"混杂因素"的疾病阶段因素，否则可能会引发治疗变量和结果变量之间的伪关系（spurious association），从而扭曲对治疗真实因果效应的估计。换句话说，由于混杂变量（接受不同治疗的患者所患病症的程度）研究人员可能会对两种治疗的效果得出错误的结论。治疗 A 可能看起来不如治疗 B 有效，并不是因为它实际上是一种劣质的治疗方法，而是因为接受治疗 A 的患者处于疾病的晚期，无论他们接受什么治疗都不会有好结果。

社会经济因素和患者的生活方式选择也可能是混杂因素。那些缺乏财政资源或足够医疗保险的人可能会选择较便宜的治疗方法，这并不是因为这些治疗方法对他们来说是最好的选择，而是因为这些治疗方法是唯一负担得起的选择。低收入可能也会单独导致健康状况恶化，例如，由于营养不良或者财务困难引发的压力。在预防性护理的情况下，治疗的感知效益可能会被放大，因为对干预措施感兴趣的健康导向个体也会同时追求运动、低脂饮食和其他促进健康的行为。因此，这些患者的显著疗效并不仅

[①] M. Maria Glymour and Sander Greenland, "Causal Diagrams," in Kenneth J. Rothman, Sander Greenland, and Timothy L. Lash, *Modern Epidemiology*, 3rd edn., Baltimore: Lippincott Williams & Wilkins, 2008, pp.192–193.

[②] Bruce M. Psaty and David S. Siscovick, "Minimizing Bias Due to Confounding by Indication in Comparative Effectiveness Research," *Journal of American Medical Association*, Vol.304, No.8, 2010, p.897.

仅与预防措施有关。[1]

　　为了减少或消除观察性研究中的混杂偏倚，进行研究的人必须非常严谨地确定、准确测量并调整所有可能的混杂变量。[2] 然而，在许多研究中，哪些变量是潜在的混杂因素并不重要。医疗护理通常取决于与医疗系统、临床医师以及患者自身相关的一系列复杂的变量关系网，而每个案例中起作用的因素可能并不明显。[3]

　　随机的临床试验，如果设计得好，实施得好，可以防止混杂偏倚的发生，因为将治疗方案随机分配给患者（可能包括安慰剂），可以确保治疗变量和潜在混杂变量之间没有关联。因此，在我们的假设中，无论患者的疾病严重程度如何，他们接受治疗方案A和治疗方案B的可能性是相同的。在观察性研究中，治疗方案的分配并不受研究者的控制，因为治疗方案已经被执行并记录在患者的医疗档案中。因此，研究者必须尝试获取混杂变量的值，并在分析研究数据期间对其进行调整。[4]

7.2.3　测量偏差

　　"测量偏差"来自测量误差和数据收集错误，如果被分析的医疗记录含有这种错误，观察性研究的结果就会受到影响。有多种原因可能会导致测量偏差，具体如下。测量仪器可能未经适当校准，或可能缺乏足够的灵敏度来检测相关变量的差异。[5] 生物样本的储存时间或条件可能有所不同，在分析时影响结果。在征询并记录患者自身的描述和记忆时，患者回忆细节的能力可能会受到提问者的能力、耐心程度和表现出的同情心的影响，

---

　　[1]　Brookhart et al., "Confounding Control in Healthcare Database Research Challenges and Potential Approaches," S115.

　　[2]　Sander Greenland, Kenneth J. Rothman, and Timothy L. Lash, "Measures of Effect and Measures of Association," in Rothman, Greenland, and Lash, *Modern Epidemiology*, p.58.

　　[3]　Brookhart et al., "Confounding Control in Healthcare Database Research Challenges and Potential Approaches," S114.

　　[4]　Jaclyn L. F. Bosco et al., "A Most Stubborn Bias: No Adjustment Method Fully Resolves Confounding by Indication in Observational Studies," *Journal of Clinical Epidemiology*, Vol.63, No.1, 2010, p.64–65.

　　[5]　Gael P. Hammer et al., "Avoiding Bias in Observational Studies," *Deutsches Ärzteblatt International*, Vol.106, No.41, 2009, p.665.

或者受到患者认为该主题对其生活的重要性和相关性的影响。①

此外，患者可能存在记忆障碍，或者如果他们对真相感到尴尬，可能会在回答问题时撒谎。

特别值得关注的是，治疗或结果本身会影响测量偏差。例如，在一项关于 A 对痴呆症治疗影响的研究中，如果只通过采访研究参与者来确定 A 的使用情况，就可能出现测量偏差，因为痴呆症会影响患者回忆他们是否接受过治疗以及如何接受治疗的能力。此外，有些治疗方法会导致或加重患者的痴呆症，而痴呆症又会使患者无法准确反馈他们的治疗和结果。②

7.3 提高数据分析的准确性和质量

可以采用多种策略来提高医疗大数据的质量和分析准确性。在本节中，笔者讨论了技术改进、数据质量评估、法律干预和因果推断方法。

7.3.1 技术改进

随着 EHR 系统技术的成熟，其获取准确、全面的数据集的能力应继续提高。健康信息技术专家越来越认识到，这些系统不仅可以帮助医护人员做出有效的患者护理决策、管理患者在院费用单据，还可以作为二次使用的数据来源。为此，产品设计师和供应商应采取各种措施来提高 EHR 数据的准确性和实用性。

7.3.1.1 语义互操作性

不同 EHR 系统的不兼容性给研究人员带来了巨大的困难。③ 协调来自不同系统的数据的格式和含义对分析人员来说是非常耗时且繁重的工作。④

---

① Gael P. Hammer et al., "Avoiding Bias in Observational Studies," *Deutsches Ärzteblatt International*, Vol.106, No.41, 2009, p.665.

② Miguel A. Hernán and Stephen R. Cole, "Causal Diagrams and Measurement Bias," *American Journal of Epidemiology*, Vol.170, No.8, 2009, pp.959, 960.

③ Dipak Karla et al., "Argos Policy Brief on Semantic Interoperability," *Studies in Health Technology and Informatics*, Vol.170, 2011, p.5.

④ Carole Goble and Robert Stevens, "State of the Nation in Data Integration for Bioinformatics," *Journal of Biomedical Informatics*, Vol.41, No.5, 2008, p.687.

在一个以上医疗机构就诊的患者记录可能变得支离破碎，如果独立的 EHR 系统不能互通，那么将这些碎片信息整合成一个连贯的整体就几乎是不可能的。数据碎片化的问题可以通过"语义互操作性"来解决，这将使"信息系统能够基于共享的、预先设定的和协商确定的术语和表达含义来交换具有公认意义的信息"。[①] 健康信息交换能力对研究工作至关重要。[②]

　　语义互操作性的实现存在许多障碍。其中包括美国的利益相关者数量极其庞大；缺乏协调、标准化、训练有素的人员和适当的支持技术；政府要求尽快从纸张记录过渡到 EHR 系统的压力。[③] 此外，语义互操作性很可能对 EHR 供应商没有吸引力。如果供应商将产品标准化，那么对于那些拥有一个供应商产品的客户来说，切换到竞争对手的 EHR 系统将会变得更加容易。客户可以更容易地学习使用新的系统，并能更容易地将现有记录转移到新的 EHR 系统。[④] 各种组织，如美国医疗卫生信息与管理系统协会（Healthcare Information and Management Systems Society，HIMSS）和 EHR/HIE 互操作性工作组，都致力于制定标准以促进互操作性和健康信息的交换，但进展缓慢。[⑤]

---

① Kim H. Veltman, "Syntactic and Semantic Interoperability: New Approaches to Knowledge and the Semantic Web," *New Review of Information Networking*, Vol.7, 2001, p.167. See also Robert H. Dolin and Liora Alschuler, "Approaching Semantic Interoperability in Health Level Seven," *Journal of the American Medical Informatics Association*, Vol.18, No.1, 2011, pp.99–100.

② Botsis et al., "Secondary Use of EHR," 4; Jane Herwehe et al., "Implementation of an Innovative, Integrated Electronic Medical Record (EMR) and Public Health Information Exchange for HIV/AIDS," *Journal of the American Medical Informatics Association*, Vol.19, No.3, 2012, p.448.

③ Werner Ceusters and Barry Smith, *Semantic Interoperability in Healthcare State of the Art in the US* (Buffalo, NY: Werner Ceusters & Barry Smith New York State Center of Excellence in Bioinformatics and Life Sciences Ontology Research Group, 2010), 4; available at: http://ontology.buffalo.edu/medo/Semantic_Interoperability.pdf (accessed September 29, 2015).

④ M. Alexander Otto, "Despite Small Steps, EHR Interoperability Remains Elusive," *Internal Medicine News,* January 31, 2011; available at: www.internalmedicinenews.com/?id=495&tx_ttnews[tt_news]=21289&cHash=71b93edeb0e05133233a91699964af3f (accessed September 29,2015).

⑤ Mike Miliard, "EHR/HIE Interoperability Workgroup Agrees on Connectivity Specs," *Healthcare IT News*, November 9, 2011; available at: www.healthcareitnews.com/news/ehrhie-interoperability-workgroup-agrees-connectivity-specs (accessed September 29, 2015); HIMSS Innovation Center, "ConCert by HIMSS History and FAQs"; available at: www .himssinnovationcenter.org/concert/overview (accessed August 19, 2016). The EHR/HIE Workgroup involved 19 states and 47 vendors.

所有利益相关者必须继续共同努力，发展使 EHR 信息的表述标准化的机制，以消除数据的模糊性并促进 EHR 系统产生来自不同的供应商的记录的整合。[①] 联邦政府可以通过将越来越严格的互操作性要求纳入有意义的使用规定来激励语义互操作性的发展。[②]

7.3.1.2　其他改进措施

即使具有互操作性，仍会出现许多电子病历不完整并含有错误的情形。这些缺陷可以通过增加电子手段收集患者数据的方式得到部分缓解，例如远程患者监控。[③] 包括血糖仪、植入式心脏转复除颤器和血压监测器等一系列设备，可以在家中进行临床测量，并将结果报告给医疗服务提供者。[④]

此外，几项附加的改进也将会大有裨益。提升用户界面设计可以使临床医生更容易操作 EHR 系统，并准确记录数据。[⑤] 当语音识别软件足够先进时，也可以降低输入错误的出现概率，让用户更快地操作系统，这样他们就有时间提供更详细的文档。[⑥] 如前文所述，更好、更具普适性的自然语言处理工具也能让分析师从 EHR 中提取更全面的数据。

随着医疗机构对使用电子数据库的研究工作越来越感兴趣，他们可能

---

①　See Sharona Hoffman and Andy Podgurski, "Finding a Cure: The Case for Regulation and Oversight of Electronic Health Record Systems," *Harvard Journal of Law & Technology*, Vol.22, No.1, 2008, pp.152–153.

②　目前的健康信息交换标准见 45 CFR§§170.205 & 170.207 (2015)。

③　Kevin D. Blanchet, "Remote Patient Monitoring," *Telemedicine & e-Health*, Vol.14, No.2, 2008, pp.128–130; Center for Technology and Aging, *Technologies for Remote Patient Monitoring in Older Adults*, Oakland, CA: Center for Technology and Aging, 2009, p.4; available at: www .techandaging.org/RPMpositionpaperDraft.pdf (accessed September 29, 2015).

④　Center for Technology and Aging, *Technologies for Remote Patient Monitoring in Older Adults*, p.4.

⑤　See Michael E. Wiklund, "Making Medical Device Interfaces More User-Friendly," in *Designing Usability into Medical Products*, ed. by Michael E. Wiklund and Stephen B. Wilcox (Boca Raton, FL: CRC Press, 2005), 151–60; Adrian Williams, "Design for Better Data: How Software and Users Interact Onscreen Matters to Data Quality," *Journal of AHIMA*, Vol.77, 2006, p.56.

⑥　See Michael E. Wiklund, "Making Medical Device Interfaces More User-Friendly," in *Designing Usability into Medical Products*, ed. by Michael E. Wiklund and Stephen B. Wilcox (Boca Raton, FL: CRC Press, 2005), 151–60; Adrian Williams, "Design for Better Data: How Software and Users Interact Onscreen Matters to Data Quality," *Journal of AHIMA*, Vol.77, 2006, P 56.; Ken Terry, "Voice Recognition Moves up a Notch: When the Computer Can Type While You Talk, You Save Money and Time," *Medical Economics*, Vol.81, No.4, 2004, TCPII.

会要求 EHR 供应商建立鼓励或要求临床医生采集与研究相关数据的系统。同样地，医疗卫生系统可以对工作人员开展培训，使他们更积极地收集二次使用所需的数据。医疗服务提供者可以从使用医疗数据库的观察性研究中获得很多好处。提供更完整信息的 EHR 系统有助于改善护理并降低安全风险，节省成本，并通过采用更有效的治疗方法获得更多的利润。希望享受这些优势的医护人员积极尽力产生准确、完整并且易于研究使用的数据。

7.3.2　数据质量评估

仅仅依靠技术进步无法弥补医学数据库和观察性研究结果的缺陷。人类持续的警惕性对于研究工作的完整性也是至关重要的。

常规的 EHR 数据审计不仅对临床医生有利，因为他们必须确保 EHR 的准确性以达到治疗目的，而且对研究人员也有利，因为他们必须评估数据质量。[①] 研究人员可以随机选择一个记录样本，对其进行审查，然后核实其准确性。这可以通过对患者和医生的访谈，或通过将 EHR 与实验室报告等原始文件进行对比来完成。[②] 这个过程将使分析人员能够估计特定数据库或联合系统的错误率，进而描述研究结果的不确定性。[③]

7.3.3　法律干预

法律可以作为一种额外的、强大的工具，用于提高用于二次利用的数据质量。特别是，联邦政府可以采用三套法律规定：有意义的使用规定、《健康保险流通与责任法案》里的安全规则和通用规则。

---

① US Government Accountability Office, *Hospital Quality Data: CMS Needs More Rigorous Methods to Ensure Reliability of Publicly Released Data* (GAO-06–54) (Washington, DC: US Government Printong Office, 2006), 5; available at: www.gao.gov/products/GAO-06-54; Leon G. Fine et al., "How to Evaluate and Improve the Quality and Credibility of an Outcomes Database: Validation and Feedback Study on the UK Cardiac Surgery Experience," *British Medical Journal*, Vol.326, No.7379, 2003, p.25–26.

② Michael G. Kahn, "A Pragmatic Framework for Single-Site and Multisite Data Quality Assessment in Electronic Health Record-Based Clinical Research," *Medical Care*, Vol.50, 2012, p.S22.

③ See Douglas Curran-Everett and Dale J. Benos, "Guidelines for Reporting Statistics in Journals Published by the American Physiological Society," *Advances in Physiology Education*, Vol.287, 2004, p.H448.

7.3.3.1　有意义的使用规定和《健康保险流通与责任法案》安全规则

"电子健康档案激励计划"第三个阶段从 2017 年开始。计划做一些更高级的应用，比如对电子医疗处方临床学的支持。[①] 这些规则或其他联邦医疗保险和医疗补助服务中心的规定应在更大程度上关注互操作性和数据协调互通，以便数据可以在拥有不同 EHR 系统的医疗服务提供者之间交换，并且所有人都能理解。[②] 研究人员应该有权限查阅患者完整的电子健康档案，而不是零散的碎片化信息，并准确地知道诸如"MS"等术语或缩写的含义，而不管某个 EHR 源自何处。正如驾驶员可以轻松读懂大多数汽车仪表盘上的所有仪器和显示器一样，接受过一种 EHR 系统培训的临床医生也应该能够熟练地操作其他的 EHR 系统。

此外，CMS 在制定未来有意义的使用规定时，最好考虑将定期数据审计的要求纳入其中。可以要求（医疗服务）提供者进行审计，检测错误率是否过高，并对提高数据准确性和完整性的机制进行评估。

如第 4 章所述，HIPAA 隐私规则授权患者审查自己的 EHR，并在发现错误时要求医护人员进行修正。[③] 这种修正既可以减少医疗错误，又可以提高 EHR 的准确性，达到二次使用的目的。

HIPAA 安全规则的"一般要求"部分指出，涵盖实体有责任确保他们创建、接收、维护或传输的电子健康信息的"保密性、完整性和可用性"。[④] "完整性"一词应被广义地解释为包括数据质量。美国卫生与公众

---

① 　Robert Tagalicod and Jacob Reider, "Progress on Adoption of Electronic Health Records," Centers for Medicare and Medicaid Services; available at: www.cms.gov/eHealth/ListServ_Stage3Implementation.html.

② 　Anthony Brino, "Senators Press for EHR Interoperability," *Healthcare IT News*, January 6, 2014; available at: www.huffingtonpost.com/2014/04/26/big-data-discrimination_n_5217990.html (accessed September 29, 2015)（报告说，众议院和参议院的法案要求卫生和人类服务部"在 2017 年前采用一个共同的互操作性标准，作为有意义使用第三阶段规则的一部分"）; Daniel R. Verdon, "ONC's DeSalvo Issues Next Health IT Challenge: Build Interoperable EHR Systems," *Medical Economics*, March 4, 2014; available at: http://medicaleconomics.modernmedicine.com/medical-economics/content/tags/health-it/on csdesalvo-issues-next-health-it-challenge-build-interope?page=full (accessed September 29, 2015)（报道称健康信息技术国家协调员卡伦·德萨尔沃博士宣布，互操作性将成为国家的优先事项）.

③ 　45 CFR §§ 164.524–6 (2015).

④ 　45 CFR § 164.306(a)(1)(2015).

服务部下设的民权办公室（OCR）在审计过程中应重点关注数据质量问题。

该机构应要求涵盖实体证明自己实施了相应的措施来验证并提高数据质量。此外，确保患者能够获得自己的记录，并能纠正自己的 EHR 中存在的错误，应该是 OCR 的执法重点。

7.3.3.2 人体研究参与者保护"通用法则"

被称为"通用法则"的人体受试者研究伦理保护管理法规，可以进一步激励医生对其 EHR 的准确性和完整性保持警惕。[1] 许多医生本身也是研究人员，他们进行的一些研究项目是观察性研究，涉及医疗记录的审查。[2]

涉及可识别身份的信息研究目前受到伦理审查委员会的监管，有详细的通用指导规则。[3] 该条例规定了委员会对受该条例管辖的研究的批准标准。[4] 其中几项规定涉及数据收集的问题，要求伦理审查委员会考虑研究者如何计划监控数据以确保参与者的安全并保护他们的隐私。[5] 笔者认为，应在规则中添加一项附加的批准标准：调查人员从 EHR 中收集数据时，应在其研究方案中注明他们监测数据质量的具体步骤。明确要求研究人员定期进行数据审计或以其他方式仔细检查 EHR 中的信息，可提高研究结果的可靠性。此外，这样的规定可能会促使那些本身就是研究员的临床医生或是对研究需求敏感的临床医生，输入 EHR 数据时更为谨慎。

如果对人体受试者研究伦理保护管理法规的修订意见得到采纳，HIPAA 涵盖的研究人员进行的基于 EHR 的研究将仅受 HIPAA 规定的约束，而不会受到 IRB 审查的约束。[6] 这一变化将使 CMS 在其 HIPAA 执法活动中关注数据质量变得更加重要。

---

[1] 45 CFR §§ 46.101–505 (2015).

[2] 45 CFR § 46.102(f) (2015) (explaining that research covered by the Common Rule can be conducted in two ways: (1) intervention or interaction with individuals or (2) study of "identifi-able private information").

[3] 45 CFR §§ 46.102(f), 46.107–9 (2015).

[4] 45 CFR § 46.111 (2015).

[5] 45 CFR § 46.111(6) and (7)(2015).

[6] Department of Health and Human Services et al., "Federal Policy for the Protection of Human Subjects," *Federal Register* 80, No.173 (September 8, 2015): 53978; Kathy L. Hudson and Francis S. Collins, "Bringing the Common Rule into the 21st Century," *New England Journal of Medicine*, Vol.373, No.24, 2015, pp.2293, 2295–2296.

7.3.4　因果推断方法

在过去的二十年，研究人员在开发从观察数据中进行因果推断的方法方面取得了实质性的进展。"因果示意图"[也称为"因果图"和"有向无环图"（DAG）]是这种方法的重要组成部分，已成为统计学、生物统计学、流行病学和计算机科学领域的流行工具。[1] 使用合理的因果推断方法对于分析医疗数据库中的大量复杂数据至关重要。

因果图由点或顶点组成，每个顶点代表一个变量。[2] 如果已知或假定 A 会导致 B，则有一个箭头或"边"将变量 A 与变量 B 连接起来（即 A → B）。变量通常包括一个治疗或接触变量（例如，表明患者接受了哪种药物治疗）、一个结果变量（例如，代表患者的疾病状态），以及一些代表临床、人口统计和可能的遗传因素的协变量。对于每个研究对象，如果可能的话，研究人员会从该对象的医疗记录或其他来源获得所有变量的值。图 7.1 是一个非常简单的因果图，反映了治疗变量 T、结果变量 O 和干扰因素 C 之间的关系。因果图代表了研究者对某项研究中变量之间的因果关系的假设，或对不存在这种关系的假设。这样做，是为了描绘"因果关系的地图"，使研究人员能够理解相关变量之间的关系，以便他们可以构建有效的统计模型，避免混杂因素，并正确解读研究结果。[3] 在创建因果图的过程中，分析人员试图明确因果关系和在一个特定的问题中涉及的所有相关因素之间的依赖关系，把想要研究的暴露（exposure）和结果（outcome）之间的关系（causation）这一最终问题留给研究来发现。[4]

---

[1]　Tyler J. VanderWeele and Nancy C. Staudt, "Causal Diagrams for Empirical Legal Research: Methodology for Identifying Causation, Avoiding Bias, and Interpreting Results," *Law, Probability and Risk,* Vol.10, No.4, 2011, pp.329–330; Judea Pearl, *Causality: Models, Reasoning and Inference*, 2nd edn., Cambridge University Press, 2009, pp.65–68.

[2]　Jeffrey Swanson and Jennifer Ibrahim, *Picturing Public Health Law Research: Using Causal Diagrams to Model and Test Theory*, Princeton, NJ: Robert Wood Johnson Foundation, 2011, p.6; available at:http://publichealthlawresearch.org/sites/default/files/downloads/resource/SwansonIbrahim-CausalDiagrams-March2012.pdf (accessed September 29, 2015); VanderWeele and Staudt, "Causal Diagrams for Empirical Legal Research," 333.

[3]　VanderWeele and Staudt, "Causal Diagrams for Empirical Legal Research," 329.

[4]　Brookhart et al., "Confounding Control in Healthcare Database Research Challenges and Potential Approaches," S116.

因果图因此可以帮助分析人员确定研究中要使用的测量方法，并找出可能的偏见来源。[1] 因果图提供了一种清晰、直观的方式来描绘变量关系的假设，并强调研究者在没有图形的情况下可能忽视的复杂性。[2]

然而，只有当因果图包含所有相关变量并反映它们之间的真实因果关系时，因果图才能支持有效的因果推断。分析人员在选择变量和设置因果关系时必须做出主观决定，而他们自身的错误假设、偏见或粗心可能会影响最终的研究结论。[3] 因此，图 7.1 中的因果图如果真的有一个选择变量 S 和一个研究人员不知道的路径 T → S ← O，那就不正确了。

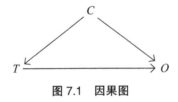

图 7.1　因果图

专家小组或许能制定出得到广泛认可的疾病因果影响关系图。个别研究者可以自由地根据自己的因果假设定制图表，增加或删除链接，但图表可以为分析人员提供重要的指导。

因果图甚至可能成为有效的诉讼工具。在涉及因果关系问题的复杂侵权案件中，律师可以要求专家制定令人信服的因果图，描绘各方对原告合法权益受侵害情况的理解。对立的双方不太可能就因果图的细节达成一致，他们可以使用因果推断方法来攻击对手的假设和主张。事实查证者将在决定哪一方胜出之前，确定哪个图表最为准确。

只有在数据质量高且分析精确无误的情况下，医疗大数据才能实现人们的愿景。因此，数据质量必须得到提高，这不仅是出于提高医护人员专业水平的目的，也是为了科学研究、制定卫生政策、保证公共卫生安全等二次使用的便利。技术改进、数据质量评估、法律干预以及因果推断方法都可以用来优化大数据分析的结果。

---

[1]　Swanson and Ibrahim, *Picturing Public Health Law Research*, 1.

[2]　VanderWeele and Staudt, "Causal Diagrams for Empirical Legal Research," p. 335.

[3]　Brookhart et al., "Confounding Control in Healthcare Database Research Challenges and Potential Approaches," p. S116.

8

开放数据的特殊情况

笔者最近登录了一个名为"个人基因组项目"的网站，并查看了"参与者档案"部分。让人惊讶的是，有多份档案公开了患者的姓名，连同出生日期、性别、体重、身高、血型、种族、健康状况、既往用药史、过敏史、手术等很多信息。① 只要有计算机，任何人都可以查看这些细节。虽然其他档案内容不包含参与者的名字，但仍提供了其他很多细节，费点心思不难确认患者的身份。

前几章讨论了专业研究人员使用医疗大数据的情况。本章重点讨论"开放数据"的现象。现在可以在互联网上轻松找到与患者相关的医疗数据。借助互联网，对科学研究感兴趣的普通民众行动了起来。这就是公民科学和自助生物学（DIY）时代。② "公民科学"是指"公众参与并合作进行科学研究的做法"，通过数据收集、监测和分析，以达到科学发现的目的，通常没有报酬。③ "自助生物学"是一项国际运动，"将生物技术的使用范围扩展到传统学术和工业机构之外，向普通大众传播"。④

---

① 本章基于 Sharona Hoffman, "Citizen Science: The Law and Ethics of Public Access to Medical Big Data," *Berkeley Technology Law Journal*, Vol.30, 2016, p.1741.

"Participant Profiles," Personal Genome Project; available at: https://my.pgp-hms.org/users(accessed September 10, 2015).

② Heidi Ledford, "Garage Biotech: Life Hackers," *Science*, Vol.467, 2010, pp.650–652; Amy Dockser Marcus, "Citizen Scientists," *Wall Street Journal,* December 3, 2011; available at: www .wsj. com/articles/SB10001424052970204621904577014330551132036 (accessed September 10, 2015).

③ "Citizen Science," National Geographic Education; available at:http://education .nationalgeographic.com/education/encyclopedia/citizen-science/?ar_a=1 (accessed September 10, 2015).

④ Daniel Grushkin, Todd Kuiken, and Piers Millet, *Synthetic Biology Project: Seven Myths and Realities about Do-It-Yourself Biology* (Washington, DC: Wilson Center, 2013), 4; available at: www. synbioproject.org/process/assets/files/6673/_draft/7_myths_final.pdf (accessed January 7, 2016).

越来越多公共和私营部门的资源开始向普通民众开放，而且这种供应流在未来会有很大的扩展。在本章中，笔者将公开提供的资源称为"公用数据"或"开放数据"。开放数据是一种全球现象，（具体数据）由世界卫生组织等实体提供。① 接下来的部分将描述具有代表性的开放数据源，分析其利弊，并为负责任地处理开放数据提出建议。

8.1 公开可用的大数据源

许多大型数据库向公众提供了健康信息。

这些数据库本身，由联邦和州政府与一些私营企业合作建立。目前还没有（囊括）全部数据源的目录。本节主要关注一些提供公用医疗数据的美国数据库。

8.1.1 联邦和州级数据库

2013 年 5 月 9 日，时任美国总统奥巴马签署为推进政府信息开放和数字化共享的行政命令。② 该命令要求，在法律允许的范围内，联邦政府必须进一步促进信息资源以机器可读的方式向社会开放。③ 联邦机构一直在努力贯彻实施这项命令，许多州政府机构也采取了类似的开放数据政策。

8.1.1.1 美国开放健康数据政府网站 (Health Data. gov)

成立于 2011 年的美国开放健康数据网站 (Health Data. gov)，是美国卫生和公众服务部的网站，免费为研究者、企业家以及公众提供了超过

---

① WHO Regional Office for Europe Databases; available at: www.euro.who.int/en/data-and-evidence/databases (accessed January 7, 2016); DATA.GOV.UK; available at: https://data .gov.uk/data/search(accessed January 7, 2016); Canadian Institute for Health Information; available at: www.cihi.ca/en/dataand-standards (accessed January 7, 2016); DNA Data Bank of Japan; available at: www.ddbj.nig.ac.jp/intro-e.html (accessed January 7, 2016).

② Exec. Order No. 13,642, Fed. Reg. 78: 28111 (May 14, 2013).

③ 该行政命令的相关部分指出：为了促进就业的持续增长，提高政府效率，以及向公众开放政府数据所带来的社会效益，新的、现代化的政府信息资源，在默认状态下应是开放的、可以通过机器读取的。政府信息在整个生命周期中应作为一种资产进行管理，促进互操作性和开放性，并在可能和法律允许的情况下，确保数据以易于查找、获取和使用的方式向公众发布。

1000 个数据集。[1] 为联邦政府开放数据打下了基础。网站数据集由联邦政府和州政府提供，例如疾病控制与预防中心（Centers for Disease Control and Prevention，CDC）、医疗保险和医疗补助服务中心、国立卫生研究院（National Institutes of Health，NIH）、儿童和家庭管理局（Administration or Children and Families，ACF）。

所有用户都可以通过关键词、机构类型和主题领域来搜索信息。[2] 仅举一个例子，用户可以访问标题为"19–35 个月龄儿童接种疫苗覆盖率（选择性疾病），按种族、西班牙裔起源、贫困水平以及居住地在都市统计区位置排列"的表格。[3]Health Data. gov 是一个综合性的资源网站，通过该网站，用户可以访问多个独立的联邦机构数据库。

美国疾病控制与预防中心数据库（CDC Wonder）。CDC Wonder 使研究人员和普通用户能够获得各种各样的公共卫生信息。[4] 其中包括有关死亡、出生、癌症发病率、艾滋病和艾滋病病毒感染、结核病、疫苗接种、人口普查数据等在内的数据集。该网站提供与公共卫生相关的统计研究数据、参考资料、报告和指南。用户通过从下拉菜单中选择项目并填写空白表格来进行查询。

为保护数据主体的隐私，用户在接收数据之前，必须阅读一个简短的"数据使用限制"提醒并点击"我同意"，承诺遵守有关数据使用和披露的指示。[5]

---

[1]　Kathleen Sebelius, "One Thousand Data Sets and Counting," HealthData.gov, February 26, 2014; available at: http://healthdata.gov/.

[2]　HealthData.gov; available at: http://healthdata.gov/ (accessed September 11, 2015). 所列出的主题领域包括行政管理、生物医学研究、儿童健康、流行病学、医疗费用、医疗服务提供者、医疗补助、医疗保险、人口统计、质量测量、安全、治疗手段，以及其他相关领域。

[3]　19-35 个月大的儿童针对选定疾病的接种覆盖率，按照种族、西班牙裔血缘、贫困水平和居住在大都市统计区的位置，Centers for Disease Control and Prevention; available at: www.cdc.gov/nchs/data/hus/2010/081 .pdf (accessed September 10, 2015).

[4]　"What Is CDC Wonder?," Centers for Disease Control and Prevention; available at: http://wonder.cdc.gov/wonder/help/main.html#What_is_WONDER (accessed September 10, 2015).

[5]　See, e.g., "About Natality, 2007–2012," CDC Wonder; available at: http://wonder.cdc.gov/natality-current.html (accessed September 10, 2015). "Chronic Condition Data Warehouse," Centers for Medicare and Medicaid Services; available at: www.ccwdata.org/web/guest/home (accessed September 10, 2015).

慢性病数据仓库。CMS 建立了慢性病数据仓库（CCW），用户可以从中购买有关医疗保险和医疗补助受益人与索赔的数据。[1] 研究人员可以申请访问包含身份信息或包含部分身份信息的数据，CCW 管理员会仔细对所有访问请求进行审查。CCW 提供可供公众使用的文件，其中包含健康信息汇总，无须数据使用协议或隐私委员会审查。例如，"医疗补助州药物使用文件"，包含了各州医疗补助机构已支付的门诊药物的信息。[2]

8.1.1.2 州政府卫生数据网站

与联邦政府一样，许多州政府在政府网站上提供公开的健康数据。例如，纽约健康数据、新泽西州评估健康数据、北卡罗来纳州健康统计中心、佛罗里达州健康信息网和明尼苏达州健康统计中心。所有这些网站都免费向公众提供大量健康数据信息，并提供各种互动工具和查询选项。[3]

8.1.1.3 医疗保健成本与利用项目

医疗保健成本与利用项目（Healthcare for the Uninsured Program，HCUP）是由医疗保健研究和质量局管理的。[4] 它允许接受培训并签署数据使用协议的用户购买各种数据集。[5]

---

[1] "Public-Use Files (PUF)/Non-Identifiable Data Requests," Research Data Assistance Center; available at: www.resdac.org/cms-data/request/public-use-files (accessed September 10, 2015); "Medicaid State Drug Utilization File," *Research Data Assistance* Center; available at: http://resdac.advantagelabs.com/cms-data/files/medicaid-state-drug-utilization (accessed September 10, 2015).

[2] "Health Data New York," New York State Department of Health; available at: https://health.data.ny.gov/ (accessed September 10, 2015); "Welcome to NJSHAD: New Jersey's Public Health Data Resource," New Jersey State Department of Health; available at: www26.state.nj.us/doh-shad/home/Welcome.html (accessed September 10, 2015); "Statistics and Reports," North Carolina State Center for Health Statistics; available at: www.schs.state.nc.us/data/minority.cfm (accessed September 10, 2015); "State Health Data Directory," Agency for Healthcare Administration; available at: www.floridahealthfinder.gov/StateHealthDataDirect ory/ (accessed September 10, 2015); "Selected Public Health Data Websites," Minnesota Center for Health Statistics; available at: www.health.state.mn.us/divs/chs/countytables/resour ces.htm (accessed September 11, 2015).

[3] "Overview of HCUP," Healthcare Cost and Utilization Project; available at: www.hcupus .ahrq.gov/overview.jsp (accessed September 11, 2015).

[4] "HCUP Central Distributor," Healthcare Cost and Utilization Project; available at: www.hcupus .ahrq.gov/tech_assist/centdist.jsp (accessed September 11, 2015).

[5] "Databases and Related Tools from HCUP: Fact Sheet," Agency for Healthcare Research and Quality; available at: http://archive.ahrq.gov/research/findings/factsheets/tools/hcupdata/datah cup.html (accessed September 11, 2015).

　　HCUP 数据库提供了一套核心的临床和非临床信息，这些信息通常可以在（医院）出院小结中找到，包括所有列出的诊断、出院状态、患者人口统计信息，以及患者在院期间所有费用支付方（例如医疗保险、医疗补助、私人保险、无保险）。[①]患者的人口统计信息可能包括性别、年龄，以及在某些州还包括种族，但不包括更直接识别患者身份的属性。

8.1.1.4　基因库（GenBank）

　　GenBank 是美国国立卫生研究院的基因序列数据库，囊括了所有可公开获得的 DNA 序列。[②]GenBank 向公众免费提供数据，且对其使用没有任何限制。根据美国国家生物技术信息中心的科学家们的说法，GenBank 包含"超过 900 个完整的基因组，包括草图版的人类基因组，以及约 95000 个物种"。[③]

8.1.1.5　全付款人索赔数据库

　　许多州已经启动了全付款人索赔数据库，收集与医疗、牙科和药房服务有关的私人和公共保险信息。[④]通常，收集到的数据包括与患者有关的人口统计信息、保险合同、医疗服务提供者、保险公司和患者付款情况、接受医疗服务的日期，以及诊断、手术和药物的编码等信息。消费者、雇主和其他利益相关者可以访问数据，以了解医疗费用，比较价格，并在（选择）保

---

① "GenBank Overview," GenBank; available at: www.ncbi.nlm.nih.gov/genbank/ (accessed September 11, 2015).

② Jo McEntyre and David J. Lipman, "GenBank – A Model Community Resource?", *Nature Debates*; available at: www.nature.com/nature/debates/e-access/Articles/lipman.html (accessed September 11, 2015).

③ Jo Porter et al., *The Basics of All-Payer Claims Databases: A Primer for States* (Princeton, NJ: Robert Wood Johnson Foundation, January 2014), 1; available at: www.nahdo.org/sites/nahdo.org/files/publications/The%20Basics%20of%20All-Payer%20Claims%20Data bases.pdf (accessed September 11, 2015).

④ Jo Porter et al., *The Basics of All-Payer Claims Databases: A Primer for States*, Princeton, NJ: Robert Wood Johnson Foundation, January 2014, p.3; available at: www.nahdo.org/sites/nahdo.org/files/publications/The%20Basics%20of%20All-Payer%20Claims%20Data bases.pdf (accessed September 11, 2015); "Colorado All-Payer Claims Database"; available at: www.cohealthdata.org/(accessed September 11, 2015); "Massachusetts All-Payer Claims Database," Center for Health Information and Analysis; available at: www.chiamass.gov/ma-apcd (accessed September 11, 2015) (requiring applications for Massachusetts data).

险计划和医疗服务提供方的时候做出更明智的决定。① 然而，全付款人索赔数据库的范围可能受到以下一项决定的限制：2016 年，联邦最高法院裁定，各州不应要求所有保险公司将医疗保险索赔信息提交到数据库中。②

CMS 发布了可免费获取的（医疗服务）提供者使用情况和付款数据。③ 该网站提供的数据涵盖 100 种最常见的住院服务，30 种常见的门诊服务，以及更多相关信息。因此，举例来说，用户可以获得医院特定服务项目的收费数据，以对比价格。④

8.1.2 私营部门的数据库

8.1.2.1 Dryad 数据库

Dryad 是一个国际性的数据库，储存着医学、生物学、生态学等领域的科学文章和其他"权威来源（如博士学位论文）"相关的数据文件。⑤ 该数据库是个非营利组织，资金来自会员的会费和数据提交者的资助。研究人员将其出版物中包含的数据直接提交给 Dryad，所有公众都可以免费访

---

① Jo Porter et al., *The Basics of All-Payer Claims Databases: A Primer for States*, Princeton, NJ: Robert Wood Johnson Foundation, January 2014, p.3; "Colorado All-Payer Claims Database"; available at: www.cohealthdata.org/(accessed September 11, 2015); "Massachusetts All-Payer Claims Database," Center for Health Information and Analysis; available at: www.chiamass.gov/ma-apcd (accessed September 11, 2015)（获取马萨诸塞州的数据需申请）.

② Gobeille v. Liberty Mutual Insurance Co., 136 S.Ct. 936 (2016)（基于 1974 年雇员退休收入保障法（ERISA）的优先权原则做出决定，认定自负盈亏雇主及其第三方管理员必须豁免于佛蒙特州的报告要求）. "Medicare Provider Utilization and Payment Data," Centers for Medicare and Medicaid Services; available at: www.cms.gov/Research-Statistics-Data-and-Systems/Statistics-Trends-and-Reports/Medicare-Provider-Charge-Data/ (accessed September 11, 2015).

③ "Medicare Provider Utilization and Payment Data: Inpatient," Centers for Medicare and Medicaid Services; available at: www.cms.gov/Research-Statistics-Data-and-Systems/Statistics-Trends-and-Reports/Medicare-Provider-Charge-Data/Inpatient.html. But see Patrick.

④ T. O'Gara, "Caution Advised: Medicare's Physician-Payment Data Release," *New England Journal of Medicine*, Vol.371, No.2, 2014, p.101 (discussing the limitations of payment data released by CMS); Dawn Fallik, "For Big Data, Big Questions Remain," *Health Affairs*, Vol.33, 2014, p.1111 (stating that "Medicare's release of practitioner payments highlights the strengths and weak-nesses of digging into big data").

⑤ "The Organization: Overview," Dryad; available at: http://datadryad.org/pages/organization (accessed September 11, 2015); "Frequently Asked Questions," Dryad; available at: http://data dryad.org/pages/faq (accessed September 11, 2015).

问这个数据集。该网站提供了一个搜索工具，允许用户输入关键词或其他搜索条件，引导查找与特定出版物相关的数据。[1]

PatientsLikeMe 是一个营利性网站，注册成为会员后，用户可以分享自己的健康数据和疾病经历。[2] 用户可以报告并获取关于治疗的相关信息，并与患有相同疾病的其他人建立联系。PatientsLikeMe 承认，会向合作伙伴出售用户提交的、不包含身份识别的信息，该公司称之为"能够利用这些数据改进或理解产品或疾病市场的公司"。[3] 会员可以选择不同的隐私设置，可以决定非会员是否能够随意查看他们的数据。[4]PatientsLikeMe 会公布有关疾病和治疗的数据汇总报告。[5] 此外，会员可以选择进行公共注册，将他们的个人资料和共享数据提供给任何可以访问互联网的人。[6]PatientsLikeMe 在网站上免费提供公众的使用信息，无须申请或签署数据使用协议。[7]

8.1.2.2 个人基因组计划

个人基因组计划是由哈佛大学的乔治·丘奇（George Church）于 2005 年发起的，现已覆盖成千上万患者的国际企业。[8] 计划的目的在于推动研

---

① "The Repository: Key Features," Dryad; available at: http://datadryad.org/pages/repository (accessed September 11, 2015).

② "Live Better, Together!", PatientsLikeMe; available at:, www.patientslikeme.com (accessed September 11, 2015).

③ "Does PatientsLikeMe Sell My Data?", PatientsLikeMe; available at: https://support. patientslikeme.com/hc/en-us/articles/201245770-Does-PatientsLikeMe-sell-my-information (accessed September 11, 2015).

④ "Privacy Policy," effective March 5, 2012, PatientsLikeMe; available at: www.patientslikeme .com/about/privacy (accessed September 11, 2015).

⑤ See, e.g., "Treatments," PatientsLikeMe; available at: www.patientslikeme.com/treatments (accessed September 11, 2015).

⑥ See, e.g., "Welcome to the PatientsLikeMe Public ALS Registry," PatientsLikeMe; available at: www.patientslikeme.com/registry (accessed September 11, 2015); "What Information Is Visible on Public Profiles?," PatientsLikeMe; available at: https://support.patientslikeme.com/hc/en-us/articles/201245830-What-information-is-visible-on-public-profiles- (accessed September 11, 2015).

⑦ See, e.g., "Conditions at PatientsLikeMe," PatientsLikeMe; available at: www.patientslikeme .com/conditions (accessed September 11, 2015).

⑧ About the PGP," Personal Genome Project: Harvard; available at: www.personalgenomes.org / harvard/about-pgp (accessed September 11, 2015).

究，并为志愿参与者提供基因组、环境和人类特征信息，为有兴趣进行研究的任何一方提供参考。用户可以直接从网站轻松获取大量信息，包括基因组数据、基因组报告、性状和调查数据、参与者资料以及微生物组数据。① 个人基因组项目明确要求参与者必须"愿意放弃隐私"，以便为科学研究做出"有价值且持久的贡献"。②

8.2 公众获取健康信息的好处

开放健康数据可能产生许多价值，例如促进新的科学发现、降低研究成本、开发出可靠的开源医疗保健系统、提高政府工作透明度、提高公众的医疗健康素养、提高医疗质量以及推动公共卫生政策发展。

8.2.1 促进新的科学发现

健康数据共享的一大愿景是促进科学发现和医学的进步。公民科学家可以非常积极而专注地投入研究，尤其是他们关注的疾病正在困扰着他们自己或他们的亲人。尽管公民科学家可能无法获得健康数据，也缺乏收集原始数据进行研究的手段，但只要有适当的数据工具，他们凭借自身的技能、才能和创造力，仍然可以做出重大贡献。③

公民科学家已经证明了自己的发明能力，他们的研究帮助了许多人。例如，三位荷兰的 DIY 生物学家造出了 Amplino 检测设备，这是一种廉价的诊断系统，可以在 40 分钟内通过一滴血检测疟疾，适合在发展中国家推广。④

① "Data and Samples," Personal Genome Project: Harvard; available at: www.personalgenomes.org/harvard/data (accessed September 11, 2015). Microbiome data focus on "the types of bacteria in and on aparticipant's body." Ibid.

② "About PGP Harvard," Personal Genome Project: Harvard; available at: www.personalgenomes.org/harvard/about%E2%80%90pgp (accessed September 11, 2015).

③ Huseyin Naci and John P. A. Ioannidis, "Evaluation of Wellness Determinants and Interventions by Citizen Scientists," *Journal of the American Medical Association*, Vol.314, No.2, 2015, pp.121–122.

④ Thomas Landrain et al., "Do-It-Yourself Biology: Challenges and Promises for an Open Science and Technology Movement," *Systems and Synthetic Biology*, Vol.7, No.3, 2013, p.121; Linda Nordling, "DIY Biotech: How to Build Yourself a Low-Cost Malaria Detector," *The Guardian*, April 25, 2014; available at: www.theguardian.com/global-development-professionals-network/2014/apr/25/diy-detector-malariaeradication-amplino (accessed September 11, 2015).

同样，毕业于麻省理工学院的凯瑟琳·奥尔（Katherine Aull），她的父亲患有遗传性铁过载症（herochro-matosis），这是一种会导致身体吸收过多铁质并可能对重要器官造成永久性损害的疾病。为了确定自己是否易患有这种遗传病，凯瑟琳开发了一种家庭遗传测试。她的实验室设在衣柜里，使用的是从 eBay 购买的或在厨房里能轻松找到的设备。[1]

新公开的大量数据资源有望促进并加快专业研究人员和公民科学家的工作进展。公共数据源已经带来了重要的发现。例如，泰科项目是由匹兹堡大学发起的一项倡议，旨在通过促进公共卫生数据的分析和再分配，提高数据的可用性和使用率。[2]Tycho 研究员能够将 1888 年至 2011 年间在美国疾病预防控制中心的《发病率和死亡率周报》上发布的疾病监测数据数字化，估计出自 1924 年以来，通过疫苗接种防止了 1.03 亿起儿童疾病的发生。[3]这一发现对公共卫生部门非常有用，它们有时会遇到对疫苗接种工作的阻力。

8.2.2 降低研究成本

在研究经费日益减少的情况下，开放数据资源将具有特殊价值。[4]得益于《2009 年美国复苏与再投资法案》（*American Recovery and Reinvestment Act of 2009*）的资助，NIH 的拨款在 2010 财年达到了 3640 亿美元的峰值。

然而，到 2013 财年，这一数字下降至 293 亿美元，到 2016 财年才恢

---

① Ana Delgado, "DIYbio: Making Things and Making Futures," *Futures*, Vol.48, 2013, p.70; "NPR Staff: Biopunks Tinker with the Building Blocks of Life," *NPR Books*, May 19, 2011; available at: www.npr.org/2011/05/22/136464041/biopunks-tinker-with-the-building-blocks-of-life (accessed September 14, 2015).

② "About Project Tycho ™ Data," University of Pittsburgh; available at: www.tycho.pitt.edu/about.php (accessed September 14, 2015).

③ Willem G. van Panhuis et al., "Contagious Diseases in the United States from 1888 to the Present," *New England Journal of Medicine*, Vol.369, No.22, 2013, pp.2152, 2156.

④ Lauren Ingeno, "Crowdfunding Academic Research," *Inside Higher Ed.*, June 10, 2013; available at: www.insidehighered.com/news/2013/06/10/academic-researchers-using-crowdfundingplatforms#sthash.ziC5DeXs.dpbs (accessed September 14, 2015).

复至 323.1 亿美元。2014 年，NIH 资助申请者获得资助的概率仅为 17%。[1]

专业研究人员和公民科学家将能够利用开放数据进行低成本、基于电子健康档案的研究。研究人员可能会发现，现有的数据集包含了他们所需要的所有原始数据，而且免去了招募受试者来收集原始数据的工作环节，降低了研究成本。[2]

尽管许多研究者会关注众所周知的且普遍存在的健康问题，但开放数据也可能刺激对于几乎没有公共资金支持的主题进行研究。例如，由于美国全国步枪协会（National Rifle Association of America）的积极游说，疾病控制与预防中心多年来被禁止分析枪械对公众健康的影响。[3] 同样地，对罕见疾病的研究兴趣和资金投入往往非常有限。[4] 然而，公民科学家们可能出于个人原因，而非追求利润，非常积极地研究这些疾病。

此外，一些投入相对较少的大数据项目可以通过一种叫作"众筹"的新兴渠道得到资助。[5] "众筹"是一种基于互联网的筹款方式，通过这种方

① Judith A. Johnson, "Brief History of NIH Funding: Fact Sheet," December 23, 2013; available at: www.fas.org/sgp/crs/misc/R43341.pdf; Jeannie Baumann, "Neuroscientist Says NIH Funding Squeeze Causing 'Crisis in Biomedical Enterprise,'" *Bloomberg BNA Medical Research Law & Policy Report*, Vol.13, 2014, p.407; Mike Lauer, "NIH Budget Highlights for 2016"; available at: https://nexus.od.nih.gov/all/2016/01/27/nih-budget-highlights-for-2016/(accessed August 19, 2016); Sally Rockey, "What Are the Chances of Getting Funded"; avail-able at: https://nexus.od.nih.gov/all/2015/06/29/what-are-the-chancesof-getting-funded/(accessed August 19, 2016).

② Centers for Disease Control and Prevention, *CDC/ATSDR Policy on Releasing and Sharing Data*, by Coleen Boyle (NCDPHD CIO) et al. (CDC-GA-2005-14), 6; available at: www.cdc .gov/maso/policy/releasingdata.pdf (accessed September 14, 2015).

③ Michael Luo, "NRA Stymies Firearms Research, Scientists Say," *New York Times,* January 25, 2011; available at: www.nytimes.com/2011/01/26/us/26guns.html (accessed September 14, 2015). 2013 年 1 月，奥巴马签署了一项行政令，解除了禁令，该行政令名为 "Engaging in Public Health Research on the Causes and Prevention of Gun Violence." *Fed. Reg.* 78: 4295. (accessed September 14, 2015).

④ "Research Grant Policy," National Organization for Rare Disorders; (available at: http://) rarediseases .org/wp-content/uploads/2015/05/NORD-Research-Grant-Policy.pdf (accessed September 14, 2015).

⑤ Vural Özdemir et al., "Crowd-Funded Micro-Grants for Genomics and 'Big Data': An Actionable Idea Connecting Small (Artisan) Science, Infrastructure Science, and Citizen Philanthropy," *OMICS: A Journal of Integrative Biology*, Vol.17, No.4, 2013, p.162.

式可以从更多社会群体中募集资金，捐赠数额通常较小。[1] 通常，为科学项目进行众筹的资金不足 1 万美元，但富有创业精神的筹款者经常会超过这个数额。[2] 开放数据可以使越来越多的项目能够将成本控制在非常低的水平，研究人员可以通过创新的方式来承担这些成本，而不是通过传统的政府拨款资助渠道。

8.2.3　开发出可靠的开源医疗保健系统

开放的健康数据不仅可以推动研究，还可以为患者提供优质服务。企业正在开发的一些工具可以帮助患者获得适合且负担得起的医疗保健服务。艾丁（Aidin）是一家小型创业公司，它利用 CMS 的医疗设施和疗养院数据，为医院和患者提供出院后的护理选择信息。[3] 艾丁为其客户提供服务提供商的列表，护理质量评级和评价。它还能帮助医院构建高效的跟踪随访体系，后续帮患者解读检查结果，以便确定哪些提供者是最适合具

---

① Stuart R. Cohn, "New Crowdfunding Registration Exemption: Good Idea, Bad Execution," *Florida Law Review*, Vol.64, No.5, 2012, p.1434.

② Rachel E. Wheat et al., "Raising Money for Scientific Research through Crowdfunding," *Trends in Ecology & Evolution* 28, No.2 (2013): 72; Ethan O. Perlstein, "Anatomy of the Crowd4Discover Crowdfunding Campaign," *SpringerPlus*, Vol.2, 2013, p.561（报告称，作者在 15 个国家的 390 名捐赠者那里筹集了 25460 美元，用于药物研究项目）; Joe Palca, "Scientists Pass the Hat for Research Funding," *NPR Special Series: Joe's Big Idea*,February14, 2013; available at: www.npr.org/2013/02/14/171975368/scientist-gets -research-donations-from-crowdfunding (accessed September 15, 2015)［报道称，U Biome 和 American Cut 联合为一项旨在发现微生物群（居住在人体内的微小生物）如何影响健康的项目筹集了超过 600000 美元，项目承诺会对捐赠者消化道中的细菌进行分析］. 互联网提供了大量的众筹平台，包括 Kickstarter, Experiment, and Indiegogo, among others. Kickstarter: www.kickstarter.com/; Experiment: https://experiment.com/; Indiegogo: www.indiegogo.com/. 众筹已经非常流行，不仅有创业个体和公司在使用，甚至有些大学也在使用，如弗吉尼亚大学（University of Virginia）和杜兰大学（Tulane University），也在寻求弥补传统资金来源的缺口。Morgan Estabrook, "New Crowdfunding Site Allows Public to Advance U.Va. Research Projects through Targeted Donations," *UVA Today*, May15, 2013; available at: http://news.virginia.edu/content/newcrowdfunding-site-allows-public-advance-uva-research-projects-through-targeted-donations (accessed September 15, 2015); Keith Brannon, "Tulane University Launches Crowdfunding Partnership for Medical Research," *Tulane University New Wave*, December 10, 2013; available at: http://tulane.edu/news/releases/pr_12102013.cfm (accessed September 15, 2015).

③ Sebelius, "One Thousand Data Sets and Counting" and "Our Story," Aidin; available at: www.myaidin.com/ourstory.html (accessed September 15, 2015).

有特定健康情况的患者。

同样，iTriage 是一个免费的移动应用程序和网站，帮助患者查询自己的症状并了解可能的致病原因和治疗方法。[①] 此外，它通过提供医院等候时间和医生评级等信息，帮助患者找到并选择合适的医疗服务提供者。iTriage 使用的是美国卫生与公众服务部、食品药物管理局和其他来源的公开数据。[②]

其他例子包括各州的所有付款人索赔数据库，医疗保险的提供者使用和支付数据，以及医保医院对比，等等。[③] 这些数据库能帮助患者更多地了解医疗保健成本和质量，并比较各个医疗机构住院和门诊服务的价格。

8.2.4 提高政府工作透明度和公众的医疗健康素养

那些支持提高政府工作透明度的人会对开放数据的增多感到满意。诸如 Health Data gov.、Genbank 等数据库可以让用户深入了解政府收集的有关个人和医疗行业的信息。在某些情况下，这种深入的了解可能会引起公众对政府调查政策的辩论和批评，从而导致积极的政策变化。[④]

此外，开放数据可以充当重要的教育工具。患者可以更了解自己的病情，寻找具有特殊专长的医生，有机会选择更好的治疗方案，并评估不同的治疗选项。[⑤] 此外，公众还可以了解医疗保健系统、医疗费用、疾病趋势、遗传学、研究以及公共卫生计划等信息。普通公民和各层次的学生将能够自行获取原始数据，并在学术项目框架内或自行进行研究实践。例如，纽约大学医学院正在利用开放数据资源来扩充课程内容。它从纽约医院的

[①] "Your Healthcare. Simplified," iTriage; available at: https://about.itriagehealth.com/PDF/iTriage_Consumer_Overview-LR4.pdf (accessed September 15, 2015).

[②] "About Our Medical Content," iTriage; available at: https://about.itriagehealth.com/company-info/medical-content/ (accessed September 15, 2015); Sebelius, "One Thousand Data Sets and Counting."

[③] See "Hospital Compare," Medicare.gov; available at: www.medicare.gov/hospitalcompare/search.html?AspxAutoDetectCookieSupport=1 (accessed September 15, 2015).

[④] Centers for Disease Control and Prevention, *CDC/ATSDR Policy on Releasing and Sharing Data*, 4.

[⑤] 然而，互联网搜索不应取代医学专家的咨询意见，而且往往存在陷阱。患者不应该单凭自己的独立研究而惊慌失措，在医生检查之前就确信自己患上了可怕的疾病或预后不佳，患者也不应该以封闭的心态去看医生，不愿意接受专家对自己的评估和治疗建议。

出院数据中创建患者图像，并根据这些真实案例开发出复杂的培训工具。[①]
积极学习并参与健康数据的处理，可能也会激发公众对医学研究的更大热
情，以及政府对此类重要活动的资助和积极支持。

8.2.5 改善医疗质量和推动公共卫生政策发展

开放数据可以促进医疗质量和公共卫生政策的改善。纽约州的一份报
告提供了许多令人信服的说明。2011 年，为了应对艾琳飓风，养老院管理
员利用公开的每周床位普查报告来确定他们可以用于疏散居民的设施。此
外，与提供护理的医院和外科医生相关的心脏手术死亡率年度报告，促使
评分较低的医疗机构采取了质量改进举措，并导致一些表现不佳的医生被
停止执业。2015 年发表在《健康事务》上的另一项研究认为，医保定点医
院比较系统"减缓了大多数州的价格上涨速度，这些州以前没有通过自己
的公共报告系统接触到类似的信息"。[②]

数据一旦发布，公众不仅会看到，媒体也会看到。关于健康相关不公
平的媒体报道可以成为特别有力的工具，促成政策的积极变化。2013 年，
官方发布了按学区划分的纽约儿童肥胖率统计数据，一些新闻媒体突出了
这一数据的差异性。尽管担心成本问题，一些学校仍决定改进学校政策。
2014 年《纽约克雷恩商业周刊》（*Crain's New York Business*）的一篇报道
公布了各个医院收费标准的差异（例如，纽约大学医院中心的髋关节置换
费用为 103725 美元，而贝尔维尤医院中心的这一费用仅为 15436 美元），
这同样也可能催化定价和报销上的变化。[③]

---

① Erika G. Martin et al., "Liberating Data to Transform Healthcare: New York's Open Data Experience," *Journal of the American Medical Association*, Vol.311, No.4, 2014, p.2481.

② Avi Dor et al., "Medicare's Hospital Compare Quality Reports Appear to Have Slowed Price Increases for Two Major Procedures," *Health Affairs*, Vol.34, 2015, p.75（专门探讨冠状动脉旁路移植和经皮角膜干预）。

③ Martin et al., "Liberating Data to Transform Healthcare: New York's Open Data Experience," p. 2481.

8.3　公众获取健康数据的风险

虽然向公众开放健康数据资源的好处有很多，但这样做的风险也不小。联邦研究法规并不适用于非联邦政府机构资助或执行的研究，或者使用公开可用数据的研究，因此，这些研究不受任何正式监管。[①] 此外，《健康保险流通与责任法案》的隐私规定和州隐私法律很可能不会管辖开放数据库。本节分析的，是与患者健康信息开放访问相关的几种潜在风险：（1）隐私威胁；（2）歧视与特殊目标选择；（3）传播不正确和有害的研究结论。

8.3.1　隐私威胁

关于公众使用与患者信息相关的医疗大数据，首先可能想到的风险就是隐私泄露问题。正如本书所强调的那样，这些问题不容忽视。

8.3.1.1　HIPAA 与国家隐私法

第6章详细[②]讨论了 HIPAA 隐私规则和各州的隐私法。[③]通过回顾发现，这些法律和法规并不涵盖所有公开提供医疗信息的数据持有者。HIPAA 隐私规则只涵盖医疗服务提供者、保险公司、医疗信息交流中心及其商业伙伴。[④] 因此，政府部门、网站运营商和私人数据收集计划被排除在其管辖范围之外。因此，HIPAA 并不监管本章讨论的众多网站，例如由州政府、CDC、Dryad 或 PatientsLikeMe 运营的网站。此外，供公众使用的数据通常以无身份识别信息的形式呈现，因此不受这些法律法规设定的信息披露限制的约束。

---

① 45 CFR §§46101(a) & (b)(4) (2015)。根据对《通用规定》的拟议修改，规定将扩大到在接受人类研究资助的机构进行的所有私人资助的临床试验。Kathy L. Hudson and Francis S. Collins, "Bringing the Common Rule into the 21st Century," *New England Journal of Medicine*, Vol.373, No.24, 2015, pp.2293–2294.

② 45 CFR § § 160.101-534 (2015).

③ Americans Health Lawyers Association, *State Healthcare Privacy Law Survey (2013)*; "Public Health Departments and State Patient Confidentiality Laws Map," LawAtlas; available at: http://lawatlas.org/preview?dataset=public-health-departments-and-state-patient-confidentiality-laws (accessed September 15, 2015).

④ 45 CFR §§ 160.102-60.103(2。15) ; 42 USC § 17934(2010).

8.3.1.2 《隐私法案》

有一项法律可能适用于政府持有的数据。1974 年通过的《隐私法案》（*Privacy Act*）是一部联邦法律，规范了联邦政府对信息的收集、存储、使用和披露。[1] 该法律规定，未经数据主体许可，联邦政府不得披露记录，例外情况除外。然而，《隐私法案》将"记录"一词定义为包含个人"姓名，或分配给个人的识别编码、符号或其他识别细节"的项目。[2]

因此，《隐私法案》免除了政府在 Health Data.gov 或其他网站上传播无身份识别信息的行为。

8.3.1.3 对身份识别的担忧

回顾一下在第 6 章中讨论过的严格的 HIPAA 去除身份信息的安全要求，这些要求仅适用于医疗服务提供者、医疗保健结算中心、保险公司及其业务伙伴。因此，不在规定范围内的实体可能对去除身份识别信息的做法更加松懈，从而对数据主体产生更高的再识别风险。

事实上，数据持有者的去除身份信息的做法确实各不相同。2013 年的一项调查发现，有 33 个州向社会公开患者的出院数据，但只有 7 个州以符合 HIPAA 隐私安全规则标准的方式去除身份识别信息。[3] 许多州公布了患者入院和或出院的月份或季度以及所在地区的邮政编码。有这些细节的数据集比那些按照 HIPAA 指导去除身份识别信息的数据更容易被重新识别。之所以如此，是因为公开的健康记录包含的个人详细信息越多，它就越有可能与其他包含姓名的开放数据集相匹配，例如选民登记列表、购买记录和新闻报道。[4] 因此医疗记录和其他数据集之间的重叠信息字段（例如邮政编码、年龄和疾病详细信息）越多，就越有可能将姓名与所谓的"匿

---

① 5 USC§ 552a(2010).

② 5 USC§ 552a(a)(4).

③ Sean Hooley and Latanya Sweeney, "Survey of Publicly Available State Health Databases," Data Privacy Lab White Paper 1075-1, June 2013, 4; available at: http://dataprivacylab.org/ projects/50states/1075-1.pdf (accessed September 15, 2015). 关于安全标准的讨论见本书第 6 章。

④ Arvind Narayanan and Vitaly Shmatikov, "Privacy and Security: Myths and Fallacies of 'Personally Identifiable Information'," *Communications of the ACM* 53 (2010): 26; "Re-Identification," Electronic Privacy Information Center; available at: http://epic.org/privacy/re identification (accessed September 15, 2015).

名"健康信息联系起来。

有经验的数据挖掘者在当代技术的帮助下，往往不难实现重新识别患者身份信息。有兴趣的买家可以购买包含抑郁症、勃起功能障碍、糖尿病、阿尔茨海默病和帕金森病患者的名单。[1] 在 2010 年的一篇文章中，两位计算机科学家——阿温德·纳拉亚南 (Arvind Narayanan) 和维塔利·什马季科夫 (Vitaly Shmatikov) 进一步指出："在身份识别技术和科学上的进步、潜在攻击者日益增加的经济动机，以及数百万人个人信息的便捷获取（例如，在线社交网络），正在迅速淘汰（去除身份识别信息）策略。"[2]

8.3.2 歧视与特殊目标选择

医疗大数据可以成为各方的信息宝库，它们会利用这些数据来推进自己的经济利益最大化。[3]患者医疗信息数据的公开使用以及重新识别身份信息技术的进步引发了公众对潜在歧视或被关注的严重担忧，因为这些问题涉及在个人健康和经济福祉方面有利益关系的各方可能会进行歧视或针对性的行动。[4]

8.3.2.1 雇主

雇主不遗余力地精心挑选雇员，最大限度提高企业的生产力和盈利能力。雇主可能会因为员工出现缺勤，工作表现不佳，保险费用高昂等感到不快，因雇主对病患或残疾员工的照顾而导致其他员工感到负担过重，工作士气下降等问题，生病或残疾的员工可能会给雇主带来很高的用人成

---

① Shannon Pettypiece and Jordan Robertson, "For Sale: Your Name and Medical Condition," *Bloomberg Business, September* 18, 2014; available at: www.bloomberg.com/bw/articles/2014 -09-18/for-sale-your-name-and-medical-condition (accessed September 15, 2015).

② Narayanan and Shmatikov, "Myths and Fallacies of 'Personally Identifiable Information,'" 26. See also "Re-Identification," Electronic Privacy Information Center.

③ Kate Crawford and Jason Schultz, "Big Data and Due Process: Toward a Framework to Redress Predictive Privacy Harms," *Boston College Law Review*, Vol.55, No.93, 2014, pp.96–99; Danielle Keats Citron and Frank Pasquale, "The Scored Society: Due Process for Automated Predictions," *Washington Law Review*, Vol.89, 2014, p.3 (指出在当今世界，"预测算法挖掘个人信息以推测个人可能的行为和风险"以及"私人和公共实体依靠预测算法评估来做出关于个人的重要决策").

④ Executive Office of the President, Big Data: Seizing Opportunities, Preserving Values, Washington, D.C.: White House, May 2014, p.51; available at: www.whitehouse.gov/sites/defa ult/files/docs/big_data_privacy_report_may_1_2014.pdf (accessed September 15, 2015).

本。[1]雇主可能有充分的经济理由去追求尽可能健康的员工队伍，但他们受到联邦和州法律的限制，这些法律禁止对包括对残疾和遗传信息在内的各种受保护的分类（人群）进行歧视。[2]

法规旨在防止雇主因偏见或负面刻板印象等歧视性原因剥夺合格个体的就业机会。

然而，公开数据的出现可能使雇主能够以微妙和难以察觉的方式歧视那些健康状况不佳的人群。一些雇主已经开始采用智能员工胸卡牌等先进技术，使他们能够以前所未有的方式监控员工行为并分析他们在工作场所的互动。[3]他们很可能会寻求机会使用可识别身份信息、可重新识别身份信息甚至不可识别身份的医疗数据来开发新的员工筛选工具和招聘政策。

使用可识别或可重新识别身份信息的数据。同意在 PatientsLikeMe 或个人基因组项目等网站上公开分享可识别或易于重新识别身份信息的医疗数据的人应该明白，这些数据将对所有人开放。这不仅包括和自己患有相同疾病的患者或其他心怀善意的人，还可能包括会因员工健康问题采取不利行动的雇主。

据报道，许多雇主在调查候选人的资历时，[4]会查阅申请人在社交媒体

---

[1] See Bruce Japsen, "US Workforce Illness Costs \$576B Annually from Sick Days to Workers' Compensation," *Forbes*, September 12, 2012; available at: www.forbes.com/sites/brucejapsen/2012/09/12/u-s-workforce-illness-costs-576b-annually-from-sick-days-to-workers-compensation/ (accessed September15, 2015); Jessica L. Roberts, "Healthism and the Law of Employment Discrimination," *Iowa Law Review*, Vol.99, 2014, pp.580–589.

[2] See Sharona Hoffman, "The Importance of Immutability in Employment Discrimination Law," *William & Mary Law Review*, Vol.52, 2011, pp.1489–1494（讨论反歧视立法禁止的歧视形式）。

[3] Steve Lohr, "Unblinking Eyes Track Employees: Workplace Surveillance Sees Good and Bad," *New York Times*, June 21, 2014; available at: www.nytimes.com/2014/06/22/technology/workplacesurveillance-sees-good-and-bad.html?emc=eta1 (accessed September 15, 2015).

[4] Greg Fish and Timothy B. Lee, "Employer Get Outta My Facebook," *Bloomberg Businessweek*; available at: www.businessweek.com/debateroom/archives/2010/12/employers_get_outta_my_facebook.html (accessed September 15, 2015); Phyllis Korkki, "Is Your Online Identity Spoiling Your Chances?," *New York Times*, October 9, 2010; available at: www.nytimes.com/2010/10/10/jobs/10search.html (accessed September 15, 2015).

上发布的公开资料。① 因此，他们也会搜索公开的健康档案这个设想并不牵强。

雇主也有可能雇用分析人员来重新识别医疗信息，这种做法的难度并不是特别高。雇主或其代理人可以借助选民登记名单、信用报告或工作申请中的人口信息和姓名，重新识别带有邮政编码、出生日期和性别等特定项目的电子健康档案。此外，数据挖掘者或许能够从 Acxiom 等数据库营销商那里获取详细的个人购买历史或网络浏览历史，② 据估计，截至 2014 年，美国已经有大约 4000 名数据经纪人。③ 如果这些名单暗示某些工作人员有特定的健康状况，数据分析人员可能会将"匿名化"的健康记录与名单上的名字关联起来，从而识别出患者身份并获取他们所有的医疗诊断记录。

《美国残疾人法案》禁止雇主进行基于残疾的歧视。④ 该法案允许雇主在一定范围内对雇员进行医疗询问和提供体检，以确定员工的工作适应性，⑤ 但是如果员工感觉因为雇主发现的信息而被拒绝了工作机会，他们可以起诉雇主。⑥ 与医疗体检不同，公开分享的医疗数据将使雇主能够在个人不知情的情况下查看员工的健康信息，因此，如果在就业决策中有不利的情况，他们不必过于担心被指控残疾歧视。

作为多因素歧视和代理歧视基础的去标识化信息。雇主可以使用公开

① Gary Rivlin, "The Long Shadow of Bad Credit in a Job Search," *New York Times*, May 11, 2013; available at: www.nytimes.com/2013/05/12/business/employers-pull-applicants-credit-reports.html?pagewanted=all (accessed September 15, 2015).

② See Alice E. Marwick, "How Your Data Are Being Deeply Mined," *New York Review of Books*, January 9, 2014; available at: www.nybooks.com/articles/archives/2014/jan/09/how-your-data-are-being-deeplymined/(accessed September 15, 2015) (讨论《数据库营销》的发展，这是一个从《房屋估价和车辆所有权》等来源收集、汇总和代理个人数据的行业、通过 cookie、浏览器广告等跟踪的在线行为者信息、客户调查数据以及《线下》购买行为); Acxiom; available at: www.acxiom.com/ (accessed January 7, 2016). Frank Pasquale, "The Dark Market for Personal Data," *New York Times*, October 16, 2014; available at: www.nytimes.com/2014/10/17/opinion/the-dark-market-for-personal-data.html?_r=0(accessed September 15, 2015).

③ Frank Pasquale, "The Dark Market for Personal Data," *New York Times*, October 16, 2014; available at: www.nytimes.com/2014/10/17/opinion/the-dark-market-for-personal-data.html?_r=0 (accessed September 15, 2015).

④ 42 USC § 12112(a) (2010).

⑤ 42 USC § 12112(d) (2010).

⑥ 42 USC § 12117(a) (2010).

的医疗数据来筛选工人，即使不试图重新识别记录中的身份信息。一些网站提供有关疾病趋势的信息，可能会诱使雇主试图排除某些类别的雇员。例如，CDC Wonder 数据库允许用户按年龄、性别、种族、民族和地区搜索癌症。[①] 搜索的结果可能导致雇主得出结论，50 岁以上的西班牙裔妇女比其他族裔的人更容易患几种特定类型癌症，因此，他们拒绝雇用 50 岁以上的西班牙裔妇女。[②]

民权法禁止种族、肤色、性别和年龄等歧视，[③] 但基于两个或更多因素组合的歧视将很难被发现和证明。如果被指控存在歧视行为，雇主会通过证明其员工中有西班牙裔、女性和老年员工 (来免责)。原告需要足够聪明，才能够洞察到雇主只排除处于多个受保护类别交集的子群体，然后以某种方式解读雇主这样做的动机。

"匿名"数据也可能存在歧视的可能性。[④] 雇主如果有强烈的动机筛选出有健康问题的高风险工人，可以自己开展研究项目或雇用专家来这样做。雇主或其代理人可能会使用复杂的算法挖掘医疗数据，以检测个人特征或行为与不良身体或心理健康之间的关联。[⑤] 然后他们可以尝试通过工作申请、面试以及推荐人或背景调查来确定申请人是否具有这些特性或行为。

已经有一些雇主因预期的健康问题而拒绝聘用患有肥胖症或有长期吸烟史的求职者。[⑥] 在未来，他们可能会因为更多形式的行为或特征而取消求职者的申请资格。求职者在面试时可能会被问及他们的饮食、运动、旅行和其他生活习惯。然后，雇主可以在不违反州和联邦反歧视法的情况下，根据大数据研究得出的疾病代用指标或对以后疾病的预测来做出就业决

---

① "United States Cancer Statistics, 1999–2010 Incidence Archive Request," CDC Wonder; available at: http://wonder.cdc.gov/cancer-v2010.HTML (accessed September 15, 2015).

② See Jourdan Day, "Closing the Loophole – Why Intersectional Claims Are Needed to Address Discrimination against Older Women," *Ohio State Law Journal*, Vol.75, No.2, 2014, p.448.

③ See Title Ⅶ of the Civil Rights Act of 1964, 42 USC § 2000e-2(a) (2010); the Age Discrimination in Employment Act, 29 USC §§ 623(a), 631(a) (2010).

④ Michael Schrage, "Big Data's Dangerous New Era of Discrimination," *Harvard Business Review*, January 29, 2014; available at: https://hbr.org/2014/01/big-datas-dangerous-new-era-of -discrimination (accessed September 15, 2015).

⑤ See Executive Office of the President, *Big Data*, pp.45–47.

⑥ Roberts, "Healthism and the Law of Employment Discrimination," pp. 577–579.

定。正如杰西卡·罗伯茨（Jessica Roberts）教授所解释的那样，现有法规禁止基于属性（例如种族或残疾）而不是行为（例如食用高脂肪食物或久坐的生活方式）的歧视。[1] 此外，法律仅关注当前的残疾并且不约束雇主可能对个人未来疾病做出的任何假设，除非这些假设是基于遗传信息，而这对雇主来说是禁止的。[2]

8.3.2.2　金融机构和营销人员

与雇主一样，金融机构也收集个人的信息。银行通常会在数据库中保存以前透支账户或跳票的客户的数据。[3] 如果能以较低的成本获得这些数据，没有什么能阻止他们将健康信息添加到他们的数据库中，以提高他们筛选出有高风险违约贷款申请者的能力。如前文所述，金融机构可以使用可识别和容易重新识别的信息，以辨别健康风险与各种属性或行为之间的联系。

《美国残疾人法案》禁止公共设施场所，即为公众提供服务的机构，出现基于残疾的歧视行为，包括银行和其他金融机构。[4] 然而，客户一般不会怀疑或发现银行在评估他们的贷款申请时会查看他们的健康信息，因此这种歧视行为很可能不会被发现，也就不会受到质疑。

营销人员和广告商对个人的健康数据也有兴趣。他们对潜在客户了解得越多，就越能定制（广告）宣传来吸引这类人群。[5] 例如，已知患有糖尿病的人可能会收到有关无糖产品的广告，对于身体健康的人而言，这只是一则平平无奇的广告，但对一些人来说这属于侵犯隐私的行为，非常

---

① Roberts, "Healthism and the Law of Employment Discrimination," pp. 604–607.

② See Hoffman, "The Importance of Immutability in Employment Discrimination Law," pp. 1489–1494.《禁止遗传基因信息歧视法》禁止雇主基于基因信息进行歧视，因此即使可以获得大量的基因信息，雇主应该避免从数据集中挖掘基因信息。

③ Jessica Silver-Greenberg and Michael Corkery, "Bank Account Screening Tool Is Scrutinized as Excessive," *New York Times*, June 15, 2014; available at: http://dealbook.nytimes.com/2014/ 06/15/ bankaccount-screening-tool-is-scrutinized-as-excessive/?_php=true&_type=blogs&em c=eta1&_r=0 (accessed September 15, 2015).

④ 42 USC $ 1218(7)(F) & 12182(a) (2010).

⑤ Lori Andrews, "Facebook Is Using You," *New York Times*, February 4, 2012; available at: www .nytimes.com/2012/02/05/opinion/sunday/facebook-is-using-you.html?pagewanted=all&_r=0(accessed September 15, 2015).

令人不安。消费者可能会对涉及敏感健康状况的问题感到特别反感，正如2012 年《福布斯》杂志中名为"塔吉特如何比父亲更早知道女儿怀孕了"一文中所指出的。①

市场可能也会遵从歧视性做法，向特定消费者提供促销和折扣，但不向其他消费者提供，或选择性地推送广告，以便只触及特定的消费者。他们可能会通过挖掘健康记录，寻找有关个人购买潜力的线索，并积极寻找最有可能或最富有的客户。2014 年的一份图情咨文提供了如下说明：

一些……零售商被发现使用某种算法，根据他们对客户所在位置的判断，为同一产品提供不同的折扣。虽然价格差异可能是由于某些社区缺乏竞争而造成的，但实际上，高收入地区的人得到的折扣比低收入地区的人高。②

尽管这种做法已经存在，但开放的医疗数据的获取可能使行业能够进一步精细化营销活动，令一些客户感到不安。此外，选择性广告或促销优惠和折扣不太可能被判定违反了反歧视法。③营销人员通常可以辩称，他们的决策是基于经济因素，而非对种族、残疾或其他受保护人群的歧视。④

8.3.3 传播不正确和有害的研究结论

公民科学，即由非专业研究人员的个人进行的研究，可以带来有价值和有启发性的发现。但与此同时，业余爱好者也可能得出错误的结论。⑤

---

① Kashmir Hill, "How Target Figured Out a Teen Girl Was Pregnant before Her Father Did," *Forbes, February* 16, 2012; available at: www.forbes.com/sites/kashmirhill/2012/02/16/how-target-figured-out-ateen-girl-was-pregnant-before-her-father-did/ (accessed September 15, 2015)(探 讨 Target 购物中心通过挖掘客户的购买记录的做法，"找出你喜欢什么，你需要什么，以及哪些优惠券最可能使你感到满意")。

② Executive Office of the President, Big Data: Seizing Opportunities, Preserving Values, 46–7.

③ Schrage, "Big Data's Dangerous New Era of Discrimination"(指出"增值个性化和细分的终点在哪里，以及有害的歧视在哪里开始"，这一点并不清楚)。

④ Crawford and Schultz, "Big Data and Due Process: Toward a Framework to Redress Predictive Privacy Harms," 101 [指出《住房提供者可以设计一种算法来预测潜在买家或租户的相关 PII (个人身份信息)，并只向符合这些特征的人宣传房产》，这样做不会违反公平住房法]。

⑤ Institute of Medicine, *Discussion Framework for Clinical Trial Data Sharing: Guiding Principles, Elements, and Activities* (Washington, DC: National Academies Press, 2014), 4; available at: https://globalhealthtrials.tghn.org/site_media/media/medialibrary/2014/01/IOM_data_sharing_Report.pdf (指出《共享的临床试验数据可能以导致偏见效应估计或无效结论的方式进行分析》)。

此外，任何人都可以在互联网上广泛发布信息，无论这些信息是正确的还是错误的。关于如何扩大曝光度的建议在互联网上随处可见，也可以在诸如"12种推广自己博客的方式"和"如何在线推广你的文章"等此类网页中找到。①

在某些情况下，媒体、知名人士和政治家会突出普通公民的工作，他们也可能会针对他们觉得有趣或支持他们自己提议的科学发现予以重视。在其他情况下，个人可以通过朋友推荐和社交媒体获得关注，就像YouTube视频或博客文章的"病毒式传播"那样。②

尽管专业研究人员通常寻求在本领域的期刊上发表文章，这些期刊会仔细审查投稿，但这并不能阻止公民科学家将他们的研究结果发布在博客、个人网页和其他电子出版物上，使其能够瞬间向全球读者公开。③许多在网站上发布的报告看起来非常专业，对于普通读者来说可能显得可信，并不总是能够明晰地区分可靠和可疑的信息来源。④

不正确的结果可能并不罕见。开放数据分析往往可能会受到数据质量

①　Sally Kane, "12 Ways to Promote Your Blog: Blog Promotion Tips for Lawyers and Legal Professionals," About.com; available at: http://legalcareers.about.com/od/practicetips/tp/10 -Ways-To-Promote-Your-Blog.htm (accessed September 15, 2015); Daniel Vahab and Lisa Chau, "How to Promote Your Article Online," *Social Media Monthly*, November 30, 2012; available a: http://thesocialmediamonthly.com/how-to-promote-your-article-online/(accessed September 15, 2015).

②　See Seth Mnookin, "One of a Kind: What Do You Do if Your Child Has a Condition That is New to Science?," New Yorker, July 21, 2014; available at: www.newyorker.com/reporting/2014/07/21/140721fa_fact_mnookin?currentPage=all&mobify=0 (accessed September 15, 2015) (描述了一位罕见基因异常患者的父亲，为了找到其他有相同症状的患者，如何在博客上发布文章，而该博客帖子引发病毒式传播，最终与其他几个家庭取得了联系的故事)。

③　R. J. Cline and K. M. Haynes, "Consumer Health Information Seeking on the Internet: The State of the Art," *Health Education Research*, Vol.16, No.6, 2001, p.679.

④　See, e.g., Geraldine Peterson et al., "How Do Consumers Search for and Appraise Information on Medicines on the Internet? A Qualitative Study Using Focus Groups," *Journal of Medical Internet Research*, Vol.5, No.4, 2003, p.33 [结论是 "（研究）参与者具有一系列搜索和评估技能，许多人报告说他们对如何发现并评估基于互联网的药物信息的认识有限"]；Cline and Haynes, "Consumer Health Information Seeking on the Internet: the State of the Art," 680 (警告说，许多消费者的信息评估技能较弱)；Miriam J. Metzger, "Making Sense of Credibility on the Web: Models for Evaluating Online Information and Recommendations for Future Research," *Journal of the American Society for Information Science and Technology*, Vol.58, No.13, 2007, p.2079 (指出 "研究发现用户在检查他们在网上获得的信息准确性时往往不够认真")。

差以及选择偏差、混杂偏倚和测量偏差的影响，这些都在第 7 章中进行了讨论。

此外，研究人员必须严格区分相关性和因果关系的差异。[①] 他们可能会识别出某些行为、接触或治疗与特定结果之间的关联，但错误地假设二者之间存在因果关系。[②] 例如，假设一位公民科学家得出结论，食用巴西莓的人比不食用这种水果的人寿命更长。这是否意味着食用巴西莓会延长寿命？答案可能并不是如此。关于这一发现的解释通常可能是购买这种进口水果的人经济富裕，他们有能力做出更加健康的饮食选择，经常进行锻炼，及时缓解压力，并获得一流的医疗保健。因此，事实上，食用巴西莓可能与平均寿命有关，但这并不意味着巴西莓具有某种特性，能真正使人长寿。

8.3.3.1 潜在的危害

尽管许多错误的研究结论可能是无害的，但也有一些错误的研究可能会造成伤害。患者在阅读了有关其疾病的错误信息后，可能会对自己的症状产生不必要的焦虑，或者在相反的情况下，过度乐观，从而不去寻求必要的医疗护理。

此外，还有一些人可能出于恶意而进行科学研究。他们可能利用研究结果来煽动对特定少数群体的情绪和偏见。有些人可能试图通过"证明"他们的对手的政策对人类健康或医疗系统有不利影响来推进某项政治议程。一些商家可能会通过声称对手的产品导致特定的疾病来进行不当竞争，从而谋求经济利益。[③]

即使是经过专业评审的期刊也发表过结论虚假的文章。有个臭名昭著的例子：1998 年发表在著名杂志《柳叶刀》上的一篇研究表明，孤独症与

---

① Austin Bradford Hill, "The Environment and Disease: Association or Causation," *Proceedings of the Royal Society of Medicine* 58 (1965): 295–300; Arvid Sjolander, "The Language of Potential Outcomes," in *Causality: Statistical Perspectives and Applications*, ed. by Carlo Berzuini, Philip Dawid, and Luisa Bernardinell, Hoboken, NJ: Wiley, 2012, pp.6, 9.

② Stephen Choi et al., "The Power of Proxy Advisors: Myth or Reality?", *Emory Law Journal*, Vol.59, 2010, pp.879–885.

③ Michelle Mello et al., "Preparing for Responsible Sharing of Clinical Trial Data," *New England Journal of Medicine*, Vol.369, No.17, p.1653（警告说，公开获取临床试验数据"可能导致不熟练的分析师、市场竞争者或其他有强烈私人目的的人公开进行混乱的分析"）。

麻疹、腮腺炎、风疹（MMR）疫苗接种之间存在联系。[1]虽然这篇文章后来被撤稿，[2]但疫苗接种可能导致孤独症的观点却已大范围流传开来，需要在疾病控制与预防中心的网站上明确予以否认。[3]

精通社交媒体和熟练掌握网络技术的研究人员，如果不将自己的研究成果投递给专业的期刊进行评审，可能更容易传播错误的甚至可能有害的观点。没有投递给期刊的稿件，在作者将研究结果发布在互联网上之前，不会受到专家的审查，也不存在过滤机制来向读者表明研究结论是否有效或可信。通过互联网发布的信息，其准确性不需要任何中介和监督。因此，可能有数百万的读者会看到并相信甚至是荒谬的研究结论，尤其是作者断言他们的研究基于政府提供的数据。

尽管存在大量证据来反驳这些观点，但许多传说事实上已经得到了相当多的认可。有这样两个例子，一是否认气候变化，二是对《患者保护和平价医疗法案》（又名"奥巴马医改"）的强烈抨击，后者据称将授权"死亡小组"决定患者的生死。[4]在这两种情况下，这些论点之所以广受欢迎，是因为高知名度的公众人物为了进一步推动他们自己的政治和经济议程而为这些言论背书。

8.4 建议

政府和私人实体开放与患者相关的医疗数据已是大势所趋，一方面它带来了相当多的益处，另一方面也引发了重大的关切。立法者和监管者应如何对这一新兴现象做出回应？法律必须平衡各种相关者的利益——患

———————————

① Andrew J. Wakefield et al., "Ileal-Lymphoid-Nodular Hyperplasia, Non-Specific Colitis, and Pervasive Developmental Disorder in Children," *Lancet*, Vol.35, 1998, p.641.

② Simon H. Murch et al., "Retraction of an Interpretation," *Lancet*, Vol.363, 2004, p.750.

③ "Measles, Mumps, and Rubella (MMR) Vaccine," Centers for Disease Control and Prevention; available at: www.cdc.gov/vaccinesafety/Vaccines/MMR/MMR.html (accessed September 15, 2015).

④ Aaron M. McCright and Riley E. Dunlap, "Cool Dudes: The Denial of Climate Change among Conservative White Males in the United States," *Global Environmental Change*, Vol.21, No.4, 2011, p.1163; Brian Beutler, "Republicans' 'Death Panel' Smear Was Appallingly Effective," *New Republic, June*, Vol.23, 2014; available at: www.newrepublic.com/article/118313/gop-obamacare-death-panel -smear-puttingpeoples-lives-risk (accessed September 15, 2015).

者、专业研究人员、公民科学家、政府、各个行业和普通公众。过于严厉
的监管方式可能会阻碍公民科学家继续开展研究并做出重要贡献，同时也
可能会使数据管理者对于发布记录产生顾虑。然而，过于宽松的监管方式
可能会导致隐私泄露、歧视以及其他社会伤害。本节提出了针对开放数据
问题进行监管和政策修改的一些建议。

8.4.1　HIPAA 隐私规则修正案

开放数据的出现使修订 HIPAA 隐私和安全规则变得更为重要，将涵
盖面扩大到所有出于商业目的处理可识别健康信息的实体。这一建议已经
在第 3 章进行了详细的介绍。相关修改不应妨碍向公众发布数据。该方案
应为所有数据持有者提供关于安全防护的明确指导，并建立关于数据披露
和去除身份识别信息的全国统一标准。

HIPAA 隐私规则也应修订，加入对任何尝试重新识别去标识化数据的
用户信息的一般禁令。[1]这种限制已经是 HIPAA 数据使用协议的一个要素，
它要求有限数据集的接收者承诺不会去"识别信息或联系个人"。[2]拟议的
修改将把这一监管规定扩大到使用去识别信息的任何人，包括雇主、金融
机构和其他所有各方。该条款可以规定例外情况，如允许为应对医疗或公
共卫生紧急情况而必须重新识别身份信息。违规者应受到 HIPAA 的执法
条款的约束，其中包括民事和刑事处罚。[3]

8.4.2　其他隐私保护措施

8.4.2.1　数据审查委员会

所有向公众发布电子健康档案数据的机构都应建立数据审查委员会。
审查委员会应该仔细审查所有建议向公众发布的数据集，无论这些数据集
的去标识化工作做得多彻底。在第 6 章中讨论的具有数据审核委员会的机

---

①　如果像前面建议的那样扩大 HIPAA 隐私规则的覆盖范围，该禁令将适用于所有涵盖实
体和个人。如果行不通，就应该对 HIPAA 法案本身进行修订，增加适用于所有去标识化健康数据
使用者进行重新识别禁止条款。

②　45 CFR § 164.514(e)(4)(ii)(C)(5)(2015).

③　45 CFR §§ 160.300–552 (2015).

构中，该委员会也可以履行此审核职能，对拟议的观察性研究进行评审。

这种方法被美国疾病控制与预防中心在"数据发布与共享政策"中所接受。① 由数据挖掘和隐私专家组成的委员会将审查所有将要发布的数据，确定它们是否符合标准。此外，数据审查委员会应监督数据持有者实施的所有隐私和数据质量保障措施。最后，如果发布的信息属于可识别或易于重新识别的数据，委员会还应监督数据主体同意程序，详情在下一节中会进一步描述。

8.4.2.2　数据使用协议、隐私规则培训、登记与同意程序

向公众发布医疗信息的数据保管者应该在委员会审查之外实施一些隐私保护措施，而这些程序的范围应取决于所涉及的数据类型。针对可以访问任何医疗信息数据库的用户，包括汇总的总结数据，都应该被提醒这些信息的敏感性，并且会引发隐私问题。例如，CDC Wonder 网站要求在数据库搜寻死亡率信息的观众点击"我同意"图标，表示同意一份简短的数据使用限制清单。②

对于没有汇总的患者层面的数据，需要更复杂的程序。医疗保健成本与利用项目的美国国家住院患者数据库（National Impatient Sample，NIS）提供了一个有用的模型。NIS 包含数百万次的住院信息。③ 该系统提供有关患者和医院的详细信息，但会谨慎地移除身份标识，在较大程度上可以满足 HIPAA 安全标准。NIS 要求数据的购买者参加一个 15 分钟的在线培

---

① Centers for Disease Control and Prevention, *CDC/ATSDR Policy on Releasing and Sharing Data*, p.9.

② "About Underlying Cause of Death, 1999–2013," CDC Wonder; available at: http://wonder.cdc.gov/ucd-icd10.html (accessed September 15, 2015). 用户同意：

· 这些数据仅用于卫生统计报告和分析；

· 对于次级国家地理区域，在数字、图表、地图、表格等中不要呈现或发布九个或更少的死亡人数，或基于数字 9 进行计数的死亡率；

· 不会试图了解这些数据中包含的任何个人或机构的身份；

· 不披露或以其他方式使用无意中发现的任何个人或机构的身份，并将任何此类发现告知 NCHS 保密官员。

③ "Overview of the National (Nationwide) Inpatient Sample (NIS)," Healthcare Cost and Utilization Project, May 2015; available at: www.hcup-us.ahrq.gov/nisoverview.jsp#purchase (accessed September 15, 2015).

训课程，解决隐私方面的问题。① 它还要求购买者签署一份详细的数据使用协议，其中规定了各种使用限制，旨在保护个人和机构不受侵犯隐私和其他数据滥用行为的影响，如试图获得商业或其他利益。② 在线测试是对NIS要求的一个有用的补充，参与测试的人员必须证明自己已经阅读并理解了培训材料和数据使用协议的内容。

诚然，培训课程和数据使用协议并不能阻止所有侵犯隐私的行为，因为容易被忽视。然而，这些措施可以提醒公众认识到隐私的重要性和负责任的数据处理，可能会防止那些无意造成伤害的公民科学家发生违规行为。

同样重要的是，根据数据使用协议要求，将会记录那些访问数据的用户信息。数据管理员应对用户的注册记录进行维护。可能要求访问者提供姓名、隶属关系和联系信息。那些被发现违反数据使用协议、试图通过数据重新识别身份信息或从事其他不当行为的人，可能会被禁止继续下载信息并受到其他惩罚。③

在某些情况下，隐私要求不仅应适用于数据用户，也应适用于数据主体。具体来说，选择允许公众访问可识别或易于重新识别的数据的个人，例如包括出生日期、性别和邮政编码的数据集，应该经过全面的知情同意流程。此类数据主体应明白，他们的个人健康信息不仅可能被有良好意图的研究人员查看，也可能被雇主、营销人员、金融机构以及其他可能不把他们的最佳利益放在心上的人查看。为此，哈佛个人基因组计划要求参与者阅读并签署一份规定十分细致的同意文件。他们还必须通过一项测试，从而证明自己对同意书中所包含的材料的理解。④ 测试数据主体对他们所接受的隐私风险的理解，将是与公开分享数据相关的任何知情同意过程的

① "HCUP Data Use Agreement Training," Healthcare Cost and Utilization Project, May 2015; available at: www.hcup-us.ahrq.gov/tech_assist/dua.jsp (accessed September 15, 2015).

② "Data Use Agreement for the Nationwide Databases from the Healthcare Cost and Utilization Project Agency for Healthcare Research and Quality," Healthcare Cost and Utilization Project, May 20, 2015; available at: www.hcup-us.ahrq.gov/team/NationwideDUA.pdf (accessed September 15, 2015).

③ "About Underlying Cause of Death, 1999–2013," CDC Wonder（描述了对违规行为的制裁，并指出"违反数据使用限制条款的研究人员将失去对WONDER的访问权，该研究人员的赞助者和赞助机构也会得到通知"。）

④ "Participation Documents," Personal Genome Project: Harvard; available at: www.personalgenomes.org/harvard/sign-up#documents (accessed September 15, 2015).

重要组成部分。

8.4.3 通过《美国残疾人法案》解决数据挖掘问题

《美国残疾人法案》中对"残疾"的定义极其宽泛，[1] 禁止雇主、金融机构以及其他人因残疾或被认定有身体或精神障碍而歧视个人，即使这种认定是没有根据的。法案中的"视为"条款明确规定，如果一个人"因为实际的或被主观认为的身体或精神损伤而遭受本章所禁止的行为，无论这种损伤是否限制或被认为限制了主要的生活活动"，他或她就应受到法规的保护。[2]

尽管法案对"残疾"的定义相当宽泛，但它并未覆盖那些被认为未来有可能会出现残疾的个体。该法案并未禁止对那些现在既未残疾也未被视为残疾，但由于其饮食习惯、暴露于有毒物质或者其他无数种问题，被认为将来可能会有健康问题的人进行歧视。[3]

如果公开数据使对高健康风险个体的歧视行为得以实施并日益普遍，那么立法者必须及时对此做出回应。一个简单的解决方法是在"视为"条款中增加说明，即如果个人因被认定可能在将来发展出身体或精神障碍而遭受不利行动，也应被视为残疾人。

立法者还应该考虑要求披露所有数据挖掘的做法，因为企业可能根据这些数据对雇员或消费者采取措施。可对《美国残疾人法案》的医疗查询和检查条款进行微调，增加一项要求，即雇主必须向申请者和雇员书面披露用于自身雇用决定的任何医疗数据挖掘活动。[4] 这些信息将可供原告律师和政府执法机构［如平等就业机会委员会（EEOC）］查阅，他们可以调查这些活动是否导致了非法歧视。[5] 同样，法案的"公共设施"章节也可以有

---

① See 42 USC § 12102 (2010).

② 42USC § 121O2(3)(A) (2010).

③ 但是，请注意，《禁止遗传基因信息歧视法》禁止雇主基于遗传信息进行歧视，因此，雇主不得基于对未来疾病的遗传脆弱性做出不利的就业决定。Genetic Information Non-Discrimination Act, Pub. L. No. 110–233, 122 Stat. 881 §§ 201(4)& 202(a) (2008); 42 USC §§ 2000ff(4)& 2000ff-1(a) (Supp. 2010).

④ 42 USC § 12112(d)(2010).

⑤ 平等就业机会委员会是负责执行联邦反歧视法的联邦机构。

同样的规定，涵盖金融机构和其他企业。[①] 披露声明可以出现在就业或贷款申请表格上，只要内容字体足够明显且易读，或者单独提供给申请人。

8.4.4 公民—科学家引导

应开发多种机制，以协助公民科学家实施、验证并发布他们的研究。通过研究支持和筛选工具来监督公民科学家，可以减少错误和有害研究结论得到广泛传播的可能性。

首先，政府机构、学术机构和其他研究专家应该开发教育资源和最佳实践指南，协助公民科学家进行研究。这些文件或视频可以发布在数据库网站上，可以要求或鼓励用户在签署数据使用协议之前，审查这些文件和隐私培训材料。

其次，公民科学家应有机会在公认可靠的平台上对工作成果进行审查、验证和发布。如果没有这样的机制，用户将无法判断公民科学家的研究结果是否可以信赖。

一种选择是遵循维基百科的范式。维基百科允许任何公众成员发布文章，任何人都可以编辑这些条目，但它提供了某种程度的监督和质量控制。[②] 作者可以要求同行审查他们的条目，而维基百科的管理员有权删除和撤销页面，保护页面不被编辑，并采取其他行动。[③] 在极端情况下，管理员（有 1400 多名）可以暂时或永久地禁止作者因故意和持续的不当行为而向维基百科投稿。此外，维基百科设有广泛的争议解决系统，用以处理关于维基百科页面内容的分歧，[④] 也鼓励读者在发现存在偏见或错误的段落时，提供修改意见并与原作者进行讨论。当事人还可以通过"争议解决布告栏"寻求"第三意见"或主持讨论，或者可以向广大社区公开征求意见，

---

① 42 USC §12182（2010）.

② "Wikipedia: Policies and Guidelines," Wikipedia; available at: http://en.wikipedia.org/wiki/Wikipedia:Policies_and_guidelines (accessed September 15, 2015).

③ "Wikipedia: Editor Review," Wikipedia; available at: http://en.wikipedia.org/wiki/Wikipedia:Editor_review (accessed January 2, 2016); "Wikipedia: Administrators," Wikipedia; available at: http://en.wikipedia.org/wiki/Wikipedia:Administrators (accessed January 2, 2016).

④ "Wikipedia: Dispute Resolution," Wikipedia; available at: http://en.wikipedia.org/wiki/Wikipedia:Dispute_resolution (accessed January 2, 2016).

或在"调解委员会"的帮助下请求和解。

可以设立类似的平台，用于发布公民科学家那些未提交给传统期刊的报告和发现。通过其他专业和业余科学家负责的编辑形式、争议解决机制以及其他形式的监督，可大大提高发布材料的可靠性。场所政策还应要求作者披露他们使用的计算机程序，以便研究可以得到复制和验证。①

未来可能出现不同的模式来引导公民科学家的研究行为。这些模式，无论是否遵循维基百科的模式或其他路径，都可以帮助研究人员提高并宣传他们的工作，而且还可以帮助阅读公众过滤掉没有可靠依据的研究成果。

在 2013 年 5 月签署的行政命令中，奥巴马宣称，"使信息资源易于查找、获取并使用，可以促进创业、创新和科学发现，从而改善美国人的生活"。② 遗憾的是，对开放数据法律和道德影响的回应，如未经深思熟虑，这种新趋势带来的，可能更多是坏处，而非好处。然而，通过谨慎的数据管理，公众可以很好地享受新政策所承诺的好处。

---

① Ari B. Friedman, "Preparing for Responsible Sharing of Clinical Trial Data (letter to the editor)," *New England Journal of Medicine*, Vol.370, No.5, 2014, p.484.

② Exec. Order No. 13, p.642.

结　论

　　电子健康档案（EHR）系统在改善患者护理方面有着巨大的发展前景，但到目前为止，它的潜力并未充分发挥。美国并不是唯一面临 EHR 系统实施障碍的国家。2002 年，英国的国民医疗服务体系发起了一项雄心勃勃的"全国信息技术计划"，旨在为英国建立一个全国性的 EHR 系统。2011 年，英国政府宣布，由于延误和预算问题，该项目面临撤销。[①] 然而，2013 年，英国卫生部部长宣布了一个新项目，以创建无纸化国民医疗服务体系，目标计划完成日期为 2018 年。[②] 同样，2011 年，荷兰议会因为隐私问题而拒绝了建立国家联合 EHR 的立法，但到了 2013 年，在这些问题得到解决后，国家信息交换系统终于开始运作。[③] 事实上，英国、荷兰、美国和其他发达国家的绝大多数医疗机构都在使用 EHR 系统，无论系统本身多么不完善。[④]

[①]　Department of Health, "Dismantling the NHS National Programme for IT," September 22, 2011; available at: www.gov.uk/government/news/dismantling-the-nhs-national-pro gramme-for-it; Aziz Sheikh et al., "Adoption of Electronic Health Records in UK Hospitals," *Lancet*, Vol.384, No.9937, 2014, p.8.

[②]　eHealth Stakeholder Group, "Patient Access to Electronic Health Records: eHealth Stakeholder Group," led by Illaria Passarani, European Commission, June 12, 2013; available at: http://ec.europa.eu/digital-agenda/en/news/commission-publishes-four-reports-ehealth-stakeholder-group (accessed January 7, 2016).

[③]　Ibid., 10.

[④]　Owen A. Johnson et al., "Electronic Health Records in the UK and USA," Lancet 384, No.9947 (2014): 954; Christine P. Stone, "A Glimpse at EHR Implementation around the World: The Lessons the US Can Learn," *Health Institute for E-Health Policy* (2014); available at: www .e-healthpolicy.org/docs/A_Glimpse_at_EHR_Implementation_Around_the_World1_ChrisS tone.pdf; Robin Osborn et al., "Primary Care Physicians in Ten Countries Report Challenges Caring for Patients with Complex Health Needs," *Health Affairs*, Vol.34, No.12, 2015, pp.2104–2112; available at: http://content.healthaffairs.org/content/34/12/2104.full?keytype=ref&siteid=healt haff&ijkey=Wvt51Tp9QSL/g#T4.

由于当代 EHR 系统存在许多缺陷，它们所产生的医疗大数据也往往是有缺陷的，数据质量问题会损害数据库在科学研究、质量评估、公共卫生和其他方面的价值。

《数字医生：医学计算机时代黎明的希望与伤害》的作者罗伯特·瓦赫特（Robert Wachter）设想了一个 EHR 系统达到最佳效果的未来。他对这些系统的描述如下：

计算机化的临床医生决策支持将会提升到新的层次。虽然医生仍将作出最终诊断，但 EHR 会建议医生考虑其他可能的诊断（结果），以及指南和文献建议的测试和治疗手段，只需点击或语音命令即可。彩色编码的数字仪表板将一目了然地显示是否已经进行了所有适当的治疗。

大数据分析将持续进行，在临床（症状）明显之前挖掘患者数据库，评估恶化风险（如感染、褥疮等）。这些风险评估会无缝链接到仪表板上，当患者的风险概况发生变化时，建议改变监控、人员配置或治疗方式。警示（包括 EHR 的警示和来自病房监测设备的警示）将会更加智能化，频率会大大降低。就像波音驾驶舱的警报一样，分级显示，例如"你即将给予 39 倍的过量剂量"的警示将与"这两种药物有时会产生明显的相互作用，应引起重视"的警示看起来完全不同。

（医疗记录中的许多细节）将通过语音记录、传感器（例如生命体征）和患者自己来自动输入，智能算法和自动数据输入的结合将使每个医疗保健专业人员能够更接近最佳的专业水准。由于在记录护理过程中浪费的时间减少了，医生和护士可以有更多直接与患者和家属的接触，恢复了许多因非临床需求而逐渐消失的医疗实践中的乐趣。①

感谢"经济与临床健康的健康信息技术"（HITECH）法案以及 2011年开始的有意义的使用激励计划，我们在数字化领域取得了重大进展，并将继续努力实现它所有的潜在利益。有许多工作尚待完成。

正如《数字医生：医学计算机时代黎明的希望与伤害》（引文）中所指出的，我们必须特别关注计算机时代医患关系的本质。医生是否有时间

---

① Robert Wachter, *The Digital Doctor: Hope, Hype, and Harm at the Dawn of Medicine's Computer Age*, New York: McGraw Hill Education, 2015, pp.260–261.

继续与患者保持良好的关系，还是他们的大部分工作时间将被与 EHR 相关的任务所消耗？他们会继续真正意义上的护理工作，还是他们的角色将基本上被限定为数据录入和数据输出审查？医疗接触中的人文关怀元素能否在数字化中存续，或者患者会越来越多地变成面无表情的计算机记录？ ①

　　EHR 系统、护理质量和医疗大数据都可以通过技术、政策和监管干预措施的结合来改善。为了实现这一目标，本书提供了一系列广泛的建议，以下将进行总结。

技术进步

　　● 通过语音识别软件和自动传输温度计和心脏监视器等医疗设备的数据实现自动化。

　　● 通过为特定的医疗实践更好地定制警示信息，并以各种颜色和格式出现，以便按重要程度进行区分，改善决策支持。

　　● 警示信息会提醒临床医生，如果其在计算机中输入了不合理或明显错误的数据。

　　● 继续对数据安全保持警惕，并努力制定安全措施，有效解决新出现的安全威胁。

　　● EHR 术语的标准化和统一，使术语在所有 EHR 中具有相同的含义。

　　● 改进自然语言处理工具，从 EHR 中提取数据供二次使用。

　　● EHR 系统的默认设置鼓励或要求临床医生采集对二次使用极为重要的数据，即使这些数据对临床护理不太重要。

针对医疗保健提供者、研究人员和医疗数据持有者的政策

　　● 要求定期进行数据审计以评估 EHR 的准确性和错误率。

　　● 采取措施解决高错误率问题，包括员工培训和与 EHR 供应商协商，以确定是否可以通过改变用户界面降低输入错误的概率。

---

　　① See Lisa Rosenbaum, "Transitional Chaos or Enduring Harm? The EHR and the Disruption of Medicine," *New England Journal of Medicine*, Vol.373, No.17, 2015, p.1585.

- 由经过专业培训的抄写员执行数据录入任务。

- 周全的安全信息传递政策，确保患者理解电子通信的限制并在适当的情况下进行使用。

- 制定周全的通过个人健康记录向患者提供数据的政策。

- 关于处理过多或不正确的 EHR 警示，以及记录决定推翻警示的指导意见。

- 关于何时以及如何使用复制和粘贴功能的指导意见。

- 鼓励患者审查自己的电子病历并指出错误。

- 对所有将要发布给研究人员或公众的数据集进行细致的去身份化。

- 专家数据审查委员会来审查不需要伦理审查委员会（IRB）批准的基于记录的研究，并审查将向公众发布的医疗数据集，以确保对数据对象的重新识别或其他伤害的风险最小化。

- 对临床医生进行培训，使其认识到收集二次使用所需数据的重要性，即使这些数据与临床护理没有明显的关联。

- 为研究人员提供关于开展观察性研究的最佳实践和最新因果推断技术的培训。

- 无论患者记录的去标识程度如何，访问包含患者记录的公共数据库的个人都需要签署数据使用协议和隐私培训。

- 对于同意在公共网站上发布自己的可识别医疗信息的个人，执行彻底的同意程序。

- 创建一个平台，让公民科学家可以在一定的监督下发表他们的研究成果，让他们的发现能够得到传播，获得关注。

法律干预

- 扩大《健康保险流通与责任法案》（HIPAA）隐私和安全规则对"涵盖实体"的定义，以覆盖任何"为商业、财务或专业利益、货币费用或会费，或在合作、非营利或无偿服务的基础上，全部或部分从事收集、分析、使用、评估、储存或传输受保护健康信息"的个人或实体。

- 将 HIPAA 对"健康信息"的定义扩大为"以任何形式或媒介记录的，涉及个体过去、现在或未来的身体或精神健康状况，向个体提供的医疗保健信息，或者过去、现在或未来为个体提供医疗保健的付款信息"。

● 在 HIPAA 隐私和安全规则中增加私人诉讼理由。

● 制定一个新的、禁止重新识别去标识化数据的 HIPAA 隐私规则条款。

● 美国卫生与公众服务部对其 HIPAA 隐私和安全规则执行部分的数据质量进行审查。

● 制定"通用规则"来要求研究者在研究协议中指明他们将实施什么措施来监控数据质量（例如数据审计）。

● 规定在诉讼过程中出示 EHR 时，必须披露元数据。

● 在批准运行 EHR 系统之前，对其进行更广泛的临床测试，以确定其可用性和安全性。

● 在 EHR 系统投入市场后，继续对其进行定期审查，以确保其功能符合预期。

● 要求报告 EHR 系统的不良事件。

● 在区域和国家层面上促进 EHR 系统互操作性的法规授权。

● 扩大《美国残疾人法案》（ADA）对"残疾"的定义，以涵盖预计在未来会出现身体或精神损伤的个体。

● 新的 ADA 规定，任何企业在就雇员或消费者做出决策时，若依赖数据挖掘实践，都必须进行公开披露。

美国联邦政府的"有意义的使用"激励计划始于 2011 年，并计划于 2021 年结束。① 此后，政府将不再资助和直接推动 EHR 系统的实施。但该计划将继续在卫生信息技术领域发挥重要作用。由于 EHR 系统管理着临床护理的许多方面，因此对患者的安全至关重要，政府必须进行强有力的监督活动，规范 EHR 系统的审批和持续监测。因为计算机化的记录很容易受到隐私泄露的影响，所以隐私和安全法规永远不会是多余的。同样，也需要有法规来激励诸如互操作性等功能的开发，这些功能对供应商来说不一定有经济利益，但对社会却有很大的好处。最后，法定的反歧视要求

---

① Centers for Medicare and Medicaid Services, "Medicare and Medicaid EHR Incentive Program Basics"; available at: www.cms.gov/Regulations-and-Guidance/Legislation/EHRIncentivePrograms/Basics.html (accessed August 25, 2015).

必须保护脆弱的个人，并解决新技术带来的新型歧视。

监管机构必须与医疗和卫生信息技术专家合作，确保法规符合临床医生、行业和广大公众的需求。过分激进或其他不合理的监管可能会妨碍创新，妨碍患者护理。同时，法律也不能落后于技术（发展），否则无法解决对数据安全、数据质量或公共福利的其他方面不断变化的威胁。

EHR 系统和医疗大数据在引入时备受瞩目，人们寄望于它能显著改善治疗结果和公共卫生状况。截至目前，许多人对这些好处的实现程度仍持怀疑态度。然而，只要法律、医疗、健康政策和健康信息技术社区之间进行更多真诚的合作，我们在医疗数字化方面的巨大投资就可以带来我们期望的收益，甚至比预期的收益更多。

索 引

说明：为了方便数字用户阅读，术语后的数字皆为英文原版书的页码